August Forel

Die sexuelle Frage

Zweiter Teil

Elibron Classics
www.elibron.com

Elibron Classics series.

ISBN 0-543-85312-8 (paperback)
ISBN 0-543-85311-X (hardcover)

This Elibron Classics book contains the complete text of the edition published in 1907 by Ernst Reinhardt, München.

KAPITEL X
DIE SEXUELLE FRAGE IN IHREM VERHÄLTNIS ZUM GELD ODER ZUM BESITZ. GELDEHE, PROSTITUTION, KUPPELEI, KOKOTTEN- UND MAITRESSENWESEN

1
Allgemeines

Im Kapitel VI lernten wir als Fortsetzung der Phylogenie die historische Entwicklung der menschlichen Ehe kennen und stellten fest, dass die Kaufehe und die Polygamie eine Art Mittelstufe und zugleich Verirrung der Kultur bilden, die als Folge der Entwicklung menschlicher Gesellschaften und menschlichen Besitzes zu betrachten sind. Wenn in der Tat ein geistig so hochstehendes, dabei aber so individualistisches und nach der Gründung und dem Wohlergehen einer eigenen Familie sich so stark sehnendes Wesen wie der Mensch zu einem Leben in notgedrungener Gemeinschaft und Gesellschaft mit Anderen geführt wird, so kommt es bei der Vielseitigkeit und der grossen individuellen Verschiedenheit seiner Gehirnentwicklung notwendig dazu, dass einzelne Individuen, die höher entwickelt und begünstigter sind, über Schwächere und Minderbegabtere zu herrschen und dieselben zu ihrer und ihrer Familien Gunsten auszubeuten suchen. Wir sehen ja bereits Andeutungen derartiger Dinge bei Tieren. Wir sehen alte, sogenannte Raubbienen die Frucht der Arbeit der anderen für sich missbrauchen. Wir sehen, wie Ameisen eine Art Sklaverei, wenn auch auf instinktiver Basis, treiben, bei welcher die Puppen einer schwächeren Art von einer anderen, stärkeren, geraubt werden. Aus der Puppe ausgeschlüpft, arbeiten diese Sklaven instinktiv für ihre Räuber. Wir sehen bei den unvollkommenen Säugetiergesellschaften (bei Rindern, bei manchen Affensorten) alte Männchen, gelegentlich auch beherztere Weibchen (bei Kuhherden) die Führung der anderen übernehmen. Doch spielt der persönliche Besitz von Sachen und lebenden Wesen hierbei noch keine Rolle, weil diese Tiere auf dessen Wert noch nicht gekommen sind. Immerhin sehen wir Andeutungen des persönlichen Besitzes bei einzellebenden Tieren, die z. B. ihr Nest nebst Zubehör und Nahrungsvorrat, sogar das umgebende Revier, als solchen betrachten. Deutlicher noch ist der Kollektivbesitz bei Bienen, Wespen und besonders bei den Ameisen, die z. B. die Bäume, wo sie Blattläuse als Milchkühe aufsuchen, oft als Annexe ihres Nestes betrachten und entsprechend verteidigen.

Erst der Mensch, als er einen gewissen Grad von Kultur erlangt hatte, begriff den Nutzen, den er aus dem Besitz an Boden und Arbeitsprodukten nicht nur, sondern auch an anderen Menschen (aus ihrer Arbeit) ziehen könne. Mit diesem vorteilhaften Besitz wusste der stärkere, männliche Teil der Menschen die Befriedigung seines Sexualtriebes zu verbinden, indem er das schwächere, weibliche Geschlecht immer mehr in Abhängigkeit von sich brachte und ausbeutete. So wurde das Weib einerseits Verkaufsobjekt, um dafür andere begehrenswerte Dinge einzutauschen, anderseits — für den Käufer — ein Mittel zur Stillung des Geschlechtstriebes und gleichzeitig ein wertvoller Besitz an Arbeitskraft sowie eine Erzeugerin von neuen Arbeitskräften in Gestalt der Kinder. Aus diesem einfachen und in der Ethnologie und Geschichte überall aufs klarste zutage tretenden Grunde entstand der ganze Schacher, der mit der Liebe oder besser mit dem Geschlechtsgenuss getrieben wurde. Wir haben den Vorteil besprochen, den polygame Barbaren aus dem Besitz vieler Weiber und Kinder zu ziehen verstanden und wie infolgedessen Weiber und Kinder gekauft und verkauft wurden. Diese Zustände haben mit dem Sklavenhandel viel Ähnlichkeit und sind mit demselben sogar vielfach und innig verbunden. Solche Verhältnisse sind für unsere jetzige moderne Kultur zum Glück überwunden; dafür hat das Geld in einer kaum besseren Art seinen Einfluss auf unser modernes Sexualleben ausgeübt. Wie wir im Kapitel VI sahen, werden bei der Komplikation und der Raffiniertheit des modernen Lebens die Frau und die Kinder immer mehr zu Luxusgegenständen und sind nicht mehr ein Reichtum wie früher. Dies hat zwei Ursachen. Einerseits hat eine freiere und humanere Auffassung der sozialen Stellung der Frauen und der Kinder ihre Rechte immer mehr erweitert; sie können immer weniger vom Manne ausgebeutet werden, wie dies zur Zeit des Patriarchats der Fall war. Der Familienvater hat im Gegenteil die Pflicht, Weib und Kinder zu erhalten und für eine anständige Erziehung der letzteren zu sorgen. Bei Armen findet zwar die Ausbeutung der Kinder und der Frau vielfach noch statt. Bei Reichen und Gebildeten dagegen schlägt die Sache vielfach ins Umgekehrte um. In der Meinung und Absicht, fein und vornehm für seine Familie zu sorgen, erzieht sie der Vater oft im Luxus, Genuss und Müssiggang, und zwar auf eine Art, die ihr ungemein schadet. Ausserdem wirkt auch die Verfeinerung oder besser die grössere Raffiniertheit der modernen Lebensführung und der Genüsse verweichlichend auf die Sitten. Sie übt einen Druck auf die ganze Gesellschaft und artet in eine solche Sucht nach Schein und Glanz aus, dass die Erziehung einer schlichten, einfachen, kräftigen und nüchternen Familie immer mehr erschwert wird. Männer und Weiber, besonders aber die letzteren, suchen sich unter einander in Schmuck und Toiletten, reicher und bequemer Ausstattung der Wohnungen, Vergnügungen, Zerstreuungen, üppigen Festen und Gastereien, vor allem aber im glänzenden Schein zu überbieten. Eine Menge menschlicher Arbeit wird so für Tand und Luxus vergeudet und so kommt es dazu, dass eine Kultur, die dank der Wissenschaft und der Technik alle ihre Vorgängerinnen an Mitteln zur Produktion der Lebensbedürfnisse weit überflügelt, nicht nur im Überfluss schwelgende Reiche auf der einen und in Not darbende Arme auf der anderen Seite aufweist, sondern auch aus „Sparsamkeitsrücksichten“ immer weniger Ehen und Kinder hervorbringt. Ausserdem entarten die Nachkommen unserer Gesellschaft durch den Gebrauch von narkotischen Mitteln (Alkohol) und durch eine einseitige ungesunde Lebensführung. Ihr wohlgepflegtes und wohlgenährtes äusseres Aussehen verrät es zwar weniger, um so mehr dafür ihre wachsende Nervosität. Sie werden ferner an eine Menge künstlicher Bedürfnisse so gewöhnt und dadurch so anspruchsvoll gemacht, dass sie vielfach von der Gesellschaft bedeutend mehr verlangen, als sie für sie leisten, während ein nützliches Mitglied der Gesellschaft sich umgekehrt verhalten sollte. Als besonders schlimme Erscheinung möchte ich den in Nordamerika grossgezogenen Müssiggang der Frauen bezeichnen.

Betrachten wir nun die Folgen, welche diese Sachlage für das sexuelle Leben unserer modernen Kulturmenschen gehabt hat. Sie machen sich in dreifacher Gestalt geltend: erstens als Geldehe, zweitens als Prostitution und Kuppelei, drittens als Mittelstufe des Kokotten- und Maitressenwesens.

2
Geldehe

Die Geldehe ist die moderne Form (die Nachfolgerin) der Kaufehe. Früher kaufte man sich eine Frau und verkaufte seine Tochter. Heute verkauft man sich an eine Frau und kauft sich einen Schwiegersohn. Freilich ist die Sache nicht mehr so schlimm, weil Käuferin und Verkaufter nicht mehr im Verhältnis von Eigentümer und Besitzobjekt zu einander stehen. Nichtsdestoweniger gibt der heutige Geldschacher in der Ehe zu den, schmutzigsten Spekulationen und Ausbeutungen Anlass. Dieselben sind so allbekannt, dass wir nicht lange darüber zu sprechen brauchen. Statt Liebe, Charakter, Tüchtigkeit, Wesenharmonie, sowie geistige und körperliche Gesundheit sucht man in der Ehe Geld als erstes und letztes. Das Geld blendet die meisten Menschen derart, dass sie davon ganz kurzsichtig werden und nicht merken, wie körperliche und geistige Tüchtigkeit und Gesundheit einer Ehegattin ein viel sichreres Kapital sind, als die Werttitel, die sie auf der Bank liegen hat und die durch minderwertige, infolge erblicher Belastung oder sonst schlecht gearteter Kinder oft schnell genug vertan werden. So geschieht fortwährend das Unglück, dass aus Unkenntnis des Vererbungsgesetzes und Geldgier eine missratene Nachkommenschaft erzeugt wird. Umgekehrt bleiben tüchtige Menschen vielfach unverheiratet und kinderlos, weil sie kein Geld haben. Sie werden vom Kapital als Arbeiter ausgebeutet und kommen nicht dazu, ihre Rasse fortzupflanzen.

Eine charakteristische und prinzipiell symptomatische Erscheinung in diesem Gebiet finden wir in der deutschen Armee, wo Offiziere, die nicht von Haus aus bemittelt sind, nur Frauen heiraten dürfen, die ein gewisses Vermögen oder Einkommen besitzen, denn Frau und Familie müssen „standesgemäss" unterhalten werden können. Diese Einrichtung, die man durch allerlei Zweckmässigkeitsrücksichten zu rechtfertigen sucht, zeigt so recht deutlich, wie tief unsere Sitten durch die Herrschaft des Geldes und der Standesvorurteile entartet sind. Man kann tatsächlich nicht mehr, ohne vermögend zu sein, seinem Vaterland als Offizier dienen und zugleich heiraten, wenn man sich nicht an eine begüterte Frau eines gewissen Standes verkauft. Mit andern Worten man darf als Offizier nicht ohne weiteres aus freier Liebe und Neigung heiraten, falls man nicht zufällig selbst ein gewisses Vermögen besitzt. Freilich gibt es trotzdem Offiziere, die aus Liebe heiraten. Aber man verlangt, um den Heiratskonsens zu erteilen, nicht nur genanntes Vermögen oder Einkommen, sondern einen gewissen Stand und Bildungsgrad von Seiten der Frau. Ist das Vermögen reichlich, so wird man bezüglich der Bildung weniger anspruchsvoll. Die Frau muss eben gelegentlich an Bällen des Offizierskasinos, an offiziellen Einladungen etc. teilnehmen, darf keinen einfachen Beruf öffentlich ausüben, ja ihre Eltern dürfen nicht einmal selbst ein offenes Ladengeschäft betreiben! Eine meiner nächsten Verwandten hörte selbst in einer deutschen Stadt eine reiche Mutter zu ihrer Tochter sagen, die sich nicht recht dazu entschliessen konnte, einen vorgeschlagenen Bräutigam anzunehmen:

„Wenn du ihn nicht magst, dann lass ihn nur gehen; wir wollen dich nicht zwingen; wir haben ja Geld genug. Wenn du mal später heiraten willst, dann können wir dir immer noch einen Offizier kaufen."

Bei der Tyrannei der sogenannten standesgemässen Ehe spielt heute fast nur das Geld die massgebende Rolle. Früher galten Geburt und Adel alles. Sie gaben auch Macht und Mittel. Heute sind sie bekanntlich durch das Geld ersetzt worden, das sozusagen allein die Macht bildet. Wenn ein Mensch konsequent und energisch dagegen reagieren und zu den schlichten alten Sitten zurückkehren möchte, wenn er einfach gekleidet geht, mit seinen Händen arbeitet, mit den Dienstboten am gleichen Tische isst oder überhaupt keine braucht, wird er verachtet, in der sogenannten besseren Gesellschaft unmöglich. Sogar jeder Kellner in den Hotels, jeder Ladenschwengel sieht mit vornehmer Geringschätzung auf ihn herab; er gilt als „unfein", als Geizhals, als Originalkauz, der für die Irrenanstalt reif ist. Man darf also nur bis zu einem gewissen Grade und mit ziemlicher Vorsicht gegen den modernen Geldschwindel reagieren und die Sache wird gerade bei der Ehe am heikelsten und schwierigsten. Ein gebildeter, aber mittelloser Mann, der z. B. um der Prostitution oder sonstigen Unsitten zu entgehen, als Student heiraten und vielleicht mit seiner Frau in einem Zimmer und ohne weiteren Aufwand leben möchte, wird schwerlich ein gebildetes Mädchen finden, das sich dazu hergibt. Alles muss nach der herrschenden Mode und „standesgemäss“ geschehen, sodass die Ehe dadurch in den meisten Fällen unmöglich gemacht wird. Dennoch kann der gleiche Student im Konbubinat leben, weil bei diesem Verhältnis die genannten Vereinfachungen zulässig sind. Warum können aber dieselben Existenzmittel, die zu einem Konkubinat reichen, für eine Ehe unmöglich genügen? Mit dieser Frage will ich nur das Problem andeuten, auf das wir später zurückkommen werden, und zugleich auf das Geschwür aufmerksam machen, das an unserm modernen Geschlechtsleben nagt.

Unter Geldehe versteht man die Ehe, die nicht aus Liebe, sondern aus Geldberechnung geschlossen wird. Das Geld kommt indessen nicht immer allein in Betracht. Stand, Name, Konvenienz spielen hierbei meistens mit und bilden allerlei Abstufungen. Einmal ist es ein ruinierter Adeliger, der eine reiche bürgerliche Erbin heiratet, um wieder zu Geld zu kommen, während diese aus Eitelkeit adlig werden will. Ein anderes Mal simuliert eine Kokette durch geschickten Flirt eine nicht vorhandene Liebe, um einen reichen Mann zu fangen. Öfters noch macht man auf beiden Seiten Berechnungen und betrügt sich gegenseitig, wobei vielfach auf Erbschaften spekuliert wird. Meistens sind es die Männer, die sich eine Frau von so und so viel Geldwert aussuchen, und sich dabei vielfach gründlich verrechnen, weil sie den Wert ihrer Charaktereigenschaften unterschätzen. Es gibt nicht nur im Grossen, bei den Reichen, sondern auch im Kleinen, im Volk, bei Bauern und Arbeitern alltäglich Geldehen, deren korrumpierende Wirkung nicht ausbleibt. Brave Dienstmägde, die sogar nur einige hundert Mark oder Franken erspart haben, werden oft genug dieser kleinen Summe wegen geheiratet und dann verlassen, wenn der saubere „Gemahl“ dieselbe durchgebracht hat. Damit soll nicht behauptet werden, dass eine Geldehe niemals glücklich werden kann. Es kann der Geldvertrag ehrlich sein und die Liebe nachhinken, besonders wenn der berechnende

Teil oder beide Teile nicht nur das Geld, sondern auch den Charakter, die Gesundheit etc. mit in die Rechnung gezogen haben.

Um nicht in Banalitäten zu verfallen, wollen wir das sowohl in modernen Romanen als in modernen Gesprächen schon hinlänglich abgedroschene Thema der Geldehe nicht weiter im Detail behandeln und mit der kurzen Bemerkung schliessen, dass dieselbe Tür und Tor zur Heuchelei, zum Betrug und zu Missbräuchen aller Art öffnet. Nicht mit Unrecht hat man sie als eine fashionablere Form der Prostitution bezeichnet.

3
Prostitution und Kuppelei

Die Prostitution ist schon, wie wir im Kap. VI, 17 sahen, eine alte Einrichtung und ist als Entartungszeichen bei allen Kulturvölkern anzutreffen. Es ist nicht zu verwundern, dass da, wo das Weib Kauf- und Verkaufsgegenstand war, gewisse minderwertige Weiber auf den Gedanken kamen, da, wo sie konnten, das Geschäft auf eigene Rechnung zu besorgen, d. h. den Genuss ihrer Reize den Männern jeweilen zu verkaufen, statt sich als eheliches Kaufobjekt herzugeben. Da jedoch der Mann der stärkere ist, findet er es bei noch niedriger, barbarischer Kultur oft vorteilhaft, auch dieses Geschäft für sich in Anspruch zu nehmen und die unter seiner Herrschaft stehenden Frauen zur Prostitution zu veranlassen. Wir sahen, dass Eltern ihre eigenen Töchter. Ehemänner ihre Frauen auf solche Weise missbrauchen. In unseren modernen Kulturverhältnissen laufen die prostituierten Weiber aus dem gleichen Grunde (besonders wenn man die zweifelhafte Qualität ihrer Kundschaft berücksichtigt) ständig die Gefahr, brutal missbraucht oder nicht bezahlt zu werden. Es ist daher ganz naturgemäss, dass sie für ihr Gewerbe ein Schutzsystem suchen. Entweder nehmen sie sich als Schutzmannschaft männliche Geliebte, die von ihnen dafür bezahlt werden (Zuhälter) oder sie verdingen sich an Geschäftsleute (Kuppler), die aus ihrem Gewerbe Nutzen ziehen. So waren und sind Zuhälterwesen und Kuppelei die stetigen Begleiter der Prostitution. Die Prostitution florierte schon zur Zeit der Alten, ferner im Mittelalter, besonders infolge der Kreuzzüge (siehe Kap. VI, 17 Teil I). Ihre Geschichte zu schreiben, wollen wir nicht unternehmen, denn es genügt vollständig für unsern Zweck, die moderne Prostitution zu kennen. Wir bemerken bloss, dass bei vielen Urvölkern und bei jungen aufstrebenden Nationen, die noch solid und sexuell unverdorben waren, neben dem normalen Geschlechtsverkehr die Prostitution kaum oder nur im geringen Masse aufkommen konnte. Ihre heutige Organisationsform verdankt man hauptsächlich Napoleon I. Sie ist auch, wie seine ganze Gesetzgebung in Bezug auf Ehe und Geschlechtsverkehr der rechte Ausdruck seiner Maxime über die Behandlung des Weibes: Unterdrückung der Frau, Missachtung ihrer Rechte und Herabwürdigung des Weibes zum Genussgegenstand für den Mann und zum Fortpflanzungsinstrument.

Organisation der Prostitution. Wir haben soeben die sozialen Bedingungen kennen gelernt, unter welchen sich naturgemäss die Organisation der Prostitution mit Zuhälter und Kuppeleiwesen entwickelte. Ein Faktor kam aber infolge medizinischer Erkenntnis hinzu. Im Kapitel VIII (II) (I. Teil) besprachen wir die venerischen Krankheiten. Als diese Geissel der Menschheit in ihrem Wesen allmählich genauer erkannt wurde, wurde auch ihr Zusammenhang mit der Prostitution nach und nach klar. Die Infektionskeime der Syphilis und der Gonorrhoe befinden sich gewöhnlich in den männlichen Genitalien und in der weiblichen Scheide und Harnröhre. Jeder Beischlaf eines Infizierten mit einem Gesunden kann diesen anstecken. Es ergibt sich daraus in sehr einfacher Weise, dass die Gefahr der Verbreitung dieser Infektion mit der Zahl der sexuellen Wechselbeziehungen wächst. Wenn somit ein Weib sich systematisch an alle sich ihr bietenden Männer verkauft, wächst erstens die Wahrscheinlichkeit ins Ungeheure, dass sie bald von einem derselben infiziert wird. Ist sie aber einmal infiziert, so multipliziert sich zweitens die Infektionsgefahr jedesmal, da dieses Weib mit weiteren Männern sexuell verkehrt, denn die meisten derselben werden von ihr wiederum infiziert. Diese einfache arithmetische Tatsache hat man leider viel zu wenig beachtet und hat sich nur mit ihren Folgen befasst. Man muss hier in Betracht ziehen, dass die Heilung der Syphilis sehr schwierig sicher festzustellen ist und dass diese Krankheit mindestens während der ersten zwei Jahre ihres Bestandes ausserordentlich ansteckend, im ganzen Organismus und auch im Blut verbreitet ist, dass somit nicht nur grosse äusserlich sichtbare Geschwüre anstecken können, sondern auch kleine, versteckte Schürfungen der Schleimhäute der Scheide, des Mundes etc. Man muss ferner berücksichtigen, dass die Gonorrhoe beim Weibe wenig schmerzt, und auch beim Manne nicht mehr, wenn sie, wie so häufig, chronisch wird, dass ferner ihre Infektionskeime (die Gonococcen) sich für die Behandlung schwer erreichbar, in allen möglichen kleinen Fältchen und Eckchen der Schleimhäute der Sexualorgane verstecken, beim Weibe vielfach bis in die Gebärmutter dringen, und dass infolgedessen die Heilung auch dieser Krankheit sehr oft fast oder ganz unmöglich wird. Überlegt man ferner, dass die weiblichen Geschlechtsorgane tiefe, versteckte Falten bilden, die sich einer vollständigen Durchsicht, trotz aller Hilfsinstrumente und Sorgfalt, zum Teil entziehen, dass ferner, infolge der bei der Prostitution so üblichen, unnatürlichen Manipulationen auch die Mundschleimhaut der Prostituierten vielfach venerisch infiziert ist, und dass überhaupt kein Teil ihres Körpers Sicherheit vor Ansteckung bietet, so wird man ohne Mühe begreifen, welche ungeheueren Infektionsgefahren der Pfuhl des käuflichen Sexualgenusses in sich birgt.

Diese Gefahr erkennend, haben die Ärzte zu Napoleons Zeit das System der Reglementierung der Prostitution eingeführt, in der redlichen Absicht ihre Gefahr zu beseitigen oder wenigstens zu vermindern und in der Meinung, es sei unmöglich die Prostitution als solche niederzukämpfen. Genanntes System besteht darin, dass die Polizei veranlasst wird, die sich prostituierenden Weiber ausfindig zu machen, um sie zur sogenannten Einschreibung zu zwingen. Sie bekommen dann eine Karte und sind verpflichtet, sich ein- oder zweimal per Woche oder alle vierzehn Tage einer ärztlichen Untersuchung zu unterwerfen, ansonst sie verhaftet und bestraft werden. Ausserdem trachtet die Reglementierung meistens darnach, zur Vereinfachung der Sache, die Prostituierten gemeinschaftlich unter der Leitung eines Kupplers oder einer Kupplerin in sogenannte Bordelle oder Prostitutionshäuser einzusperren, die dann regelmässig ärztlich kontrolliert werden. Selbstverständlich soll der Theorie nach das Bordell nicht gerade ein staatliches Institut sein; man gebraucht daher ihm und den Kartenweibern gegenüber den Ausdruck „Duldung“ („Maisons de tolérance“) und will dadurch andeuten, dass man sie nicht als Wohlfahrtseinrichtungen, sondern als geduldetes Übel zulässt. Nichtsdestoweniger beruht die Unterscheidung auf sehr misslichen und mangelhaften Merkmalen. Dulden, patentieren, organisieren. gutheissen und schliesslich befürworten, unterstützen und empfehlen sind Begriffe, die eine Kette von fast ununterbrochenen Übergängen bilden. Sobald der Staat die Prostitution und die Bordelle duldet, muss er durch seine Organe sich in Unterhandlungen mit den Prostituierten und Kupplern einlassen; er erkennt also dieselben an. Dann müssen seine bezüglichen Bemühungen bezahlt werden. Folglich müssen Prostituierte und Kuppler durch Gelder und Patente dem Staat und den untersuchenden Ärzten ihren Tribut zahlen. Ein Sprichwort sagt: „Wer zahlt, befiehlt." Wörtlich soll dieser Spruch hier nicht genommen werden, aber der Zahlende übt dennoch immer einen gewissen Druck auf den Bezahlten aus und so fühlen sich Bordellhalter und auf Karten eingeschriebene Weiber sozusagen als eine Art staatliches Institut, was ihr Ansehen in ihren eigenen Augen und auch in den Augen der gedankenlosen Menge erhöht. Wie sehr diese tatsächliche Organisation einer lasterhaften, sozialen Abnormität die Begriffe in gedankenlosen Köpfen verwirrt, will ich an zwei Beispielen zeigen: Einer meiner Bekannten beschäftigte sich mit der Bekämpfung der staatlichen Reglementierung. Die Sache missverstehend, kam eine Frau zu ihm, beklagte sich bitter über den leichtsinnigen Lebenswandel ihrer Tochter und fragte ihn schliesslich, ob er ihr nicht helfen wolle, dieselbe in ein staatlich patentiertes Bordell zu versetzen; das sei wenigstens ein staatliches Institut und es sei dann alles in regelrechter Ordnung! In Paris kam einst eine alte Kupplerin zum Polizeipräsidenten und bat ihn, die Konzession ihres Hauses an ihre neunzehnjährige Tochter übertragen zu wollen. Ihr Haus sei stets solid, in loyalem und religiösem Geiste geleitet gewesen; ihre Tochter sei nun eine durchaus brave, solide und tüchtige Person, in allen Zweigen des Geschäftes eingearbeitet und würde dasselbe gewiss im gleichen, guten Geiste weiterführen. Ich meine, diese beiden Beispiele menschlicher Naivetät oder menschlicher Unbewusstheit in der Verworfenheit dürften genügen, um die Moral des Systems zu charakterisieren. In seiner Novelle „La Maison Tellier" hat Guy de Maupassant in seiner meisterhaft feinen und treffenden Art die Psychologie der Prostituierten, der Bordellhalterin und ihrer Klienten geschildert.

Aus den oben angeführten Gründen ist nun einerseits die ärztliche Visite der Prostituierten ein äusserst unzuverlässiges

Ding und anderseits gibt sie doch dem männlichen Publikum ein trügerisches Gefühl der Sicherheit, in welches es sich gar zu gern einlullen lässt, um sich in die Arme der Prostitution zu werfen. Der Zweck dieser Visiten ist ja, die kranken Prostituierten aus der Zirkulation auszuschalten und sie einer Zwangsbehandlung im Spitale zu unterwerfen. Wer jedoch die Verhältnisse kennt, weiss, wie wenig damit erreicht wird. Fast alle Prostituierten werden in kurzer Zeit angesteckt. Einerseits haben sie nun selbst, sowie der Bordellhalter, ein Interesse daran, ihren Spitalaufenthalt möglichst kurz zu gestalten, anderseits lebt der Bordellarzt zum Teil aus der Bezahlung dieser Leute, die er daher mehr oder weniger schonen muss. Daraus entsteht ein fast unlösbarer Konflikt, weil die Behandlung solcher Kranken eine sehr langwierige und in ihrem Erfolg sehr wenig zuverlässig ist. Ein gewissenhafter, holländischer Arzt, Chanfleury van Issjelstein, der die Beseitigung aller angesteckten Bordelldirnen gewissenhaft durchführen wollte, kam dazu, nahezu sämtliche Dirnen dieser Häuser ins Spital zur längeren Behandlung zu schicken. Dadurch entstand eine förmliche Revolution, und er war seines Lebens nicht mehr sicher. In der gewöhnlichen Praxis drückt man auch im Spital ein Auge zu, heilt die auffälligsten Geschwüre, bringt den sichtbarsten gonorrhoischen Ausfluss zum Versiegen und lässt dann die Weiber wieder laufen. Ausserdem pflegt die Visite im Galopp gemacht zu werden, denn wenn man jede Dirne alle acht Tage vollständig und genau am ganzen Körper untersuchen wollte, könnten weder die Bordelle, noch die Dirnen, noch ihre Ärzte mehr existieren.

Man hat zwar den sehr radikalen, aber durchaus utopistischen Vorschlag gemacht, jeden Mann, der sich zu einer Dirne begibt, jedesmal vorher ärztlich untersuchen zu lassen! In der Tat wäre das das einzige Mittel, die Infektion der Bordelldirnen zu verhüten. Man stelle sich indessen die Durchführung einer solchen Massregel vor! Man denke sich jene Bordellhabitués, die oft fast täglich Prostituierte besuchen, sich jedesmal vorher einer ärztlichen Visite unterziehend, die bedeutend mehr Zeit und Geld in Anspruch nehmen würde, als der Bordellbesuch selbst! Man stelle sich ferner die untersuchenden Ärzte zu gewissen Zeiten vor, wo vor den Bordellen förmlich „Queue“ gemacht wird, so intensiv geht das Geschäft. Es gibt Kräutchen, die nur im Kopfe gewisser Bureaukraten wachsen können.

Während aber eine völlig selbständige private Prostituierte, infolge der freien Bestimmung, die sie über ihre Person hat, meistens noch menschliche Regungen, sowie ein gewisses Schamgefühl besitzt und in der Regel ihre beschränkte Zahl Klienten empfängt, unter welchen sie eine Wahl treffen kann, wird sie bereits durch die Polizeikarte offiziell in eine Klasse von Parias der Gesellschaft eingereiht und verliert dadurch fast den Rest ihres Schamgefühles. Erst recht zugrunde geht der letzte Rest ihrer Menschlichkeit im Bordell.

Die private Prostitution lässt verschiedene Grade erkennen. Eine weniger niedrige Spezies von Prostituierten sucht sich Männer auf öffentlichen Bällen, in Nachtcafés oder ähnlichen zweideutigen Lokalitäten aus, und hat, wie gesagt, eine Reihe zeitweiliger Bekannten, an welche sie sich verkauft. Die niedrigere, gewöhnlichere Form der Privat-Prostitution ist die sogenannte Strassen-Prostitution, und die Art, wie sie ihre Klienten angelt, der „Strich". Gewöhnlich am Abend, manchmal auch am hellen Tag, laufen die betreffenden Weiber, möglichst auffällig gekleidet, in gewissen bekannten und sehr begangenen Strassen und geben sich durch provokatorische Zeichen, Blicke etc. zu erkennen, bis einer sich an sie hängt und ihnen nach Hause folgt. Das ist in zwei Worten der in allen Städten übliche „Strich". Andere Dirnen stellen sich am Fenster ihrer Wohnung auf, um vorübergehende Männer anzulocken etc. Die verschiedenen Varianten des „Striches" werden also in reglementierten Ländern polizeilich überwacht und nur den auf Karten eingeschriebenen Dirnen gestattet. Hier schaltet sich die Tätigkeit der Zuhälter ein. Dieselben überwachen die Klienten in den Wohnquartieren der Dirnen. Wenn der Klient nicht oder zu wenig zahlen will oder sonst droht oder ungebührlich sich aufführt, kriegt er eine Tracht Prügel oder wird gelegentlich um sein Portemonnaie oder seine Kleider erleichtert. Auch wirkt der Zuhälter als Spion der Dirnen, der Polizei gegenüber. Er hilft ebenfalls in seiner Weise Klienten anzulocken. Er dient ferner der Dirne auf andere Art, besonders als legaler Ehegemahl, um ihre soziale Stellung zu erleichtern. Speziell für ausländische Dirnen und Kupplerinnen, die eine Ausweisung zu riskieren haben, ist ein solcher einheimischer „Ehemann" sehr bequem. Derselbe ist gewöhnlich ein völlig verkommenes, arbeitsscheues Subjekt und lässt sich ganz von seiner „Ehefrau" unterhalten. Andere Zuhälter glänzen durch ihre sexuelle Potenz und sind zugleich die wirklichen Liebhaber der Dirnen. Diese lassen sich dann von ihnen plündern und überhaupt alles gefallen. Während sie mit ihren Klienten tatsächlich ohne jeden Genuss den Beischlaf ausüben und nur, um sie zu befriedigen, durch Bewegungen, Atmung und Mienen Wollustgefühle vortäuschen, geben sie sich mit heissester Liebesinbrunst ihren Zuhältern hin. Dies trifft wenigstens sehr häufig zu. Dass die Zuhälter zu der denkbar gemeinsten Sorte Menschen, vielfach zu den Verbrechern gehören, braucht nicht näher erörtert zu werden. Kenner der Prostitution erklären, dass dieselbe ohne Zuhälter in unseren Städten nicht durchführbar ist. Der Zuhälter ist zugleich der Freund, die Stütze und der Ausbeuter der Strassendirne, während der Kuppler einfach der systematische Ausbeuter der Bordelldirne ist.

Angeblich um den Nachteilen der Strassenprostitution zu entgehen, werden die Bordelle oder Prostitutionshäuser eingerichtet. Solche gibt es natürlich für jeden Geschmack, für Reiche und weniger Bemittelte. Sie werden gewöhnlich von einem geriebenen, älteren Weibe geleitet (Kupplerin, Bordellhalterin, auch Hurenmutter genannt), die nicht selten von einem „Ehemann" unterstützt wird. Letzterer pflegt einem „höheren Zuhälter" ausserordentlich ähnlich zu sein. In diesem Hause leben nun die Dirnen als Pensionärinnen, tatsächlich aber wie Gefangene. Sie erhalten einen Teil des Geldes der Klienten des Hauses, welchen sie bei deren Besuch zur Wahl angeboten werden. Über ihre Person verfügt allein die Kupplerin. Sie werden reichlich gefüttert, damit sie recht fett bleiben, und werden mitsexuell anreizenden, kurzen Kleidern versehen. Diese Kleidungen, das Essen etc. werden ihnen sorgfältig und möglichst teuer angerechnet, denn die kluge Kupplerin sorgt wohlberechnend in der Regel dafür, dass die Dirnen stets in ihrer Schuld bleiben. Da dieselben sowieso als Parias ziemlich rechtlos sind, ist es auf diese Weise den Kupplern ein leichtes, sie als förmliche Sklavinnen zu halten. Formell sind sie allerdings frei. Doch dürfen sie meistens das Haus nicht verlassen, ohne ihre Schulden gezahlt zu haben.

Es muss hier noch erwähnt werden, dass man zwischen den Kategorien der Privatdirnen, Strassendirnen, Bordelldirnen und sogar der später zu besprechenden Kokotten nicht immer scharf unterscheiden kann. Je nach Gelegenheit oder Not tritt vielfach ein Mädchen von einer Kategorie in die andere und wird dabei „befördert“ oder fällt umgekehrt tiefer.

Einen Nachteil der Bordelle müssen wir noch erwähnen. Man rühmt bekanntlich ihre gute Organisation, Reinlichkeit, ärztliche Visitation etc. Man vergisst aber dabei die eingangs von uns erwähnte grosse Gefahr der arithmetischen Vermehrung der sexuellen Wechselbeziehungen. Während eine Privatdirne selten mehr als einen Klienten an einem Abend empfangen kann und jedenfalls nicht mehrere empfangen muss, ist jede Bordelldirne gezwungen, soviel anzunehmen als ihrer begehren, resp. als die Kupplerin bestimmt. So kann es vorkommen, dass ein solches Mädchen förmlich belagert wird, und sich in der gleichen Nacht zwanzig bis dreissig Mal und noch öfter begatten muss, wenn man überhaupt derartige Abscheulichkeiten noch Begattung nennen kann. Es gibt besonders gewisse Gelegenheiten (die Anwesenheit vieler Soldaten, in Brüssel die Auslosung der Militärrekruten und dergleichen mehr), wo die Bordelle derart belagert werden, dass die Leute kaum Zeit finden, ihren Coitus auszuüben, damit der Nachfolger gleich Platz findet. Es ist nun klar, dass derartige Vorkommnisse die Infektionsgefahr kolossal vermehren, denn es genügt die Mitbeteiligung einer infizierten Person, um unzählige andere anzustecken.

Dass das Bordell ein Gefängnis ist, wird zwar vielfach geleugnet, ist aber für sehr viele Fälle genügend erwiesen. Da, wo die Polizei, wie in Frankreich, das Recht hat, gelegentlich eine Dirne und sogar nicht so selten ein unbescholtenes Mädchen, das sie irrtümlich für eine Dirne hält, aufzugreifen und in ein Bordell zu spedieren, liegt die Sache auf der Hand. Solches kommt wenigstens vielfach vor. Die Kuppler besitzen ausser den erwähnten, weise unterhaltenen Schulden noch viele andere Mittel, um die Dirnen festzuhalten. Es ist sowieso schwer für einen solchen Paria, wieder zu einem freien, anständigen Leben zu gelangen. Zeigt aber dennoch ein Bordellmädchen Gelüste, fortzugehen oder lässt sie solche nur vermuten, so haben die Bordelle ein erprobtes, heroisches Mittel, ihr die Sache zu verleiden, nämlich den internationalen Austausch. Ein Mädchen, das die Sprache eines Landes nicht kennt, ist selbstverständlich noch viel mehr verkauft und unfähig, sich zu befreien als ein sprachkundiges. So tauschen einfach die Bordelle verschiedener Länder gelegentlich Mädchen aus, um ihnen ihre Ent-weichungsgelüste zu nehmen.

So werden unter allen möglichen betrügerischen Vorwänden, wie angebliche Stellenvermittlungen und dergleichen mehr, Schweizer Mädchen nach Ungarn, ungarische Mädchen nach der Schweiz, deutsche Mädchen nach Frankreich, französische Mädchen nach England, Europäerinnen nach Buenos-Ayres und so fort exportiert. Hat man ein deutsches Mädchen glücklich nach Budapest oder gar nach Buenos-Ayres gebracht, so ist ihr die Entweichungslust vergangen, denn was soll sie da mittellos und fremd auf der Strasse tun. Lügen, Druckmittel, Drohungen und Vorwände findet man immer, um selbst Mädchen, die bereits in einem Bordell sind, nach dem Ausland zu befördern.

Mit der eben besprochenen Erscheinung im intimen Konnex steht der moderne weibliche Sklavenhandel (Traite des Blanches) überhaupt. Die erwähnte Art, wie die Bordelle ihre Ware gegenseitig austauschen, bildet nur einen Teil der Sache. Die Hauptkunst besteht darin, ganz junge Mädchen, fast noch Kinder, von zwölf bis sechzehn Jahren, für Bordelle zu erwerben. Dies ist zwar in den meisten Staaten gesetzlich verboten. Wozu sind aber die Gesetze da, wenn nicht um umgangen zu werden! Es gibt ja Mittel genug, um solche Kinder unter irgend einem anderen Vorwand vorher abzurichten, bevor sie selbständig genug sind, um sich diesem Schauerleben zu entziehen. Es gibt so viele schlechte, verkommene, hungernde Eltern, die ihre Kinder gern für Geld abgeben, wenn man ihnen, dazu in heuchlerisch durchsichtiger Sprache, von einer guten Stelle spricht, für welche sogar vorausgezahlt wird. Ich war selbst auf einer Reise Zeuge, wie ein zwölfjähriges Mädchen auf diese Weise nach Pressburg verkauft wurde. Meine Versuche, die Sache auf der Durchreise durch Intervention bei einem Konsul und einem Gesandten zu inhibieren, erregten nur Achselzucken der hohen Herren. Wie hätte ich auch die Sache vor einem Gericht beweisen können! Das Kind war in Begleitung eines Ludermädchens, die mir zugab, es könne sich nicht wohl um etwas anderes als um Mädchenverkauf zu Prostitutionszwecken handeln. Sie hatte einfach den Auftrag erhalten, mit dem Kinde bis Wien zu reisen. In diesem Falle erkannte ich die Ohnmacht, in der man sich solchen Vorkommnissen gegenüber befindet. In den letzten Jahren hat sich endlich eine internationale Organisation gebildet, um diesen ebenfalls internationalen Weiberhandel zu bekämpfen; doch glaube ich nicht, dass infolgedessen eine merkliche Abnahme desselben stattgefunden hat. Die Kuppler finden immer Mittel und Wege, mit Hilfe gewissenloser Eltern und aller möglichen Verführungssysteme zu ihrem Ziel zu gelangen. Es ist in der Tat nicht einzusehen, wie der Staat einerseits die Kuppelei dulden und patentieren und sie anderseits an der Gewinnung der ihr nötigen Marktware hindern könnte. Blutjunge Mädchen sind sowohl leichter zu verführen, als auch besonders begehrt. Im folgenden Kapitel werden wir sehen, dass in deutschen Ländern der Kellnerinnenhandel bald nicht mehr viel besser als der Dirnenhandel sein wird.

Vielleicht die scheusslichste Seite des Kuppeleigewerbes ist aber die systematische Verführung und Abrichtung der Mädchen. Hier spielt die Anlockung durch Geld, schöne Kleidung, Versprechung gut bezahlter Stellen und nicht zum mindesten die zielbewusst eingeleitete Berauschung mit alkoholischen Getränken abwechselnd ihre Rolle. Manches Mädchen aus dem Volke, das sich zwar gern lustig macht, aber nicht weiter gehen möchte, wird leicht verführt, wenn es durch Wein angeheitert wird. Ist es einem Kuppler oder einem seiner Helfershelfer, zum Beispiel irgend einem Zuhälter, gelungen, auf diese Weise ein Mädchen zu einem Fehltritt zu verleiten, so werden das Schamgefühl, die Angst vor Schande und Entdeckung, verbunden mit Drohungen oder Erpressungskünsten dazu benutzt, sie auf der schiefen Bahn weiter zu führen, wo man dann vor ihren Augen schöne Kleider, leichtes Leben, gutes Essen, gute Bezahlung und ähnliche lockende Dinge glänzen lässt. Ist nun das Mädchen erst einmal an sexuellen Verkehr gewöhnt, so beginnt die hohe Schule des Lasters und wird sie systematisch dazu abgerichtet, den Geschlechtstrieb der Männer auf alle erdenkliche Weise zu reizen und auch unnatürlich zu befriedigen. Sie muss durch ihre Bewegungen, ihre Atmung etc. eine nicht empfundene Wollust simulieren, den Penis aussaugen und mehr dergleichen lernen, von den pathologischen Forderungen der Masochisten, Sadisten etc. (siehe Kapitel VIII Teil I) nicht zu sprechen. Verführte und verlassene Mädchen, solche, die unehelich geboren haben, sind ausser den Kindern immer besonders günstige Objekte der Ausbeutung für die Schakale der Kuppelei. Wendet man uns ein, dass die meisten Prostituierten von Hause aus schlecht geartet sind und durch Faulheit und Leichtsinn zu diesem Beruf neigen, so bemerken wir, dass Leichtsinn und Vergnügungssucht noch lange nicht mit der schauderhaften und ekelerregenden Dressur und Sklaverei einer Bordelldirne identisch sind. Man darf auch die Rolle, die der Alkohol bei der ganzen Sache spielt, nicht zu niedrig schätzen. Derselbe ist ein Hauptträger der Prostitution. Ohne ihn wäre dieselbe, wenigstens in ihrer rohesten Form, nicht möglich; sie wäre jedenfalls anständiger, reinlicher und freier. Durch Trinkgelage werden die meisten Mädchen verführt und durch chronischen Alkoholdusel in ihrer Erniedrigung erhalten.

In gewissen Städten (zum Beispiel in Hamburg) hat man versucht, ein Mittelding zwischen der Privat-Prostitution und dem Bordell zu schaffen, indem man sämtliche Prostituierte zwang, in bestimmten, wenigen, für sie reservierten Strassen oder Häusern zu wohnen und sich dann polizeilich einschreiben zu lassen. Die Sache wurde nicht besser und der Skandal in diesen Strassen unerträglich. Man darf auch nicht vergessen, dass die Besitzer und Vermieter solcher Häuser in mancher Hinsicht mehr oder weniger den Kupplern ähnlich werden. Wer sein Haus zu solchen Zwecken hergibt, muss schon erbärmlich wenig Scham-und Pflichtgefühl besitzen, denn sein Erwerb bringt ihn dazu, aus der Prostitution der Dirnen zu leben. Wir sprachen von den Staatsbordellen. Doch wuchern im geheimen daneben eine Unzahl Kuppelei-Institute aller Art, die der Staat um so weniger verbieten und bekämpfen kann, als er selbst die Kuppelei duldet und einrichtet. Eine Unzahl Winkelwirtschaften besitzen Hinterstübchen und Oberstübchen, die nichts anderes sind als kleine Bordelle, in welchen Kellnerinnen zu gleicher Zeit die Rolle der Dirnen spielen. Das gleiche gilt von vielen Coiffeurbuden, Tabakbuden und sonstigen Winkelhandlungen, bei welchen der Handel mit irgend einem harmlosen Gegenstand nur zur Maskierung des Kuppeleigewerbes dient. Eine Reihe Tingel-Tangels und herumziehender Sänger- und Artistentruppen sind ebenfalls mit Kuppelei und Prostitution verbunden. Besonders Tabak- und Coiffeurbuden, aber auch gewisse Papierhandlungen etc. verdekken nur halb und halb obszöne Verkaufsgegenstände, wie pornographische Bilder oder legen im Schaufenster Bilder halbnackter Weiberfiguren aus, die alle nur Lockmittel der Kuppelei resp. der Prostitution sind. Diese Dinge wirken besonders bei der Jugend und werden unter grösseren Schülern mit Vorliebe verbreitet.

Man schätzt die Zahl der Prostituierten in Berlin auf 30,000, in Paris auf 40,000, in London auf 60,000. Daraus allein geht hervor, dass nur ein Teil dieser Weiber von Hause aus psychopathologisch geartet sein kann.

Das Gesagte dürfte genügen, da es sich ja um sehr bekannte Dinge handelt. Man ersieht daraus, wie das Geld, das heisst die Gewinnsucht, den Sexualtrieb der Männer und die schwache Resistenzfähigkeit der Frauen sowie deren Armut zu ihren Zwecken systematisch benutzt. Sobald der Staat diesem furchtbaren Sumpf durch seine organisierte Duldung eine Existenzberechtigung zuerkennt, erhebt die vorher verschämte und versteckte Korruption das Haupt, wird immer frecher und zieht selbst die Staatsorgane in ihr Bereich. Vor allem die Polizei, aber auch die Behörden, die Ärzte werden durch die ganze Institution korrumpiert und die moralischen Begriffe werden verwirrt. Man drückt die Augen zu vor den Höhlen des Lasters. Die Kuppler fühlen sich als wichtige Personen und die vornehmeren unter denselben erfreuen sich nicht selten der Gunst und des Besuches hoher Staatsbeamter und angesehener Ehemänner. Wo das hinausführt, sollte nachgerade nicht schwer einzusehen sein.

Es ist eine der Polizei wohlbekannte Tatsache, dass in den öffentlichen Häusern die Prostitution nicht nur mit Alkoholexzessen sich zu verbinden pflegt, sondern dass diese Häuser zugleich auch zu Höhlen des Verbrechens werden. Die Polizei bezeichnet sogar von ihrem Standpunkt aus gewisse Dirnenkneipen und niedrige Bordelle als sehr nützlich zur Entdeckung von Verbrechern. Dort gibt es Spitzel aller Art, vom Geheimpolizisten, der einem Verbrecher nachstellt und nebenbei die Dirnen poussiert, bis zum Gegenspitzel der Verbrecher und Kuppler, die den Geheimpolizisten auf den Zahn fühlen. Dort gewinnt die Verbrecherwelt einerseits Meisterschaft in Geriebenheit und Gewandtheit und wird anderseits, infolge ihrer Schwäche für Weib und Alkohol, dort am leichtesten erwischt. Dort kehren jene wunderbaren Individuen ein, die heute als Regierungsspitzel, morgen als Verbrecher und übermorgen als Kuppler ihr Dasein fristen, und welche der ehemalige deutsche Minister v. Puttkammer euphemistisch mit dem Ausdruck „Nicht-Gentlemen“ bezeichnete.

Die Psychologie der Prostituierten ist ein schwieriges und kompliziertes Kapitel. Je nach dem Standpunkt ihrer Beurteiler werden dieselben als von Hause aus unverbesserliche, schlechte

Weiber, oder umgekehrt als Opfer unserer schlechten sozialen Einrichtung hingestellt. Beide Behauptungen sind einseitig, daher falsch. Aus christlicher Nächstenliebe haben viele Vereine zur Hebung der Sittlichkeit sich mit der Aufrichtung gefallener Mädchen, das heisst Bordelldirnen etc., befasst Doch sind im ganzen ihre Resultate sehr unbefriedigende und das lässt sich leicht begreifen. Das weibliche Gehirn ist, wie wir sahen, von den sexuellen Vorstellungen und ihren Irradiationen viel stärker beherrscht als das männliche. Es ist ausserdem weniger plastisch und wird leichter zum Sklaven der Gewohnheit und der Routine. Wurde daher ein Weib systematisch von Jugend an auf sexuelle Abwege geleitet und darin erhalten, wurden ausserdem ihre sämtlichen Vorstellungen von früh bis spät nur auf Unzucht und sexuelle Verrichtungen missleitet, so ist sie kaum mehr zu einem arbeitsamen Leben und zur Erfüllung ernster sozialer Pflichten zurückzuführen. Seltene Ausnahmen bestätigen auch hier nur die Regel. Zudem darf man nicht vergessen, dass die sexuelle Reizung beim Weibe die Libido sexualis erst zu wecken pflegt, dieselbe aber dann durch Wiederholung und Übung immer steigert. Anderseits ist nicht zu verkennen, dass faule, charakterschwache, hysterische, leicht suggestible, kokette und nymphomanische Weiber besonders günstige Verführungsobjekte bilden. Ein Hauptfördernis der Prostitution ist und bleibt endlich die Armut. Wir wollen nicht sentimental sein und nicht zu viel Gewicht auf die bekannte auf Rührung berechnete Behauptung legen, nach welcher ein armes Weib sich prostituiert, um den Hunger ihrer Kinder oder ihren eigenen Hunger zu stillen. Dies kommt zwar besonders bei orientalischen Juden und im Grosstadtproletariat vor, ist jedoch eine Ausnahme. Die Armut wirkt viel intensiver auf indirektem Weg. Zunächst zwingt sie den armen Proletarier in der ärgsten Promiskuität zu leben. Wenn Vater, Mutter und Kinder in derselben Stube nicht nur wohnen, kochen und essen, sondern auch schlafen, und oft sogar im gleichen Bett zusammen liegen, bleibt für das Schamgefühl wohl keine Stelle mehr übrig. Die Kinder wohnen direkt dem Begattungsakt ihrer Eltern bei und werden von frühester Jugend an in der schmutzigsten Weise mit den sexuellen Verhältnissen bekannt. Verwahrlost, mit anderen ähnlichen und meistens schlecht genug gearteten Kindern zusammenlebend, lernen sie nicht nur die gröbsten und die schmutzigsten, sondern auch die abnormsten und pathologischsten Auswüchse des ungesunden sexuellen Stadtlebens von frühester Kindheit an kennen. Es gibt Städte, in deren Proletariat es nur wenige vierzehnjährige Mädchen gibt, die noch keusch, d. h. Jungfrauen sind. Dies weiss ich aus zuverlässigen Quellen. Die Armut treibt ferner die Eltern dazu, ihre Kinder zum Erwerbszweck zu missbrauchen und was liegt da näher, als sie der Kuppelei auszuliefern. Aber nicht nur im elenden Proletariat, sondern bis ins Bürgertum hinein macht sich die Armut als indirekter Antrieb zur Prostitution geltend. Auch hier zeigt sich die Wirkung der erbarmungslosen Ausbeutungssucht, indem die Arbeitgeber gewisse, den Mädchen freie Abende lassende Gewerbe, wie die Arbeit in den Läden und dgl.. elend schlecht bezahlen, weil sich die Prostitution gut damit verbinden lässt. Bekannt ist, wie Ladenmädchen, Näherinnen, Modistinnen wegen der grossen Konkurrenz in diesen Berufsarten sich häufig mit einer erbärmlichen Bezahlung, manchmal mit einem wirklichen Hungerlohn begnügen müssen, und dass man ihnen, wenn sie sich deswegen beklagen, und sofern sie etwas hübsch sind, nicht so selten deutlich genug zu verstehen gibt, wie sie bei ihrem vorteilhaften Äussern es leicht hätten, ihre Einnahmen zu vergrössern und wie mancher Mann sich glücklich schätzen würde, ihnen als Freund an die Hand zu gehen, und was dergleichen zarte Andeutungen mehr sind. Die Kellnerinnen werden direkt, wie schon erwähnt, als Lockvögel von zweifelhaften Wirtsleuten benutzt (s. Anhang II).

Der folgende Fall aus dem Jahresbericht des Pestalozzivereins in Wien zeigt immerhin, wie in vornehmeren Bordellen das Leben der Prostituierten sich viel besser gestaltet. Die feinere ausgesuchte Ware anspruchsvoller reicher Klienten erfordert eine bessere Behandlung.

„Im Oktober 1904 hat uns der Jugend-Fürsorge-Verein für Tirol die Akten der 18jährigen N. übermittelt, eines nach Tirol zuständigen Mädchens, welches in Wien unter sittenpolizeilicher Kontrolle steht. Es wurde auf die Jugend des Mädchens hingewiesen, sowie auf die Machtlosigkeit der väterlichen Gewalt, dieselbe von ihrem Lebenswandel abzubringen, und in Anbetracht des jugendlichen Alters des Mädchens an uns das Ersuchen gestellt, den Versuch zu machen, dieselbe auf andere Bahnen zu lenken und fürsorglich für sie einzutreten. Wir sind dieser Frage auch näher getreten. Dieses Mädchen entstammte einer kinderreichen Familie vom Lande und nahm mit 14 Jahren einen Dienstplatz in Innsbruck an. Nachdem sie im Dienst in Innsbruck gewesen war, fiel sie allmählich der Prostitution anheim und wurde schliesslich als Prostituierte in Wien gemeldet. Wir haben das betreffende Mädchen zu einer Unterredung in unsere Kanzlei eingeladen und haben bei dieser persönlichen Rücksprache erfahren, dass sie während ihrer Dienstzeit in Innsbruck schlimme Erfahrungen gemacht hat; sie klagte über schlechte Behandlung, ungenügende Kost, und willkürliche Zurückhaltung ihres kärglichen Lohnes seitens ihrer Dienstgeberin."

„Das Mädchen, welches schüchtern aussah, machte im allgemeinen einen gewinnenden Eindruck; entschlossen sah sie der Zukunft entgegen und nahm ihre Stellung, zwar als aus der Gesellschaft ausgeschlossen, nichts desto weniger mit dem Ernste eines gesetzlich sanktionierten und erlaubten Erwerbes hin. Sie sagte, ihre Eltern seien in Anbetracht der Schwierigkeit des Durchkommens damit einverstanden, dass sie diesen Beruf wählte; sie wäre mit ihnen im bestem Einvernehmen, schicke ihnen Geld, und die Mutter habe sie in Linz besucht."

„Um ein Buch von der Polizei zu erhalten, musste sie die Einwilligung ihrer Eltern haben; die Mutter habe ihr gesagt, wenn sie nur „brav und fromm" bleibe, wäre gegen sie nichts einzuwenden; sie schätzt ihre „gnädige Frau" (die Bordellhalterin) für ihre gute und rücksichtsvolle Behandlung der „Pensionärinnen" hoch; das Haus, wo sie ist, sei sehr „fein" in Bezug auf die Klientel und Behandlung; es seien im ganzen zirka zwölf Mädchen dort in Tätigkeit, überwiegend in ihrem Alter oder noch jünger. Sämtliche Mädchen — bis auf eine Waise von 16 Jahren — übten diesen „Erwerb" mit Zustimmung ihrer Eltern aus, und viele führten das Geld ihrer Familie zu. Die gesicherte Existenz, die gute Behandlung, Kleidung, Nahrung, die schöne Einnahme von 120 — 240 Kronen monatlich stellten nach ihrer Erzählung sie selbst und ihre Kolleginnen ganz zufrieden. Rührend naiv wirkte auf uns die Verehrung, mit der sie von der „gnädigen Frau" sprach, welche zwei alte „Pensionärinnen", die doch nichts mehr verdienen konnten, behielt und dieselben gut behandle. Sie hat auch einen Zuhälter, über den sie bis dahin nicht klagen konnte. Auf unsere eindringlichen Vorstellungen, einen anderen Lebenswandel zu versuchen, zu welchem wir ihr durch eine entsprechende Unterbringung verhelfen wollten, ging sie nicht ein; sie lehnte erst zögernd, nach und nach sehr bestimmt ab; wenn sie auch wollte, die „gnädige Frau“ würde sie doch nie weg lassen, immer würde man ihr auch Vorwürfe über ihre Vergangenheit machen; sie wolle nie unter Leute, die sie doch nur verachten möchten, sondern bleiben, wo man sie gern habe. Nein, sie habe schon genug durchgemacht, um auf Unsicheres hinauszugehen; sie wäre auch der früheren Verhältnisse ganz entwöhnt, sie habe nie etwas Ordentliches gelernt, würde nur von ihrer Dienstgeberin wieder „sekiert“, und möchte entschieden ihre sichere Existenz nicht aufgeben!“

„Die gehabte Unterredung hat uns zu der unmassgeblichen Ansicht gebracht, dass der Fall nicht derjenige sei, wo ein Einschreiten geboten wäre. Dieses Mädchen machte trotz seiner Jugend in mancher Beziehung den Eindruck einer reif denkenden und urteilenden Person; Erziehungsversuche anzuwenden, erschien uns bereits längst verspätet.“

Wie ich erfuhr, zeigte N. die grösste Angst, als man ihr davon sprach, sie aus dem Bordell zu nehmen. Bezeichnend für die Moralbegriffe der Prostitution waren sowohl ihre Religiosität. wie ihre tiefe Verehrung für die Bordellhalterin.

Es bilden somit die Prostituierten eine Sammlung ganz verschiedener Individuen und wenn sie auch durchschnittlich eine erschreckend schamlose, rohe, verkommene und alkoholistische Gesellschaft zu sein pflegen, so wäre es gleichwohl ein Irrtum, daraus zu schliessen, dass alle diese Mädchen von Hause aus schlecht seien. Eine grosse Zahl derselben sind pathologische Geschöpfe, darunter viele hysterische oder nymphomanische oder sonstige Psychopathinnen. Andere sind ethisch defekte, dumme, faule, verlogene oder durch und durch gleichgültige, apathische, leicht suggestible Naturen, die eben jedem von aussen kommenden Impuls und jeder Verführung nachgeben, daher auch vielleicht den grössten Haufen des Materials zur Prostitution liefern, weil sie die leichteste und bequemste Beute der Kuppler werden. Sehr viele andere jedoch kommen dazu nur Schritt für Schritt durch die Verführung, schämen sich anfangs eines Fehltrittes, haben aber nicht den Mut, seine Folgen zu tragen, fangen allmählich an, mit der prostituierten Welt anzubinden und geraten so immer tiefer in den Sumpf. Hier spielen uneheliche Geburten eine grosse Rolle. Ferner gibt es gewisse

Prostituierte, die sich aus Not und Armut verkaufen und sich darüber schämen, aber das Geld zur Erhaltung ihrer Familie brauchen. Eine kleine, aber nicht uninteressante Gruppe wird durch solche Individuen gebildet, die sozusagen aus Liebe zur Prostitutionskunst sich derselben ergeben. Es sind dies gewöhnlich krankhaft sexuell erregbare Weiber, die ausserdem ethisch defekt sind und ihr Vergnügen an dieser Erwerbsart finden. Es haben sich schon reiche Weiber, Gräfinnen und Prinzessinnen, der Prostitution ergeben.

Auch aus dieser Verschiedenheit der Prostituierten folgt, was wir früher schon sahen, dass es verschiedene Grade der Prostitution geben muss. Die tiefste, wenn schon durch ein gewisses Wohlleben, gutes Essen und schöne Kleider etwas maskierte Erniedrigung stellt die Bordellprostitution dar, bei welcher das Weib nur noch ein in oen Händen des Kupplers abgerichtetes Begattungsinstrument ist. Das elendste Leben führen die Dirnen niedriger Bordelle für Soldaten und für das arme Volk. Solche Häuser führen bekanntlich auch nur „Ausschussware". das heisst ausgediente, ältere Dirnen. Es gibt kaum etwas Traurigeres als z. B. ein Soldatenbordell in Algerien. Etwas höher im Rang stehen die kleineren Prostitutionslokale, wie die schon erwähnten Coiffeurbuden, Winkelwirtschaften und ähnliche Geschäfte. An Infektionsgefahr lassen sie zwar nichts zu wünschen übrig, aber die dort befindlichen Dirnen sind weniger abhängig, können sich leichter frei machen und führen daher ein etwas menschlicheres Leben. Gerade deshalb, weil solche Lokale den Schutz des Gesetzes nicht gemessen, können deren Patrone den Dirnen gegenüber nicht dieselbe Autokratie und Schreckensherrschaft ausüben wie in den Staatsbordellen. Ungefähr auf der gleichen Stufe stehen die freien Strassenprostituierten. Sie hängen nicht von Kupplern, dafür aber von ihren Zuhältern und Logisgebern ab, was etwas weniger schlimm ist. Tief erniedrigt werden sie durch die Polizeieinschreibung, durch die ärztliche Zwangsvisite und durch das infame System des Striches, auf dem sie meistens ohne Wahl jeden unbekannten Mann auf der Strasse anzulocken suchen.

Es gehört schon fast der völlige Verlust eines jeden Schamgefühles und eine grosse zynische Frechheit dazu, um Strassendirne zu werden. Entschieden eine Stufe höher stehen die verschämten Prostituierten, die sich nur gelegentlich durch Vermittlung verkaufen und weder den Mut haben auf den Strich zu gehen, noch denjenigen, sich polizeilich einschreiben zu lassen. Doch riskieren sie zu jeder Zeit, da, wo die Reglementierung herrscht, polizeilich aufgegriffen und zu Strassenprostituierten degradiert zu werden. Diese verschämten privaten Prostituierten bilden den Übergang der eigentlichen Prostitution zum Kokotten- und Maitressentum, das wir unter Ziffer 3 besprechen werden.

Wir sagten soeben, das Heer der Prostituierten bestände zum Teil aus pathologischen Individuen. Alkohol und die Gewohnheit des Lasters verstärken diese pathologischen Züge immer mehr, sodass das Gebahren der Dirnen an absurder Launenhaftigkeit, der Ton, der unter ihnen herrscht, an Gereiztheit, Impulsivität, Zynismus und Frechheit nichts zu wünschen übrig lässt. Hierzu liefern auch die venerischen Abteilungen der Spitäler eine treffliche Illustration. Sobald eine Bordelldirne im Spital etwas besser wird, weckt die sexuelle Abstinenz einiger Tage ihren Geschlechtstrieb meist derart, dass sie nicht selten mit ihren Mitkranken lesbische Liebe treibt, oder sich nackt zum Anlocken der Männer ans Fenster stellt. Ferner pflegt sie unverschämt und grob, ja flegelhaft mit den Wärterinnen zu werden etc. Die Wärterinnen solcher Abteilungen verzweifeln oft darüber. Einige besser geartete Dirnen leiden zunächst tief unter diesem Ton, gewöhnen sich aber schliesslich denselben an und machen später mit. Für Frauen, die durch Zufall venerisch angesteckt wurden und keine Dirnen sind, ist der Aufenthalt in solchen Spitalabteilungen ein wahres Martyrium.

Was wird nun mit der Zeit aus den Dirnen? In den Bordellen können sie nicht sehr lange verbleiben, denn, besonders die feineren Lupanars, können nur junge, blühende, hübsche Mädchen brauchen. Es wäre interessant, das Schicksal dieser Mädchen zu verfolgen. Jedenfalls ist es aber schwer, etwas unsinnigeres vorzubringen, als die landläufige Behauptung, dass durch Abschaffung der Bordelle die Strassenprostitution gefördert oder umgekehrt, dass durch Einführung der Bordelle die Strassenprostitution beseitigt werde. Es ist doch klar. dass das Mädchenmaterial eines Bordells infolge seiner beständig notwendig werdenden Erneuerung nach einiger Zeit immer wieder auf die Strasse zurückgeworfen wird. Sehr viele Dirnen gehen an Alkoholismus, Syphilis etc. frühzeitig zugrunde. Vielen anderen bleibt jedoch nichts übrig, als Strassenprostituierte zu werden oder in minderwertigen Bordellen und Spelunken sich zu betätigen. Gescheidtere, für das Gewerbe künstlerisches oder industrielles Verständnis zeigende, geriebenere Individuen wissen sich allmählich zu Kupplerinnen heraufzuarbeiten; das sind aber seltene Privilegierte. Manche endigen durch Selbstmord oder in der Irrenanstalt. Die meisten verfallen zu guterletzt, wenn sie kein Mann mehr begehrt, den minderwertigsten und schmutzigsten Gewerben. Sie werden zu Winkelverkäuferinnen, Zwischenhändlerinnen, Abtrittsreinigerinnen, Wahrsagerinnen und zu allen möglichen und unmöglichen Arten alter Hexen, die wir hier nicht alle aufzuzählen brauchen, je nach Charakter und Temperament. Es war früher in München sprichwörtlich, dass die Zunft der sogenannten Radiweiber und Nussweiber (alte Weiber, die an den Strassenecken Rettiche und Nüsse verkaufen) sich meistens aus früheren Prostituierten rekrutiere. Hie und da gelingt es einer etwas schlaueren oder besseren Dirne sich zu verheiraten.

Betrachtet man den elenden Lebenslauf einer Prostituierten ohne Voreingenommenheit, so kann man den deutschen Ausdruck „Freudenmädchen" nicht ohne eine Anwandlung von Wehmut anhören, denn es liegt in diesem Wort eine tragische, bittere Ironie, die jedem Manne die Schamröte ins Gesicht treiben sollte, der sich der Prostitution bedient. Könnte man die wahre Gemütsstimmung nachfühlen, die sich hinter dem Lachen und Singen mancher Tingel-Tangel-Mädchen oder den schamlosen Künsten mancher Dirne verbirgt, und könnte man ahnen, was dem alles vorausgegangen und was sie so weit gebracht, so würde keiner leichten Herzens da geniessen können, der noch einen Funken von Mitgefühl für seine Mitmenschen besitzt.

Wenn es wahr ist, dass viele Prostituierte pathologischer Natur sind, so entspricht es in noch höherem Grade der Wirklichkeit, dass ein guter Teil der Prostituierten im Dienste der Pathologie steht. Die so häufigen und zahlreichen sexuellen Abnormitäten, die wir im Kapitel VIII besprachen, stehen mit der Prostitution im engsten Konnex. Die Raffiniertheit der modernen Kultur lässt in dieser Beziehung nichts mehr zu wünschen übrig und bietet jeder pathologischen Form des Sexualtriebes ihre eigenen Bordelle oder wenigstens ihre eigenen dafür eingeschulten Objekte. Wir haben bisher nur von prostituierten Weibern gesprochen. Wir sagten, dass solche sich auch für Masochisten,

Sadisten etc. abrichten lassen. Sie müssen die Masochisten prügeln; von den Sadisten müssen sie sich prügeln lassen, oder beiden müssen sie Grausamkeits- oder Verknechtungs-Szenen symbolisch vorführen. Für die homo-sexuellen Männer gibt es aber auch eigene Männerbordelle, in welchen sich junge Burschen für Geld zur Päderastie hergeben. Auch Kinder beider Geschlechter werden für raffinierte Roués und für solche, die nur an Kindern Gefallen finden, in Bereitschaft gehalten. Das ist jedoch eine teure Ware, weil ihre Beschaffung mit den Gerichten in Konflikt bringt. Sehr hoch werden auch noch jungfräuliche Mädchen bezahlt, und man geht so weit, ihr Hymen (Jungfernhaut) nach der Defloration wieder zu nähen, um sie mehrmals als Jungfrauen teuer an den Mann zu bringen. Diese Andeutungen dürften in Verbindung mit den Ausführungen des Kapitels VIII genügen, um zu zeigen, dass die ganze moderne, auf intensive käufliche Polyandrie promiscue beruhende Prostitution und Kuppelei nichts anderes ist, als eine grossartige Niedertracht der modernen Kultur zum Zweck der Ausbeutung der männlichen sexuellen Genussucht im Dienste des Mammons. Man verteidigt sie unter dem Vorwand der Hygiene, des Schutzes ehrbarer Frauen gegen männliche Attentate etc. Tatsächlich hat man aber mit ihrer Hilfe die Männer weibisch gemacht und korrumpiert, den normalen mit Liebe verbundenen sexuellen Verkehr in der Jugend unterdrückt, die Liebe selbst verdorben, eine grosse Zahl braver und tüchtiger Frauen von der Ehe, der Liebe, dem sexuellen Verkehr überhaupt fern gehalten und das sexuelle Leben unserer Gesellschaft auf böse Abwege geführt. Ohne das Geld und den Alkohol würde von der eigentlichen Prostitution nichts mehr übrig bleiben.

Aus naivem, oft ganz unbewusstem Egoismus wird von wohlhabenden Mädchen in dieser Frage viel gesündigt. In der guten Absicht zu arbeiten und dabei sich etwas, wenn auch sehr wenig, zu verdienen, machen solche Mädchen dadurch den armen Frauen eine unlautere Konkurrenz, dass sie Handarbeiten oder sonstige Dienste zu Schundpreisen verrichten, oder in Geschäften, Bureaus etc. für einen Spottlohn Stellungen annehmen. Dadurch drücken sie die Preise herunter und treiben arme Mädchen der Prostitution in die Hand. In Graz gibt es z. B. verschiedene erstklassige Geschäftshäuser der Stickerei- und Handarbeitsbranche, die alle Aufträge durch Agenten an Privatdamen abgeben. Diese arbeiten zu ganz niedrigen Preisen und verdienen etwa ihr Handschuhgeld durch solche angenehme Nebenbeschäftigung. Gebildete und vermögliche Mädchen sollten in solchen Fällen entweder gleiche Belohnung wie andere (also einen der Leistung angemessenen Lohn fordern) oder dann, wenn sie kein Geld wollen, für gemeinnützige Zwecke gratis arbeiten. Aber so oder so, sollten sie es als Ehrensache betrachten, die genannte unlautere Konkurrenz zu meiden, die nur von geldgierigen Geschäften und Personen missbraucht wird. An gemeinnützigen, sozialen Arbeiten fehlt es nicht, sehr dagegen an gutwilligen Arbeiterinnen.

Die modernste Literatur hat sich einigermassen mit der Psychologie der Prostitution befasst. Wir erwähnten bereits „La Maison Tellier“ von Guy de Maupassant. Die „Nana“ von Zola ist eine emporkommende Prostituierte, deren Lebensgeschichte in der bekannten drastischen einseitig-naturalistischen Manier des berühmten Schriftstellers erzählt wird. Die sexuelle Verdorbenheit bezüglicher Pariser Kreise zur Zeit des zweiten Kaiserreichs wird in diesem Buch in grellen Farben dargestellt. Wir wollen noch kurz die Bewegung besprechen, die gegen die soziale Monstrosität der staatlich organisierten Kuppelei sich erhoben hat und die man mit dem Namen Abolitionismus bezeichnet.

Entsetzt über Zustände, wie wir sie hier beschrieben, hat eine mutige und edle englische Frau, Mistress Josephine Butler, es unternommen, sowohl gegen die Kuppelei und den Mädchenhandel, als gegen die offizielle Duldung der Prostitution durch den Staat vorzugehen. Dieser ganze Feldzug wurde im Namen des Rechtes und der Freiheit der Frauen unternommen. Die schwere Ungerechtigkeit des „Code Napoleon“ gegen das weibliche Geschlecht, vor allem das Verbot der Vaterschaftsklage, das die armen verführten Mädchen zur Prostitution treibt, wurde ebenfalls angegriffen. Die Abolitionisten bestreiten der Gesellschaft das Recht, unter dem Vorwand einer hygienischen Massregel die Prostituierten zwangsmässig einschreiben, ärztlich untersuchen und unter polizeiliche Aufsicht stellen, oder gar in Bordelle einsperren zu lassen. Sie verlangen strenge Gesetze gegen die Kuppelei und bekämpfen ihre Duldung durch den Staat.

Diesem Standpunkt gegenüber erklärte man von ärztlicher Seite, die Gesellschaft habe allerdings das Recht, sich gegen gefährliche Infektionen zu schützen und, wie sie z. B. Pockenkranke oder Cholerakranke in Isolierungslazarethe interniere, auch angesteckte Prostituierte zu ihrem Schutze zwangsmässig behandeln zu lassen. Dieselben hätten durch ihr schändliches Gewerbe so wie so besondere Rücksichten verwirkt.

Bei oberflächlicher Betrachtung mag ein solches Raisonnement recht verständig erscheinen. Ganz anders nimmt es sich jedoch aus, wenn man den Tatsachen tiefer auf den Grund geht.

Erstens ist der Vergleich mit Pocken und Cholera falsch, denn letztere Krankheiten gefährden eine Masse ahnungsloser, unschuldiger Menschen, während derjenige Mensch, der sich der Prostitution bedient, dies mit vollem Bewusstsein der Schmach dieser Institution und der Gefahr, welcher er sich aussetzt, tut. Man sieht doch nicht gut ein, warum die Gesellschaft verpflichtet wäre, für Don Juans und sonstige Lebemenschen sexuelle Exzesse recht hübsch und gefahrlos zu gestalten. Man wendet da freilich ein, unschuldige Ehefrauen würden angesteckt und müssten so oft für die Sünden ihrer Ehemänner büssen. Doch ist eine so weitgehende Einmischung in die Familienverhältnisse, wie sie sich aus einem solchen Standpunkt ergäbe, nicht zulässig und führt zu den ärgsten Missbräuchen. Die Gesellschaft hat weder das Recht noch die Pflicht, verwegene, gefährliche und böse Handlungen der Einzelnen zu erleichtern und gefahrloser zu gestalten, damit Dritte durch dieselben weniger gefährdet werden; es ist dies die reinste Verkehrtheit. Sie hat einfach die Täter zur Verantwortung zu ziehen und eventuell zu bestrafen, wenn sie Schaden anrichten. Hier aber zwingt man die einen derselben allein (die Prostituierten) erst recht, sich ihrem bösen Handel zu widmen! Der Staat darf ferner nicht gegen einzelne Menschen unter dem Vorwand einschreiten, dass möglicherweise aus ihren Absichten oder Handlungen später schlimme Folgen für andere entstehen könnten, sonst ist jeder Willkür und jedem Gewaltmissbrauch Tür und Tor geöffnet.

Eine Ausnahme bilden nur die Geisteskranken und ihre nächsten Verwandten, die rezidivierenden Verbrecher, denn hier wird die krankhafte oder abnorme Hirnorganisation des Einzelnen zur ständigen Gefahr für die Gesellschaft, ohne dafür verantwortlich gemacht werden zu können. Es entsteht allerdings hier die Frage, ob die Prostitution als solche, das heisst der Verkauf des eigenen Leibes zu sexuellen Zwecken, als Vergehen, resp. als gesetzwidrig zu betrachten ist. Wenn dies der Fall wäre, müssten jedoch nicht nur die Prostituierten, sondern auch ihre männlichen Klienten gestraft oder in Besserungsanstalten versetzt werden. Das wäre die gerechte, einfache und klare Logik eines solchen Standpunktes. Wie rechtfertigt es sich jedoch, statt dessen die Dirnen allein polizeilich zu stempeln, ihr schändliches Gewerbe ferner nicht nur zu dulden, sondern zu organisieren, dadurch diese Weiber immer tiefer sinken zu lassen und obendrein ihre Ausbeuter, die Kuppler, zu patentieren? Dahinter stekken doch nur Heuchelei und krasser Widerspruch.

Im Altertum, wo die Sklaverei zur guten Sitte gehörte, genügten die Willkür und der Genuss der Männer, um solche Massregeln zu rechtfertigen, die zu ihrem Vergnügen eine Klasse weiblicher Parias schufen. Heutzutage gestattet die offiziell anerkannte Gleichberechtigung der Menschen dies in zivilisierten Ländern nicht mehr. Einzig hygienische Argumente konnten einer derartigen modernisierten Barbarensitte den Schein einer Rechtfertigung verleihen.

Geisteskranke und selbst Verbrecher massregelt man nur aus Not, oder um womöglich ihre Besserung zu erzielen, aber man lässt nicht zu, dass ihr Körper als Beute und Handelsgegenstand der Genussucht anderer Menschen durch Dritte (die Kuppler) preisgegeben werde.

Nun schwindet aber tatsächlich jener letzte aus der Hygiene hergeleitete Schein der Berechtigung einer staatlichen Regulierung der Prostitution und der Kuppelei angesichts ehrlich interpretierter statistischer Ergebnisse. Man wollte den Männern angeblich einen gesunden und ungefährlichen Beischlaf verschaffen. Tatsächlich aber werden durch das ganze Regulierungssystem die venerischen Krankheiten in keiner Weise erfolgreich bekämpft oder auch nur nachweisbar vermindert. Die trügerische Sicherheit, die den Männern gegeben wird, macht sie unvorsichtiger; die oben erklärte Vermehrung der Wechselbeziehungen vergrössert die Ansteckungsgefahr um mindestens ebensoviel, als die Ausschaltung einiger schwer Kranker durch den Arzt sie vermindert. Die Korruption des Staates und seiner Beamten, der vor allem die Polizei und die Bordellärzte ausgesetzt sind, der Sitten überhaupt, durch eine so schändliche Institution, begünstigt die Prostitutionsgewohnheiten und mit ihnen die Ansteckungsgefahr. Zudem vergrössert die Frechheit der Kuppler und ihrer Helfershelfer die Zahl der Prostituierten, während anderseits die Angst vor der Polizei eine grosse Zahl derselben zur Umgehung der Gesetze veranlasst und in die geheime Prostitution treibt, Kurz, der Sumpf wird immer tiefer und grösser, und dadurch keineswegs hygienischer. Das letztere beweist klipp und klar die Vergleichung der Zahl der venerischen Krankheiten in den mit Reglementierung beglückten Ländern und in solchen ohne Reglementierung.

Im ganzen und grossen ist die Zahl der Infektionen unter dem Reglementierungssystem mindestens so gross, wie ohne dasselbe und hängt ausserdem von vielen anderen Umständen ab. Hier auf Detailbeweise einzugehen, würde zu weit führen. Ich verweise auf die Schriften des Bundes der Abolitionisten (Zentralstelle Rue St. Léger 6 in Genf). Massgebend erscheint vor allem die meisterhafte, unparteiische Statistik Mouniers (in Holland 1889). Der abolitionistische Standpunkt gewinnt mit vollem Recht, selbst unter den Ärzten, immer mehr an Boden. Man begreift endlich, dass die Duldung der Kuppelei und die Regulierung der Prostitution ganz falsche Wege waren, um die venerische Infektion der Gesellschaft zu bekämpfen.

Mit der Beseitigung der Regulierung ist aber die Prostitutionsfrage noch nicht gelöst. Dieses rein negative Vorgehen genügt allerdings für die Kampftaktik der abolitionistischen Bewegung, keineswegs aber für die höhere Aufgabe der Bekämpfung der Ursachen des Übels. Ist es einmal gelungen, den Vertrag des Staates mit dem schändlichen Gewerbe der Kuppelei und der Prostitution zu vernichten, so fängt erst die positive Arbeit an.

Es wird die Aufgabe späterer Kapitel unserer Arbeit sein, zu untersuchen, welche Heilmittel unserem heutigen sexuellen Unwesen abhelfen können, und wir wollen hier nicht vorgreifen. Einiges müssen wir aber an dieser Stelle schon den Befürwortern der Reglementierung der Prostitution aus ärztlichen, hygienischen Gründen zu bedenken geben. Sie schreien sehr laut, die Abolitionisten seien fanatische Schwärmer, die durch ihre Unwissenschaftlichkeit eine neue Sündflut venerischer Krankheiten über unsere Gesellschaft heraufbeschwören werden. Dass diese Angst völlig unbegründet ist, haben wir bereits gezeigt. Nie und nimmer kann die staatliche Regulierung und Konzessionierung des Weiberkaufes und- Verkaufes die venerischen Krankheiten bekämpfen und vermindern. Das Grossziehen eines naturwidrigen Lasters durch den Staat kann nicht hygienisch sein. Ausserdem sahen wir ja, wie prekär und sogar wie undurchführbar die gründliche Desinfektion der Dirnen ist, welche übrigens ohne gleichzeitige Desinfektion oder Beseitigung ihrer angesteckten Klienten ihren Zweck verfehlt. In der Tat sehen wir gerade in Frankreich, wo das System am frühesten und strengsten durchgeführt wurde, die venerischen Krankheiten furchtbar verbreitet, während sie in der Schweiz, wo die Reglementierung jetzt nur noch in Genf besteht, nachdem sie vor einigen Jahren auch im ganzen Kanton Zürich aufgehoben wurde, weniger verbreitet sind. Genf zeigt auch keineswegs bessere sanitäre Verhältnisse als andere Städte in der Schweiz, trotz seiner prunkhaften Bordelle, und Zürich hat zum zweitenmale durch eine erdrückende Volksmehrheit die früher durchgeführte Volksinitiative zur Abschaffung der staatlichen Duldung bestätigt. In wenigen anderen Städten, z. B. in Biel, werden von den Lokalbehörden, dem Gesetze zum Trotz, Bordelle geduldet. Diese sind aber nicht reglementiert.

Man hat ferner behauptet, die Zahl der Sittlichkeitsdelikte würde durch die Abschaffung der staatlichen Regulierung sich vermehren. Auch dieses Schreckgespenst beruht auf Täuschung. Weitaus die meisten, wenn nicht alle Sittlichkeitsdelikte beruhen auf geistigen Abnormitäten (siehe Kapitel VIII, Teil I) oder auf den Folgen des Alkoholrausches und werden durch eine Organisation der Prostitution keineswegs eingedämmt. Auch hier wird die Behauptung der Regulierungsfreunde durch die Tatsachen Lügen gestraft.

Zunächst sollen strenge Gesetze gegen die Kuppelei erlassen werden. Dieselbe ist ein Verbrechen, denn es ist gewiss auch dann im höchsten Grade rechtswidrig, mit dem Leib anderer Menschen Handel zu treiben, wenn diese sich selbst dazu hergeben. Es ist ein Verbrechen, das, je nachdem, ähnlich wie der Sklavenhandel oder der Wucher behandelt werden sollte. Es sollte nicht als Antragsdelikt betrachtet werden, weil ganz besonders oft die durch Kuppelei Geschädigten die Sache aus Schamgefühl selbst zu verheimlichen trachten. Der Staat sollte vielmehr ohne weiteres die Kuppelei von sich aus verfolgen, ähnlich wie Sittlichkeitsattentate, Sklavenhalterei, Wucher etc. In der Tat gehört der Kuppler, das heisst der Bordellhalter, zu den schlimmsten Menschensorten, die es gibt. Freilich kommen hier, wie anderswo, mildere Formen vor, die das Gesetz entsprechend milder behandeln muss. Wir wollen nichts übertreiben und auch in diesem Gebiet das Strafrecht nicht als Vergelter und die Strafe nicht als Sühne betrachten, sondern beiden nur in der Umgestaltung als Schutzmittel der Gesellschaft und Besserungsmittel des Verbrechers Berechtigung zuerkennen.

Was nun die Prostitution selbst betrifft, so kann sie unmöglich als solche zum Vergehen gestempelt werden, ohne der ärgsten Willkür Tür und Tor zu öffnen. Der Staat kann einem erwachsenen und zurechnungsfähigen Menschen nicht verbieten, über seinen eigenen Körper zu verfügen, ohne sich als Anwalt der Gottheit aufzuspielen und die Metaphysik, resp. die Religion wieder als Gesetzgeberin einzuführen. Er kann aber verlangen, dass der- oder diejenige, die sich prostituieren, die Oeffentlichkeit und dritte Personen nicht stören und kann daher den „Strich", resp. die sexuelle Provokation beider Geschlechter auf der Strasse durch Geldbussen oder kleine, bei Rückfall durch grössere mit Zwangsarbeit verbundene Freiheitsstrafen ahnden. Er kann ferner den venerisch Angesteckten beider Geschlechter das Recht zugestehen, auf dem Zivilweg denjenigen auf Schadenersatz zu verklagen, der ihn durch Ansteckung geschädigt hat. Letzteres Recht wird zwar von vielen bestritten. Für mich ist es vollständig klar, dass dieses Recht bestehen soll, sobald der Staat sich nicht mehr duldend und regulierend in die Prostitutionsangelegenheiten mischt. Solange der Staat die Prostituierten zwingt, sich ärztlich untersuchen und behandeln zu lassen, nimmt er die Verantwortung für ihre Reinigung auf sich. Klagt dann ein Angesteckter, so sollte er logischerweise heute den Staat und nicht die Prostituierte für Schadenersatz belangen oder, wenn nicht den Staat selbst, so doch den patentierten Kuppler. Ganz anders steht es mit der Verantwortung bei der freien Prostitution. Die Verbindung einer Dirne mit dem sie aufsuchenden Manne beruht sozusagen auf einem Privatvertrag mit gleichen gegenseitigen Verpflichtungen und Rechten, wobei im Fall einer Schädigung der Geschädigte den anderen zu verklagen befugt sein sollte, wenn er die Tatsache, auf die seine Klage sich stützt, genügend beweisen kann. Wenn die Wurst, die ich beim Fleischer kaufe, verdorben ist, von einem kranken Tier stammt und ich dadurch erkranke, darf ich mit Fug und Recht den Fleischer verklagen; ist umgekehrt die Wurst gut und gebe ich dem Fleischer ein falsches Geldstück oder schädige ich ihn dabei auf irgend eine Weise, so darf er mich mit ebensoviel Recht vor Gericht ziehen.

Diese Mittel sind jedoch nicht die Hauptsache. Um die Prostitution und die venerischen Krankheiten wirksam zu bekämpfen, sind gründliche Sozialreformen nötig. Erstens muss das schändliche moderne System der Ausbeutung des Armen durch ungenügende Bezahlung seiner Arbeit bekämpft und die soziale Wirtschaft gründlich umgestaltet werden. Zweitens muss die Sitte des Genusses narkotischer Mittel und speziell des Alkohols beseitigt werden. Drittens muss die falsche Scham der Menschen in Bezug auf die normalen geschlechtlichen Verhältnisse aufhören. Viertens müssen die Gefahren der venerischen Krankheiten und die Mittel zur Vermeidung der Ansteckung durch dieselben überall bekannt gegeben werden. Fünftens muss die Reinlichkeit überall und speziell im sexuellen Verkehr grosse Fortschritte machen und sechstens muss man für die Behandlung der venerischen Infektionen in Spitälern in anständiger und humaner Weise überall Vorsorge treffen und dabei das Schamgefühl beider Geschlechter, besonders aber der Frauen, schonen, so dass Angesteckte, die keine verkommenen Subjekte sind, nicht mehr Angst und Höllenqualen auszustehen brauchen, bis sie sich getrauen, sich einer sachkundigen Behandlung im Spital zu unterziehen. Ordnung und Diskretion gehören dazu, während tatsächlich heute die Spitalabteilungen für venerisch Kranke vielfach eher kleinen Bordellen als Krankenzimmern gleichen. Letzteres ist recht begreiflich, solange der Staat die durch seine Fürsorge aufs tiefste herabgewürdigten öffentlichen Dirnen, wenn sie erkranken, wie eine Pariaherde hineinpfercht und dadurch diese Abteilungen für Personen, die noch einen Funken Schamgefühl besitzen, unmöglich macht. Es ist nicht zu verwundern, wenn unter solchen Verhältnissen namentlich Frauen, sogar die anständigeren Prostituierten (denn es gibt solche) sich bis aufs äusserste dagegen sträuben, sich einer Spitalbehandlung zu unterziehen und infolgedessen zu besonders schlimmen Infektionsherden werden. Eine würdigere und rücksichtsvollere Spitalbehandlung, ein humaneres und offeneres Verhalten in der ganzen Frage der Geschlechtskrankheiten überhaupt, und eine bessere Sonderung der Kranken nach ihrem Verhalten könnten solche Übelstände wohl beseitigen. Die venerischen Kranken würden dann ohne grössere Überwindung sich zur Spitalkur stellen, als jetzt etwa Hautkranke und dergl., und könnten viel eher geheilt werden. In Italien ist bereits manches in dieser Richtung geschehen.

Ich erhalte soeben Kenntnis der folgenden Schrift: „Städtische Lusthäuser von M. K. G. mit einem Vorwort des Dr. Fraenkel, Professor der Hygiene, Halle a. S., des gleichen Professors, der gegen die Abstinenzreform auftritt und den (natürlich mässigen!) Alkoholgenuss verteidigt und normiert. Der anonyme Verfasser sucht das Heil der Menschheit in der offiziellen Ubernahme der Prostitution durch die Stadtverwaltungen! Ich verzichte auf eine spezielle Widerlegung dieser „zynischen Ethik auf Mammons Grundlage". Ich möchte sogar meinen Lesern empfehlen, diese sich selbst widerlegende Schrift des modernen Solon zu ihrer Abschreckung zu lesen.

Zum Schluss möchten wir unsere Überzeugung dahin aussprechen, dass die Prostitution zwar gegenwärtig nur eingedämmt und qualitativ gebessert, aber nicht ganz unterdrückt werden kann, dass jedoch die Umgestaltung des sozialen Lebens, vor allem des Geldausbeutungssystems, sowie die Beseitigung des Alkoholgenusses die Prostitution schliesslich beseitigen und durch das viel weniger schlimme Konkubinat ersetzen kann.

4
Kokotten- und Maitressenwesen

Die jetzt zu besprechende Gruppe ist nicht gar scharf begrenzt;

sie bildet den Übergang von der eigentlichen Prostitution zum ausserehelichen Liebesverhältnis, das heisst zum Konkubinat. Vom letzteren unterscheidet sie sich wesentlich nur durch ihre Eigenschaft als bezahlte „Liebe", die jedoch selbst wieder ausserordentlich undeutliche Grenzen zeigt. Die Vorbilder der hierher zählenden Spielarten wurden besonders in Paris geliefert und charakterisiert. Sie werden gewöhnlich nach dortigem Jargon bezeichnet.

In deutschen Ländern spielen hierin die Kellnerinnen eine besondere und traurige Rolle. Da jedoch dieselbe mit den Alkoholtrinksitten und dem Wirtshaus eng verbunden ist, werden wir die Kellnerinnenfrage im folgenden Kapitel besprechen.

Die niedrigste Stufe bezahlter Weiber, die nicht mehr eigentliche Prostituierte sind, mag man Kokotten (früher Loretten, jetzt in Paris Demi-mondaines) nennen. Sie sind kaum von den etwas verschämteren und nicht offiziell eingeschriebenen Prostituierten zu unterscheiden. Doch wollen wir darunter solche verstehen, die wenigstens den „Strich" vermeiden und sich nicht ohne weiteres jedem hergelaufenen Manne verkaufen, sondern die eine gewisse Auswahl treffen und sich jeweils, wenigstens für recht kurze Zeit, immer an dasselbe oder dieselben wenigen männlichen Individuen halten. Eine ethisch höhere Stufe bildet die besonders früher bekannte Grisette oder die „Petite Femme" des Pariser Studenten und ähnlicher Leute. Man kann dieses Verhältnis mit einer Art völlig freier und meistens nur kurz dauernder Ehe vergleichen, bei welcher relative Treue herrscht. Die Grisette pflegte (wie übrigens manche freie Prostituierte) nicht nur von ihrem Liebhaber zu leben. Sie war vielfach Arbeiterin, Modistin, Näherin oder Ladenmädchen, war, früher wenigstens, relativ schlicht und einfach, liess sich aber doch nebenbei, um besser und vergnügter zu leben, von einem Mann unterhalten, mit dem sie wohnte und schlief, und dessen Haushalt (Zimmer) sie oft besorgte. In letzterer Beziehung wechseln die Verhältnisse übrigens sehr. Ein sehr häufiges ist heute das sogenannte Garni-Verhältnis, bei welchem der Mann und seine Kokotte zusammen ein Zimmer in einem sogenannten Hotel-garni bewohnen. Aus diesem Grunde haben bekanntlich die Hotel-garnis einen recht zweifelhaften Ruf. Anderemale stellt sich das Verhältnis dadurch etwas höher, dass das Zusammenwohnen intimer wird und dass das Mädchen allenfalls für ihren Geliebten kocht, näht und dergleichen Arbeiten besorgt. Doch geht dieser Fall bereits in eine höhere Ordnung über. Bei der Grisette ist eine gewisse Zuneigung und sogar Liebe durchaus nicht ausgeschlossen. Doch pflegen die Verhältnisse derart geregelt zu werden, dass die Liebe nicht sehr tiefen FUSS fassen kann, denn solche „Ehen" pflegen, wie gesagt, von sehr kurzer Dauer zu sein und alle paar Wochen oder Monate zu wechseln, sodass die natürlichen weiblichen Liebesgefühle durch solche Polyandrie sich nach und nach abstumpfen. Es handelt sich hier schliesslich doch noch immer um ein „Nebengewerbe". Es gibt Kokotten und Grisetten aller Stufen. Doch pflegen dieselben weniger mit den sehr

Reichen, als mit Kleinbürgern, Studenten, Kommis, Arbeitern und so fort zu leben. Es ist eine Art geschlechtliches Verhältnis auf kurze Miete nach gegenseitigem Übereinkommen. Dieses Verhältnis ist in den grösseren Städten sehr verbreitet, wo die Einwohner voneinander weniger wissen und sich nicht umeinander kümmern. An kleineren Orten, wo jeder den anderen kennt, ist es dagegen schwerer durchführbar.

Die höhere Stufe solcher Mittelverhältnisse kann man mit dem Ausdruck Maitressenwesen bezeichnen. Hier zeigt sich aber bereits deutlich der Übergang zu den einfachen Konkubinatsverhältnissen, die auf Liebe beruhen, indem eine Maitresse nicht nur immer des Geldes wegen sich hingibt. Die Hetären der alten Griechen (siehe Kapitel VI, 17, Teil I) entsprachen mehr oder weniger den modernen Maitressen, besonders den geistreicheren Maitressen grosser Männer. Georges Sand war eine Art Hetäre, aber aus reiner Zuneigung, während die Geldfrage bei den Hetären eine grosse Rolle spielte. Es gibt bezahlte, kameradschaftlich auf gleichem Fuss mit ihrem Geliebten lebende, und sogar denselben unterhaltende Maitressen. Es muss heute ferner wesentlich unterschieden werden, ob eine Maitresse mit einem Unverheirateten oder mit einem Verheirateten lebt. Der typischere Fall ist derjenige, wo ein lediger Mann, der frei sein will, sich eine Maitresse nimmt, die zugleich seine Haushälterin ist und daher eine Art ungesetzlicher Ehefrau bildet, die deshalb zu jeder Zeit fortlaufen oder abgedankt werden kann. Manche Weiber geben sich dazu ohne weitere Bezahlung, nur für ihren Unterhalt her, für welchen sie wiederum ihre Hausarbeit leisten. Hier treten wir aus dem eigentlichen Selbstverkauf heraus. Der Vertrag kann auf bestimmte oder unbestimmte Zeit geschlossen werden, ist aber in der Regel viel dauerhafter, als das Grisetten- und erst recht als das Kokottenverhältnis. Man kann bei solchen Verhältnissen die Wirkung des Geldes sofort herausfühlen, da der Ton des Mannes einer bezahlten Maitresse gegenüber ein ganz anderer, viel gröberer und viel verächtlicherer zu sein pflegt, als einer unbezahlten gegenüber. Bei den regelrecht bezahlten Verhältnissen pflegt die Liebe nicht viel intensiver und dauerhafter zu sein, als beim Grisettenwesen, mit welchem es fast zusammenfällt. Es gibt auch verheiratete Maitressen.

Zolas Nana prostituiert sich regelrecht mit reichen Leuten. Daneben ist sie die untertänige Maitresse oder Konkubine des

Fontan, der die Rolle eines höheren Zuhälters spielt, während sie sich ausserdem in den kleinen Georges idyllisch und echt verliebt. Der Theaterdirektor Bordenave will mit Recht, dass man sein Theater ein Bordell nennt. Er ist auch eher ein Kuppler als ein Theaterdirektor. Man sieht aus diesem freilich etwas konzentrierten und drastischen Beispiel, wie elastisch und ineinanderfliessend alle diese Begriffe sind.

Viel heikler ist das Maitressenwesen bei verheirateten Männern. Hier haben wir auch nur diejenigen Fälle zu besprechen, die bezahlt werden. Solche kommen bei verheirateten Männern meistens nur dann vor, wenn die Ehe zerrüttet ist, sei es, dass Mann und Frau getrennt, sei es, dass sie in Hader leben. Umgekehrt kann ein verheirateter Mann bei innigen Familienverhältnissen dennoch Prostitutionshäuser und Privatprostituierte heimlich oder auch mit Wissen seiner Frau besuchen, weil dieselben mit den Familienverhältnissen nicht direkt interferieren. Man hat auch diesen traurigen Grund benutzt, um die Prostitution zu verteidigen. Freilich bestehen oft genug heimliche Liebesverhältnisse bei Verheirateten und dafür wird auch der Ausdruck „Maitresse" vielfach gebraucht. Doch spielt hier das Geld keine oder eine andere Rolle. Häufig handelt es sich freilich um Intrigantinnen, welche versuchen, einen Mann seiner Frau abwendig zu machen, um ihn samt Vermögen zu heiraten, oder auch umgekehrt um männliche Intriganten, die Ehefrauen verführen. Wir deuten diese Verhältnisse nur an, um zu zeigen, wie schwer es oft ist, die bezahlte Maitresse von der Messaline resp. von dem libidinösen Weibe zu unterscheiden, deren sexuelle Abenteuer nicht auf Geldinteressen beruhen.

Bei Kokotten, Grisetten und bezahlten Maitressen pflegen Kinder selten zu entstehen. Diese Weiber, wenigstens die höheren Sorten derselben, sind zwar venerisch viel weniger oft infiziert als die Prostituierten. Dafür sind sie aber gebildeter, geriebener, komplizierter und verstehen sich darauf, Mittel anzuwenden, die die Zeugung verhindern. Das Schicksal der Kinder solcher Weiber, die sich für Geld hergeben, pflegt in den meisten Fällen recht traurig zu sein. Es sind keine Früchte der Liebe, sondern eines meistens unnatürlichen, aus Genusssucht. Leichtsinn und Faulheit entstandenen Verhältnisses. Das Kind erscheint als Störenfried. Man pflegt es dann im Keime durch künstlichen Abortus abzutreiben oder nach der Geburt irgend einer Engelmacherin zu geben, die für seinen baldigen Tod sorgt. Es gibt freilich bessere Qualitäten verkaufter Weiber und man sieht sogar ganz gewöhnliche Bordelldirnen ihre gelegentlich erzeugten Kinder mit wahrer Mutterliebe versorgen und pflegen, während manchmal umgekehrt Damen aus der höchsten Gesellschaft für Beseitigung eines unehelichen Kindes am ehesten und eifrigsten besorgt sind, weil die Sache für sie viel kompromittierender ist. Sogar gewisse Ehefrauen pflegen den künstlichen Abortus aus purer Bequemlichkeit herbeizuführen.

Wir haben die eben besprochene vierte Gruppe hier nur ihres Verhältnisses zum Merkantilismus wegen in Betracht gezogen. Alle diese Verhältnisse sind aus dem Grunde unnatürlich und unwürdig, weil es sich um einen Verkauf des eigenen Körpers handelt. Verkaufte Liebe ist keine Liebe. Sie ist ein schmählicher Vertrag zur Befriedigung des niedrigsten, tierischen Sexualtriebes des Mannes. Gelegentlich kommen auch ähnliche Verträge vor im anderen oder umgekehrten Sinne, indem ein Homosexueller oder Urning (siehe Kapitel VIII, Teil I) sich zur Befriedigung seines abnormen Triebes junge Männer kauft oder indem ein nymphomanisches Weib sich, wenn auch in verblümter Form, arme aber schöne Männer zum Beischlaf anschafft.

So ekelerregend der Inhalt des ganzen vorstehenden Kapitels ist, so notwendig ist es, sich seine heutige Tragweite klar und unverfälscht vor Augen zu führen. Die Prostitution, die Geldehe und das bezahlte Konkubinat sind alle, jedes in seiner Weise, zur Korruption und Entartung führende Einrichtungen, die in Verbindung mit den Alkoholtrinksitten, den Hazardspielen und der Geldjagd überhaupt unsere moderne Kulturmenschheit zugrunde zu richten drohen. Die grösste Monstrosität darunter ist wohl die staatliche Organisation der Prostitution. Dieselbe muss unbedingt ausgerottet werden.

Die Göttin Venus oder Aphrodite war bei den Alten das Sinnbild der Schönheit und der Liebe. Fruchtbar und sehnsüchtig, wenn auch tückisch, verkörperte sie nicht nur natürliche menschliche Begierden, sondern auch künstlerische und humane

Ideale. Zwei Aftergötter reichen sich jedoch heute immer frecher die Hand, um sie in den Kot zu ziehen, nämlich Bacchus, der aus ihr eine gemeine und rohe Bestie macht und der Götze Mammon oder das goldene Kalb, der sie in eine feile Dirne verwandelt, während andererseits starrer, neidischer oder heuchlerisch religiöser Asketismus ihr immer wieder eine Zwangsjacke anzulegen versucht. Möge die moderne Kultur noch die Kraft finden, sie zugleich aus jener Zwangsjacke und aus der Tyrannei der beiden genannten infamen Zuhälter zu befreien, dann wird die Göttin der Liebe wieder im alten Glanz am Himmel der Menschheit und ihres Glückes erstrahlen.

KAPITEL XI
EINFLUSS DER ÄUSSEREN VERHÄLTNISSE AUF DAS SEXUALLEBEN

So gewaltig auch das auf der Grundlage uralt-phylogenetisch ererbter Triebe aufgebaute Sexualleben des Individuums von innen heraus sich geltend macht, so unzweifelhaft ist es anderseits, dass bei einem derart komplizierten Organismus wie der Mensch mit seinem vielseitigen Hirnleben die Angewöhnung und die Anpassung an äussere Verhältnisse des Lebens einen ungeheuren Einfluss auf Sexualtrieb und Liebe ausüben. Wir wollen hier die auffälligsten bezüglichen Erscheinungen untersuchen, sofern sie nicht in anderen Kapiteln behandelt sind.

Klima

Wir sahen schon am Schluss des Kapitels VI, dass das Klima offenbar in der Weise auf das Sexualleben einwirkt, dass eine grössere Wärme dasselbe intensiver zu gestalten pflegt. In heissen Ländern werden die Menschen meistens frühzeitig geschlechtsreif und mehr zu sexuellen Exzessen geneigt. Andere Einwirkungen des Klimas kenne ich nicht Es ist auch möglich, dass indirekt der grosse Einfluss, den das Klima auf die ganze Existenz des Menschen ausübt, vor allem die schweren Lebensbedingungen, sowie die härtere Arbeit, zu welcher die Völker der kalten Zonen gezwungen sind, die Intensität ihres Geschlechtslebens dämpfen. In heissen Ländern braucht man weder Heizung noch komplizierte Wohnräume und Kleider; der Lebensunterhalt vereinfacht sich enorm und das alles reizt den Menschen zu einem intensiveren Sexualleben.

Landleben, Stadtleben, Vereinsamung, Geselligkeit und Fabrikleben

Die geselligen Verhältnisse des Menschen üben einen ausserordentlichen Einfluss auf sein Geschlechtsleben aus. Lehrreich sind in dieser Hinsicht die bei Eremiten und einsam lebenden Farmern beobachteten Zustände. Die grosse Vereinsamung führt den Menschen in der Regel zu grillenhafter Entartung und melancholischer Verstimmung, wenn er nicht einen grossen Wissensschatz in eine zur stillen Verarbeitung desselben gesuchte Einsiedelei mitnimmt. Dann aber ist das Experiment unrein, denn er hat diese Schätze vorher in einer Kulturgesellschaft erworben, mit der er im Geiste in seiner Abgeschiedenheit weiterlebt Ganz anders bei dem geistig Öden, oder bei dem Einsiedler von Jugend auf. Dieser wird eine Art Wilder, kehrt zu den Urzuständen zurück, wird scheu und geistig verkümmert. Der Erwachsene, der ohne geistiges Kapital als Farmer in die Einöde zieht, neigt auf die Dauer stark zu Seelenstörungen, was in Nord-Amerika häufig beobachtet wird, wie mir mein verstorbener Freund, Professor E. C. Seguin in New-York versicherte. Derselbe war ein sehr guter Kenner dieser Verhältnisse und Nervenarzt. Der ganz oder nur in Gesellschaft nächster Familienglieder Vereinsamte neigt ausserdem sehr oft zu sexuellen Abnormitäten, welche durch die Verhältnisse ihm nahe gelegt werden, wie Blutschande, Sodomie, Päderastie und Onanie.

Umgekehrt weisen unzweifelhaft die Ackerbau treibenden Menschen Vereinigungen auf dem Lande die gesundesten sexuellen Verhältnisse, wie die gesundesten Verhältnisse überhaupt auf. Man sieht dies nicht nur bei den in Kapitel VI erwähnten Franzosen im Landbau treibenden Kanada, sondern überall bei gesunder, selbständig betriebener Landwirtschaft, wenn der Boden relativ gleichmässig unter den Einwohnern geteilt ist. Die Bauernfamilien zeugen durchschnittlich mehr und viel gesundere Kinder als die Familien der Städter. Mögen auch in den modernen Städten dank der ärztlichen hygienischen Kunst vielfach mehr Kinder am Leben bleiben als auf dem in dieser Hinsicht nachlässigeren und weniger begünstigten Lande, so sind dafür die Kinder vom Lande besser geartet und in allen Beziehungen durchschnittlich gesunder und kräftiger. Ich konnte dies lange Jahre hindurch als Irrenanstaltsdirektor selbst feststellen. Das Stadtmaterial beider Geschlechter war meistens als Wartpersonal unbrauchbar. Zwar lernte es gewöhnlich schneller den Dienst, hatte aber weder Geduld noch Ausdauer, noch Charakter, noch war es bei genauerer Prüfung geistig und körperlich leistungsfähig. Die Landkinder dagegen waren anfangs schwerfällig, ungelenkig, zeigten sich aber zusehends brauchbarer und tüchtiger. Diese Bemerkung kann man überall machen. Sie beweist ganz klar, dass die Keimanlagen des Bauernkindes durchschnittlich besser sind als die des Stadtkindes. Letzteres bringt freilich seine Keimfähigkeiten durch Verkehr und Schliff früher, rascher und vollständiger zur Entfaltung als das Bauernkind, das daher zurückgebliebener, weniger beanlagt erscheinen kann, auch wenn es tatsächlich tüchtiger ist als das Stadtkind. Dadurch wird der oberflächliche Beobachter getäuscht. Auch bildet und unterhält das Landleben im menschlichen Organismus mehr Kraftreserve als das Stadtleben. Die sexuellen Exzesse sind auf dem Lande viel weniger unnatürlich und bestehen in der Regel in Konkubinat, ehelicher Untreue, sowie gelegentlich in Prostitution, die jedoch bei einer kleinen Bevölkerung, wo jeder ganz genau den andern kennt, niemals grosse Ausdehnung gewinnen kann. Ein eingehendes Studium der Alkoholfrage hat mir bewiesen, dass die sexuellen Schäden und auch die erblichen Entartungen auf dem Lande fast lediglich dem Alkoholismus und der dadurch bewirkten Blastophthorie (siehe Kap. I, Teil I) zu verdanken sind. Nur wenn durch Fabriken, Bergbau und dergleichen ungesunde Erwerbsverhältnisse geschaffen werden, die das Leben der Landbevölkerung umgestalten, treten auch bei ihr die Schäden der Stadt, oft sogar in erhöhtem Masse auf.

Die Gesellschaft der grossen städtischen Zentren setzt sich aus vielen einzelnen Kreisen zusammen, die wenig oder gar nicht unter einander in Berührung kommen, nichts von einander wissen, und sich nicht umeinander kümmern. Das einzelne Individuum ist nur in seinem Kreise bekannt. Dies ermöglicht ein Wuchern des Lasters im Dunkeln, das verderblich wirkt. Dazu kommen die vielfach schlechten, unhygienischen Wohnräume, das aufregende Leben, die unzähligen Vergnügungen, was alles eine unnatürliche, gehetzte Existenz bedingt. Die Lebensbedingungen des Menschen: Luft, Licht, freie Natur, hinreichende und nicht zu einförmige Bewegung und Arbeit sind im Stadtleben, speziell bei den Armen, verkümmert. Als Ersatz bietet man ihm künstliche ungesunde Nachtvergnügungen, eine ungestrafte, von der öffentlichen Meinung unbeachtete Prostitution, mit allen ihren geschilderten Gefahren und Folgen, während er in wirklich gesunder, natürlicher Liebe erzeugte Kinder kaum anständig erhalten, ernähren und erziehen kann. Das sind die bekannten Bedingungen des Stadt- Proletariats, die heute so viel besprochen werden, dass wir uns nicht lange darüber verbreiten wollen. Besonders schlimm sind neben der Prostitution und den venerischen Krankheiten die furchtbaren Wohnverhältnisse vieler proletarischer Zentren, die zu einer infamen Promiskuität führen.

In fast noch erhöhtem Masse gilt das Gesagte von Fabrikzentren, Bergwerkbezirken etc. Hier verkommen Menschen bei einseitiger, ungesundester Arbeit in schlechten Räumen und unter den schlimmsten sexuellen Verhältnissen. Alkohol, Prostitution. Promiskuität verbinden sich mit Spiel und Tand, um Fabrikbevölkerungen vollständig degenerieren zu lassen. Die hochgradige körperliche und geistige Entartung eines Fabrikvolkes konnte ich im Kanton Zürich zur Genüge studieren. Die allerunbrauchbarsten Personen für den oben erwähnten Wärterdienst in der Irrenanstalt waren frühere Fabrikarbeiter beider Geschlechter. Dieselben waren körperlich, geistig und moralisch meistens so verkümmert, dass sie oft einfach zu nichts anderem mehr, als zu ihrer bisher geübten einen automatischen Beschäftigung des Seidenwebens oder Seidenwindens oder dgl. zu gebrauchen waren. An vielen anderen Orten steht es noch schlimmer, so z. B. unter dem englischen Stadtproletariat (z. B. Liverpool), dem polnischen Judenproletariat in Warschau, unter der Bevölkerung gewisser belgischer Minenbezirke etc. Schamgefühle, ethische Gefühle und Gesundheit gehen gemeinsam in diesem Pfuhl zugrunde. Fabrikmädchen sind grossenteils mit Dirnen fast identisch. In belgischen, alkoholisierten Industriebezirken begatten sich vielfach die Menschen, wie Tiere, nachts auf den Strassen, nicht viel feiner als betrunkene Kaffern in Süd-Afrika. Was bleibt da übrig für Liebe, Familie, Kindererziehung und was zu hoffen von der Nachkommenschaft eines solchen Geschlechtes? Da sind doch gewisse etwas rohe, aber menschlich natürliche Konkubinats- und Ehesitten der Bauern noch Gold dagegen.

Hier müssen wir einer sehr interessanten und äusserst modernen Erscheinung gedenken, die ich kurz folgendermassen bezeichnen möchte: Die ungeheure Entwicklung und Verbilligung der Verkehrsmittel, verbunden mit den Fortschritten der Wohnungshygiene, wecken und fördern immer mehr das moderne Bestreben, die Stadt auf das Land und gleichzeitig das Land in die Stadt zu verpflanzen resp. beide einander ähnlicher zu gestalten, und darin erblicke ich die Möglichkeit einer Rettung für die Zukunft. Bereits die modernen amerikanischen Städte zeigen durch ihre ungeheure räumliche Ausdehnung und dadurch, dass jedes Haus eine von Gärten umgebene Villa bildet, eine grosse Tendenz, landähnlich zu werden. Die elektrischen Tramways kürzen die Entfernungen ab, was diese Bauart erleichtert. Gelingt es der Technik — und daran ist kaum zu zweifeln — die Verkehrsmittel noch billiger und einfacher zu gestalten und überall ins Land hineinzutragen, so wird nach und nach auch die amerikanische Stadt nicht mehr nötig sein. Man wird auf dem Lande selbst alle wirklichen und ernsten Vorteile des Stadtlebens gemessen können, ohne dafür die Nachteile der Stadt-Promiskuität zu haben. Der Nachteil des Landes besteht in der Verkümmerung der natürlichen, geistigen Anlagen infolge des Mangels an Anregung. Durch die verbesserten Verkehrsmittel kann jedoch diese geistige Anregung dem Lande immer mehr zuteil werden. Agropolis (städtisches Land oder ländliche Stadt) könnte man eine solche zukünftige Gestaltung des Bodens eines Kulturstaates bezeichnen, wie ich sie im Auge habe. Auf diese Weise entsteht die Möglichkeit, ein idealeres geistiges und Gemütsleben der Menschen zu erreichen und dasselbe mit einem gesunderen und ebenfalls idealeren Geschlechtsleben zu verbinden. Der Bauernstand ist der Ehe günstig, nicht nur deshalb, weil er der Prostitution keinen rechten Boden bietet, sondern auch, weil die Tatsache, dass man einander auf dem Lande viel besser kennt, die Gefahr der venerischen Krankheiten bedeutend vermindert und weil eine gesunde Nachkommenschaft dem Eheglück und der Ehebeständigkeit förderlich ist. Man hat vielfach gegen die Unmoralität gewisser sexueller Bauernsitten vom kirchlichen Standpunkte aus entrüstet gesprochen. Dieselben bestehen gewöhnlich darin, dass Knaben und Mädchen vor der Ehe in verschiedenen Formen frühzeitig einen freien geschlechtlichen Verkehr pflegen. Derselbe kommt vielfach einer Art Probe nahe, wie wir sie bei wilden Völkern (siehe Kapitel VI, II. Teil) als Probeehen kennen lernten. Menschen, welche die Prostitution dulden, sollten sich ihrer Heuchelei oder dann ihrer ethischen Verdrehtheit schämen, wenn sie dem Bauernstand über seine natürlichen, unehelichen Verhältnisse Moralpredigten halten. Wie gesund das Landleben für die Kinderentwicklung ist, ersieht man aus den Erfolgen der Ferienkolonien für Stadtkinder.

Selbstverständlich gibt es dennoch andere Ursachen, die auch auf dem Lande Entartungen hervorrufen, z. B. gewisse Endemien, Myxoedem, die Malaria, die Isolierung, in der gewisse Stämme (Chimilas in Kolumbien z. B.) leben und die sie zur Verwahrlosung und Abstumpfung führen, die fortgesetzte Inzucht und dergleichen mehr.

Am schlimmsten sind wohl die Verhältnisse des Grossstadtproletariates, mit welchem sich meistens das Verbrecherproletariat vergesellschaftet. Im Kreis der Kuppler, Gauner, Gewohnheits- oder Anlageverbrecher etc. bildet sich eine eigene Lebensanschauung, nach welcher der geriebenste Schurke zum angesehensten Individuum wird. Zeigt ein Kind entsprechende erbliche Anlagen, so ist es „vielversprechend". In dieser Gesellschaft werden brave Kinder, die altruistisch empfinden, als Störenfriede, Spielverderber oder Dummköpfe angesehen und entsprechend vielfach verachtet, gehasst und oft misshandelt. Umsomehr ist es Pflicht des Staates und der Philanthropie, sich der armen Kleinen anzunehmen.

Die einzelnen erwähnten schädlichen Einflüsse sind natürlich nicht allmächtig. Sie wirken ferner vielfach zusammen mit den anderen Schädlichkeiten auf das Sexualleben. Es kann sexuelle Verkommenheit auf dem Lande und Normalität in einer Stadt zum Beispiel vorkommen, je nachdem andere Einflüsse sich geltend machen; man muss sich überall hüten, die Wichtigkeit eines einzelnen Faktors zu übertreiben oder zu verallgemeinern. Ein alkoholisiertes Dorf kann schlimmere, ungesundere sexuelle Verhältnisse aufweisen als eine reinliche, nüchterne, solid verwaltete Stadt.

Vagabundentum; Familie Zero

Im Archiv für Rassen- und Gesellschaftsbiologie 1905 erzählt Dr. Joerger die sorgfältig beobachtete Geschichte mehrerer Generationen der Nachkommen eines Vagabundenpaares (Familie Zero). Es ist geradezu erschreckend, zu sehen, wie nahezu sämtliche Mitglieder dieser Familie zu Vagabunden, Dieben, Prostituierten und sonstigen sozialen Schädlingen geworden sind. Es sind deren eine sehr grosse Zahl. Die Gemeinde hat sich mancher Individuen völlig vergebens durch gute Erziehung von

Jugend auf angenommen; sie liefen der Schule und anständigen Familien davon, um ein Vagabundenleben zu beginnen. Bei anderen dagegen konnte die Erziehung etwas, wenn auch nichts besonders Glänzendes erreichen. Der Alkoholismus und seine Blastophthorie spielt in dieser Familie eine bedeutende Rolle.

Wir verweisen auf das Original. Wenn wir diesen Fall hier anführen, so betonen wir, dass wir ihn ebensogut bei der Blastophthorie, bei der Vererbung oder im Kapitel VIII bei den Einwirkungen des Alkohols hätten anführen können, denn alle diese Faktoren wirken mit dem Einfluss der vagabundierenden Lebensweise zusammen, um das schreckliche Resultat herbeizuführen. Es ist nicht anzunehmen, dass die im ersten Kapitel Seite 13 und ff. erwähnten mnemischen Prozesse in der für den Menschen so kurzen Zeit von zwei bis drei Jahrhunderten merklich mitwirkten. Freilich stammte die Stammmutter der Familie Zero selbst aus einem Vagabundengeschlecht Norditaliens. Doch glaube ich nicht zu irren, wenn ich hier der alkoholischen Blastophthorie in Verbindung mit den zum Vagabundenleben gehörenden immer wiederholten unglücklichen Keimkonjunktionen die Hauptschuld an dieser typischen Familien- oder Gruppenentartung zuschreibe, in welcher die sexuelle Depravation gewaltig vorherrscht und die ich jedem, der nachdenken will, zum eingehenden Studium angelegentlichst empfehle.

Amerikanismus

Unter Amerikanismus möchte ich eine ungesunde Erscheinung im Sexualleben bezeichnen, die besonders auf Anschauungen des nordamerikanischen Milieus beruht und wohl auf die Dollarjagd, das heisst auf die rücksichtslose individuelle Geldkonkurrenz, wie sie in den Vereinigten Staaten viel mehr noch als anderswo herrscht, zurückzuführen ist. Ich will von dem unnatürlichen Leben der Nordamerikaner und speziell von dem unnatürlichen Sexualleben der Amerikanerinnen sprechen. Der Nordamerikaner verachtet die Landarbeit und überhaupt die Handarbeit, vor allem für die Frauen, aber auch für die Männer. Er möchte alles durch Maschinen und Handel ersetzen, zentralisieren etc., um nur geschäftlich geistig zu leben, und entsprechend zu gemessen. Amerikanische Frauen halten es für eine

Herabwürdigung des Weibes, etwas schwerere Muskelarbeit und besonders Landarbeit zu verrichten. Das sind Überreste aus der Zeit der Sklaverei, wo man alle solche Arbeiten den Negern überliess und vielfach heute noch überlässt. Weil sie möglichst lange jugendfrisch bleiben, sich einen rosigen Teint bewahren und das Welken ihrer Reize vermeiden möchte, weil sie ausserdem die Gefahren, Schmerzen und Folgen der Niederkunft, sowie die Last der Kinder fürchtet, zeigt ferner die Nordamerikanerin (ich spreche nicht vom französischen Kanada, wo die Sitten ganz andere sind) im allgemeinen eine grosse Abneigung gegen Schwangerschaften, Geburten und Kinderstillen, überhaupt gegen grössere Familien. Da ausserdem seit der Negerbefreiung die Dienerschaft in den Vereinigten Staaten ausserordentlich kostspielig ist, hilft man sich immer mehr mit einer Art Hotelleben (Boarding-House) und es liegt darin ein weiterer Grund für Frauen, mit allen Mitteln gegen die Kindererzeugung zu arbeiten und eine zahlreiche Familie zu fürchten. Es liegt auf der Hand, dass diese Art Frauenemanzipation durch und durch ungesund ist und zu sozialer Entartung führt. Ohne Einwanderung von aussen würde infolgedessen die arische (europäische) Mischrasse Nordamerikas eher allmählich aussterben als zunehmen, und durch Chinesen und Neger ersetzt werden. Wie der Mann, muss die Frau arbeiten und ihrer natürlichen Bestimmung folgen. Die Rasse, die das nicht versteht, geht zugrunde. Das weibliche Lebensideal soll nicht sein, Romane zu lesen oder in Schaukelstühlen zu liegen, allenfalls in Bureaus zu schreiben, um möglichst lange einen feinen Teint zu behalten, sondern kräftig und gesund sich zu entwickeln, an der Seite des Mannes körperlich wie geistig zu arbeiten, und recht viele geistig und körperlich gesunde Kinder zu erzeugen. Das hindert durchaus nicht, die Kindererzeugung da einzuschränken, wo geistige und körperliche Gesundheit, Fähigkeiten und Kraft fehlen.

Wirtshaus und Alkohol

Ich will hier nicht auf das zurückkommen, was ich im Kapitel I über die Blastophthorie, im Kapitel VIII unter III, 9a von der Einwirkung des Alkohols auf die Keime unserer Nachkommen, auf das Gehirn und auf das sexuelle Leben, sowie im Kapitel X von seinen Beziehungen zur Prostitution gesagt habe. Ich will nur noch die schlimmen Einwirkungen des Wirtshausmilieus erwähnen. Die Trinksitten wirken korrumpierend auf das ganze Sexualleben. Wie wir bei der Prostitution und der Kuppelei sahen, sind sie der Träger ihrer schmutzigsten Formen, bilden sie ein Hülfsmittel zur Verführung der Mädchen und zur Unterhaltung des ganzen schändlichen Gewerbes. Ich brauche nur noch die Animierkneipen und die Wirtshauskellnerinnen zu nennen, um den verderblichen Einfluss des Alkohols auf das Sexualleben anzudeuten. Hierüber schreibt mir Herr Julius V. Ed. Wundsam aus Zürich Folgendes:

„Es ist geradezu erstaunlich, mit welchem Zynismus und mit welcher Rücksichtslosigkeit selbst Herren aller gebildeten Stände den Kellnerinnen entgegenkommen."

„Männer, die es niemals wagen würden, in einem Ladengeschäft einer angestellten Dame eine Zudringlichkeit zu sagen, glauben einer Kellnerin gegenüber zu allem berechtigt zu sein. Es ist durchaus nicht nötig, seine Beobachtungen in kleinen Kneipen zu machen. Man kann in feinen Speiserestaurants täglich sehen, wie Kaufleute, Ärzte, Professoren, Männer, — die sich, selbst in alkoholisiertem Zustande, einem anderen Mädchen gegenüber im Zaume zu halten wissen, — den Kellnerinnen gegenüber Witze und Handgreiflichkeiten sich erlauben, die keinen Zweifel über das ethische Empfinden der betreffenden Herren aufkommen lassen."

„Und es ist nicht nötig, dass das bedienende Mädchen durch das Benehmen ihrerseits die Herren ermutigt, — die Auslösung des Triebes: Unanständigkeiten und Zweideutigkeiten zu sagen, den derbsten Flirt zu treiben, erfolgt beim Gaste von sich aus, — durch das blosse Bewusstsein eine „Kellnerin" vor sich zu haben."

„Zurückhaltendes Benehmen des Mädchens wird als Prüderie lächerlich gemacht und sehr viele Wirte, die in ihren Lokalen sonst strenge auf „Wahrung von Anstand und Ordnung" halten, stellen sich bei Beschwerden der Mädchen auf Seite des Gastes."

„Unzweifelhaft liegt diesem spontanen Versagen jeglichen Taktgefühls die Alkoholwirkung zugrunde, doch nicht ausschliesslich; es kommt noch ein prinzipielles Vorurteil dazu: die Kellnerin wird als minderwertiges Objekt angesehen, manchesmal als feile Dirne gewertet, der man zwar etwas galanter entgegenkommen muss, jedoch keinerlei sittliche Rücksichten schuldet!"

Unter dem Titel „Kellnerinnen-Elend" bringt die „Abstinenz-Rundschau" (Red. Max Warming, Emilienstrasse 21, Hamburg 19) folgende treffliche Schilderung des deutschen Kellnerinnen-Unwesens.

„Zu den beklagenswertesten Opfern des Trinkunwesens gehören ohne Zweifel, schreibt der Mässigkeitsfreund Nr. 2, die Kellnerinnen. Es liegt eine furchtbare Gefahr in diesem Berufe, ein Abgrund des Jammers in diesem Wort. Mag es auch immer hin und her im Land nicht nur in ehrenwerten Gasthäusern, sondern selbst in Wirtschaften, noch manch anständige und sittsame Kellnerin geben, die Masse derselben geht elendiglich unter im Schlamm des Wirtshauslebens. Ahnungslos lässt sich das junge Mädchen mit dem hübschen Gesicht infolge falscher Vorspiegelungen hineinziehen in den Strom des gefährlichen Berufes — als moralische und oft wirkliche Leiche wird sie nach Jahren von ihm ans Ufer geworfen."

„Ihr Beruf stellt an sie die unerhörtesten Forderungen! Er verlangt von ihr eine körperliche Arbeitsleistung, deren Mass weit über das Mögliche hinausgeht: 10 bis 16 Stunden sind das Gewöhnliche; müssen doch selbst die Kellnerinnen im Königlichen Hofbräuhaus zu München (der staatlichen „Muster"-Wirtschaft) so lange arbeiten und in der Bockbierzeit gar 17 Stunden! Kein Wunder, wenn bei solcher Überbelastung der Verfall der körperlichen Kräfte vorschnell eintritt, so dass auf die Kellnerinnen im Durchschnitt etwa doppelt so viele Krankheitstage im Jahre kommen, als auf den Durchschnittsmenschen, und dass sie in unverhältnismässig grosser Zahl der Schwindsucht zum Opfer fallen. Aber das ist nicht das Schlimmste."

„Der Dienst der Kellnerin gilt vorwiegend dem andern Geschlecht; und zwar muss sie weitaus die meiste Zeit, besonders nachts, um Männer derjenigen Sorte sein, die für sie die grösste Gefahr bedeuten, die ein „freies" Leben führen, im Wirtshaus ihre Freude suchen und zu Hause sind. Das muss für sie um so verhängnisvoller werden, als sie keinen Lohn bekommt. Zum Beleg hierfür sei wieder hingewiesen auf das Hofbräuhaus in München. Dort bedienstete Kellnerinnen erhalten weder Lohn, noch Wohnung, noch Frühstück, müssen dagegen jeden Tag noch 1 Mark 20 Pfennig für das Schwenken der Krüge an den Pächter bezahlen, also über 400 Mark im Jahr! Ferner müssen sie noch ihre obligatorischen weissen Schleifen und Abwischtücher selbst beschaffen und reinigen lassen. Geschieht das in einem staatlichen Schankbetriebe, so lässt sich leicht denken, wie es erst in Privatwirtschaften in dem Stück aussehen muss. Also die Kellnerin ist darauf angewiesen, zu sehen, dass sie viel Trinkgeld bekommt, denn dieses ist ihr einziger Verdienst. Sie muss deshalb die Kunst lernen, den Herren zum Trinken Lust zu machen, zu „animieren", was sie um so mehr tun wird, wenn ihr der Wirt etwa noch etliche Pfennige Provision zugesteht. Sie muss sich den Herren angenehm zu machen wissen, sie gewissermassen an ihre Person binden, mit ihnen vertraulich tun und sehen, dass hie und da noch etwas extra für sie abfällt. Es ist leicht einzusehen, wie sie, da der Alkohol bei ihr und ihren Kunden natürlich seine bekannte Wirkung tut, nach und nach ihre Sitte preisgibt um den Judaslohn des notwendigen Trinkgeldes. Wie verrohend muss solch ständiger, sich zwischen Spass und Zote bewegender Umgang mit mehr oder weniger alkoholisierten Männern auf die weibliche Seele wirken, mit Männern, von denen sie sich um des Trinkgeldes willen hundertmal gefallen lassen muss, was sie sich sonst mit einer kräftigen Maulschelle verbitten müsste! Nicht ein Abstinent, sondern ein alkoholfreundlicher Menschenfreund, der das Leben der Kellnerinnen zum besonderen Studium gemacht hatte, war es, der neulich im „Bayerischen Vaterland" schrieb: „Was ich da erfuhr, und was ich beobachtet habe, das spottet aller Beschreibung, und deshalb ist es keine Übertreibung, wenn ich die Kellnerinnen in sehr vielen der sogenannten besseren Restaurants (solchen erster und zweiter Klasse) in der Hauptstadt sowohl, als in den Provinzialstädten, „die weissen Sklavinnen des gebildeten Junggesellentums ohne Charakter und des gebildeten Ehemannes mit dem Eheringe in der Westentasche nenne". Angesichts dieser traurigen Zustände ist es auch nicht zu verwundern, dass die Kellnerinnen einen erschreckend hohen Bruchteil zur Gesamtheit der Geschlechtskranken stellen, in Berlin z. B. 13 1.2. Prozent, die „sogenannten" Kellnerinnen aber, die ihren Beruf nur noch als Vorwand treiben, sogar 30 Prozent, und dass auf je zwei Kellnerinnen eine venerisch angesteckte kommt."

„Es gibt in Deutschland „Agenturen", die unter dem Vorwande der Arbeitsvermittelung geradezu Kellnerinnen-Handel treiben. „Kiste“ ist der Ausdruck für die armen menschlichen Handelsobjekte im schriftlichen und telegraphischen Verkehr zwischen Wirten und „Agenturen“. Je nach dem Körperbau und der Animiertüchtigkeit der betr. Kellnerinnen heisst es da: „Mittelstarke oder schwache, dicke, feine, elegante oder Goldkiste usw. vorrätig, bezw. nötig.“ Natürlich verdienen diese Mädchenhändler bei dem beständigen Wechsel der Kellnerinnen viel Geld, 5 — 10 Mk. von diesen, und 10 — 75 Mk. von den Wirten, je nachdem. In Ostpreussen gibt es Agenturen, von denen einzelne öfter in einem einzigen Monat 100 — 130 Kellnerinnen „plazieren“. Und nicht nur in Deutschland herum, sondern nach allen Teilen der Welt werden sie „geliefert“.

So sinkt die Kellnerin bald herab zur Ware, und der Weg zur Dirne ist nicht weit.“

Durch das Trinken werden Mann und Weib sinnlich und roh, zugleich aber auch unbedacht, nachlässig, alle Vorsicht vergessend. Ich habe, wie schon erwähnt, das Verhältnis der venerischen Infektion zum Alkohol statistisch festzustellen gesucht (s. Kap VIII, III. 9, Teil I) und eine Beeinflussung in ¾ der Fälle gefunden. Neuerdings hat Dr. Laquer-Wiesbaden in Berlin im gleichen Sinn referiert: „Der Alkoholisierte, sagt er, geht oder taumelt aus der Kneipe auf die Strasse.... die Dirne streicht vorbei, der Handel beginnt, das Unglück (die venerische Infektion) ist fertig“ — oder aber man geht aus der Kneipe gemeinschaftlich in’s Bordell und holt sich dort eine Kollektivinfektion.

Das Wirtshaus entfremdet den Menschen dem häuslichen Herd. So geht die Alkoholisierung eines Volkes Hand in Hand mit seiner sexuellen Entartung. Diese Tatsache müssen wir viermal unterstreichen, denn kein Milieu ist einem gesunden Sexualleben so ungünstig, wie dasjenige, wo der Alkohol herrscht. Das Trinken wirkt direkt dem Bevölkerungszuwachs entgegen. Man kann es in Russland sehen, wenn man die enthaltsamen Dissidenten mit den übrigen trinkenden Russen vergleicht. Blastophthorisch, das heisst keimverderbend, wirkt übrigens nicht nur der chronische Alkoholgenuss, sondern auch der einmalige Rausch. Es sei hier nochmals auf die bereits besprochene Statistik des Dr. Bezzola (Zeugungsmaxima der Idioten) hingewiesen. Daraus und aus vielen anderen Tatsachen geht hervor, wie verderblich die Konsequenzen der im Rausch unternommenen

Begattung oft sind. Ich habe selbst speziell viel über die Rassenentartung durch die Alkoholtrinksitte geschrieben und verweise hier noch auf v. Bunge's Schrift „Alkoholvergiftung und Degeneration", Leipzig 1904 bei Johann Ambrosius Barth, sowie auf mein Buch über „Hygiene der Nerven und des Geistes", Stuttgart 1903 bei Ernst Heinrich Moritz. Gäbe die Menschheit den Alkohol als Genussmittel auf, so wäre ein grosser Teil der sexuellen Frage im günstigsten und gesunden Sinne gelöst.

Reichtum und Armut

Während auf einer Mittelstufe der Kultur der Reiche viele Frauen und viele Kinder zugleich als Bedingung und als Produkt seines Reichtums betrachtet, sehen wir eigentümlicherweise in unserer heutigen Kultur die Zahl der Kinder mit dem zunehmenden Reichtum sich vermindern. Einerseits sind, wie wir sahen, die Kinder keine Quelle des Reichtums mehr, sondern verursachen heute, besonders bei höheren Kulturansprüchen, viele Kosten; anderseits hat die höhere soziale Stellung der Frau ihr Angst vor der Schwangerschaft eingeflösst. Die grössere Raffiniertheit ihres Lebens macht sie auch schwächer und empfindlicher, sodass sie die Erzeugung der Kinder weniger gut erträgt. Diese letzteren Erscheinungen, die im oben besprochenen Amerikanismus einen geradezu pathologischen Grad erreichen, sind durchaus ungesunde Auswüchse unserer Kultur. Die Geldehe (Prostitution des Reichen) haben wir besprochen; ebenso die vielfach als Folgen der Armut erscheinende Prostitution, und die Beeinflussung des Geschlechtslebens durch das Geld. Hier zeigt sich im allgemeinen die Tatsache, dass ein mässiger Wohlstand, der zwar eine Existenz ohne Not und Sorge um ein dürftiges tägliches Brot und unter hygienisch günstigen Bedingungen zulässt, den Menschen jedoch noch zur Arbeit für seinen Lebensunterhalt zwingt, die gesundesten sexuellen Verhältnisse, wie überhaupt die gesundesten Lebensverhältnisse im allgemeinen zur Folge hat. Der Reiche verkommt sexuell infolge des Luxus, der Exzesse, der Faulheit und dadurch, dass er meistens schon als Kind verzogen wurde. Der Arme verkommt durch mangelhafte Ernährung, ungesunde Wohnverhältnisse, vernachlässigte Erziehung und lasterhafte Beispiele, die bei ihm, am entgegengesetzten Pole, in manchen Punkten mit denjenigen des Reichen übereinstimmen, indem Ausbeuter und Ausgebeutete sich hier im Kot zusammenfinden. So zum Beispiel beim Spiel, bei der Prostitution und bei den sexuellen Abnormitäten, wo der Arme den Erpresser und der Reiche den Ausgesogenen darstellt, während letzterer anderseits indirekt als sozialer Ausbeuter viel zur Prostitution beiträgt.

Verderblich wirkt das Geld, wie wir schon sahen, überhaupt auf die sexuellen Verhältnisse, indem es dieselben aus ihren natürlichen Bahnen ablenkt, den Coitus zum reinen Genussspiel und die Ehe oder den Begattungsakt als solchen (letzteres bei der Prostitution) zum Spekulationsgegenstand, resp. den Leib armer Mädchen zum Kaufobjekt herabwürdigt.

Die immer wachsende Leichtigkeit, sich bei unseren heutigen Verhältnissen Geld auf alle mögliche andere Weise als durch Arbeit zu verschaffen, korrumpiert aber das Geschlechtsleben nicht nur beim schwelgenden Reichen und beim darbenden Proletariat, sondern leider auch im Mittelstand. Ein normales und gesundes Geschlechtsleben will durch redliche und konsequente Arbeit verdient sein.

Wir sagten im vorigen Abschnitt, dass die Lösung der sexuellen Frage zu einem Teil von der Beseitigung des Alkoholgenusses abhängt. Wir können hier wohl hinzufügen, dass ein anderer Teil derselben durch die Beseitigung der Quelle der Geldsucht zu lösen wäre. Könnte die Menschheit für das soziale Wohl ohne den Köder des privaten Geldvorteils arbeiten, so würden sofort die sexuellen Verhältnisse in natürlichere Bahnen einlenken; nur ist hier die Formel der praktischen Durchführung der Sache ausserordentlich schwierig zu finden.

Adel und Stände

Bis zu einem gewissen Grad spielten und spielen auch noch die sogenannten Klassen- und Standesunterschiede eine Rolle im Sexualleben. Dies ist ganz besonders da der Fall, wo gewisse Standessitten oder Standesvorurteile einen besonderen Ehekodex vorschreiben. Die Inzucht des hohen Adels und der Herrscherfamilien, die nur unter sich heiraten dürfen, hat bekanntlich eine bedenkliche Entartung zur Folge gehabt. Sie war ursprünglich aus der Idee entsprungen, reines Adelsblut zu erhalten. Bis zu einem gewissen Grad hat sie früher zur Erreichung dieses Zwekkes auch beigetragen. Doch wirkt die Einseitigkeit jener Auslese auf die Dauer verderblich. Anderseits hatte aber vor allem ihre Strenge zur Folge, dass der Adel sich für lästige konventionelle Verbindungen in ausserehelichen Ausschweifungen zu entschädigen trachtete und dass dabei adelige und sogar gekrönte Müssiggänger sich nicht etwa in tüchtige, arbeitsame Mädchen, sondern in liederliche Schauspielerinnen, Balletttänzerinnen, hysterische Sirenen und Abenteuerinnen der verschiedensten Art zu verlieben pflegten! Besonders seitdem der Adel infolge des Zusammenbruches der Feudalherrschaft seinen wahren Daseinsgrund verloren hat, lebt er nur noch aus Traditionen und entartendem Müssiggang, sofern er, jenen Traditionen treu bleibend, sich nicht dem modernen Arbeitsleben anpasst. Er behält dann vom Alten nur die Laster. Die qualitativ höchst zweifelhaften Früchte der eben erwähnten ausserehelichen Verbindungen des Adels wurden vielfach später doch in den Adelstand erhoben. Könige und Fürsten adelten auch die häufig unwürdigen Geschöpfe selbst, die ihre sinnliche Leidenschaft zu erregen und auszubeuten verstanden, und man darf sich nicht darüber verwundern, dass aus einer derartigen Zuchtwahl entartete Produkte hervorgingen, in deren Adern höchst adeliges mit Blut (resp. Keimesenergien) der schlimmsten Menschensorten, sogar des Verbrecherproletariates, gemischt kreiste. Eine andere Ursache und zugleich ein Zeichen der Entartung des Adels ist die, dass arm gewordene Adelige, um ihr Familienwappen wieder zu vergolden, reiche Erbinnen, Bankierstöchter und dergleichen selbst dann heiraten, wenn tüchtige Qualitäten des Geistes und Körpers ihnen ganz abgehen. Auch das mittelalterliche Vorurteil des Adels gegen die Arbeit als Lebensverdienst hat seine Entartung in unserem Zeitalter beschleunigt, wo es an einem Wirkungskreis für die ritterlichen Heldentaten des Mittelalters fehlt.

Andere Stände zeigen ebenfalls sexuelle Eigentümlichkeiten. Wir erwähnen das Zölibat der katholischen Priester und seine verderblichen Folgen; einerseits entzieht es der Fortpflanzung einen grossen Teil der Intelligenz, anderseits befördert es die heimliche Unzucht (Ohrenbeichte etc.).

Eine ebenso schlimme Wirkung auf die sexuellen Verhältnisse übt das Militär und Marinewesen aus. Erstens unterhält es eine der zugleich gemeinsten, niedrigsten und gefährlichsten Formen der Prostitution. Die Soldatenhuren sind sprichwörtlich.

Eine solche allein kann ein ganzes Bataillon infizieren. Zweitens fördert der Mangel an normalem sexuellen Verkehr allerlei Unsitten, wie die Päderastie und die Onanie. Ferner haben alle die abscheulichen sexuellen Verhältnisse der Land- und Marinesoldaten zur Folge, dass sie zu einem grossen Teil sexuell korrumpiert werden und später in die Ehe neben allerlei schlimmen sexuellen Gewohnheiten auch Syphilis und Gonorrhoe mitbringen, ihre Frauen infizieren und infolgedessen vielfach eine verkrüppelte Nachkommenschaft erzeugen, wobei natürlich auch der Alkoholismus eine grosse Rolle spielt. Auch in seiner Weise gleichfalls korrumpierend wirkt das schon erwähnte System, nach welchem ein nicht bemittelter Offizier, um standesgemäss leben und erscheinen zu können, nur eine Frau mit einem gewissen Vermögen heiraten darf. Wohltuend mit diesen Verhältnissen kontrastierend fand ich diejenigen der norwegischen Handelsmarine, wo wenigstens die Offiziere mit ihren Frauen an Bord lebten. Norwegen könnte uns überhaupt vielfach in der sexuellen Frage als Vorbild dienen. Ist es nicht ebenso rührend als gerecht, zu sehen, wie dort das Familienleben dadurch gefördert wird, dass die Ehefrauen, die mit ihren Männern reisen, auf den Schiffen nur den halben Fahrpreis bezahlen!

Die übrigen Stände zeigen im ganzen weniger ausgesprochenen Einfluss auf das Geschlechtsleben. Immerhin wirkt jede Standesausschliessung als solche ungünstig. Überall, wo eine Menschenklasse sich aus Standesvorurteil vom übrigen Volke abschliesst und unter sich allein heiratet, sehen wir gewisse einseitige Entartungen als Folge davon eintreten. Nicht der hohe Stand, sondern der allein echte innere Adel, den die menschlich gute Qualität verleiht, sollte durch alle Klassen hindurch Gegenstand positiver Zuchtwahl werden.

Individuelle Lebensweise

Dass diese auf das sexuelle Leben von Einfluss ist, unterliegt nicht dem mindesten Zweifel. Der Geschlechtstrieb wird durchschnittlich durch ausgiebige und kräftige Ernährung bei geringer körperlicher Arbeit gesteigert und umgekehrt durch mangelhafte Ernährung und durch intensive körperliche Strapazen herabgesetzt. Die geistige Arbeit wirkt verschieden. Während ein hervorragender Gelehrter und feiner Psychologe mir versicherte, dass jede intensive geistige Arbeit ihn sexuell reize, machen andere die gegenteilige Erfahrung. Im allgemeinen wird der Geschlechtstrieb durch eine sitzende Lebensweise eher erhöht und durch eine mit viel Bewegung verbundene eher herabgesetzt. Hier spielen aber auch allerlei andere Momente mit. Wir sahen bereits den ungeheuren Einfluss des Alkohols auf das sexuelle Leben, und wie er einerseits die Potenz vermindert und anderseits den Trieb erhöht und pervertiert. In etwas anderer Weise wirken alle möglichen künstlichen Reize des Geschlechtstriebes, die in unserer Kultur aus spekulativer Geldgier grossgezogen werden. Diese Frage haben wir bei Anlass der Besprechung der Pornographie erörtert. Erotische Bilder, obszöne Romane, dergleichen Theaterstücke, Tingel-Tangels etc. bilden eine ungesunde Luft, die in unseren Kulturzentren den Sexualtrieb beständig zugleich reizt und korrumpiert. Wer solche Milieus aufsucht, wird in der Regel bald angesteckt, wenn nicht ein gesunder Ekel ihn ergreift und ihn davon zurückstösst. Je feiner der Parfum jener vergifteten Luft ist, je graziöser und ästhetischer das Raffinement, mit dem die Sinne gekitzelt werden, um so stärker wirkt die Verführung.

Eine eigentümliche Rolle spielt die Frage des Zusammenlebens beider Geschlechter. Wir sahen im Kapitel VI, dass ein von Kindheit an gewohntes Zusammenleben von Mädchen und Knaben den sexuellen Reiz zwischen ihnen in der Regel abstumpft, ähnlich wie bei Geschwistern, auch Adoptivgeschwistern. Etwas dem entsprechendes findet auch im allgemeinen bei einem ungezwungenen, freien Zusammenleben in den verschiedenen Zweigen menschlicher Tätigkeit, in den Schulen, bei der Landarbeit und überhaupt bei gemeinschaftlichen Arbeiten und Vergnügungen statt.

Immerhin erfährt diese Regel gewisse Einschränkungen und Ausnahmen und sie darf nicht dogmatisch verallgemeinert werden. Es gibt Verhältnisse, wo ein intimeres Zusammenleben beider Geschlechter zu schlechten sexuellen Reizungen und zu Perversitäten führt. Dies ist vor allem unter dem Einfluss des Alkohols und bei psychisch oder nervös abnormen Personen der Fall. Es ist zum Beispiel grundverkehrt, wenn gewisse Irrenanstaltsdirektoren Bälle und dergleichen beim Bier unter den Geisteskranken beider Geschlechter veranstalten. Ich habe nur Schlimmes davon gesehen, dagegen ausgezeichnete Resultate dadurch erzielt, dass ich bei der gemeinsamen Geselligkeit der Geisteskranken sowohl die alkoholischen Getränke, wie jeden Anlass zur sexuellen Reizung, vor allem den Tanz und die gegenseitige Annäherung sexuell reizbarer und perverser Elemente vermied. Ich wurde einmal von einem an sexueller Aufregung und Onanie mit nervösen Störungen leidenden Mädchen konsultiert, die sich bei mir bitter darüber beklagte, dass sie als Telegraphistin mitten unter ihr nicht nahestehenden jungen Männern arbeiten müsse und dadurch beständig sexuell gereizt würde, ohne befriedigt zu werden.

Dieser letztere für beide Geschlechter sehr häufige Fall gibt uns einen wichtigen Fingerzeig. Gewiss ist das Zusammenleben beider Geschlechter natürlich und normal, jedoch nur unter der Voraussetzung, dass es schliesslich zum normalen Geschlechtsverkehr für die Sexuell- und Liebebedürftigen führen kann. Beständige Reizung ohne Befriedigung kann weder gut noch normal sein. Wer aus religiösen oder sonstigen Gründen sexuell enthaltsam leben will, soll sich weder durch einen zu intimen, noch durch einen zu vielfältigen Verkehr mit dem anderen Geschlechte beständig reizen, sondern umgekehrt dasjenige vermeiden, was ihn reizt und dasjenige fördern, was den Sexualreiz abstumpft. Sexuell kalte oder indifferente Naturen kommen hier, bei Männern wie bei Frauen, selbstverständlich viel weniger in Betracht.

So kommt es, dass gewisse Berufe, wie zum Beispiel diejenigen der Ladenangestellten, Telegraphisten etc., die beide Geschlechter in starken Kontakt bringen, etwas zweischneidig sind und je nach den Naturen reizend oder abkühlend wirken können. Solche Berufe dagegen, die eine ganz einseitige, ungesunde Lebensweise bei mangelhaften Wohn- und Ernährungsverhältnissen, in Verbindung mit allerlei Verführungen, mit sich bringen, wie zum Beispiel der Beruf der Fabrikarbeiter, wirken entschieden nachteilig auf das Geschlechtsleben. Letzteres ist dann ein ganz schlimmes da, wo beide Geschlechter vereinigt arbeiten und kaum besser, wo sie nur während der Arbeit getrennt sind.

Zur individuellen Lebensweise gehören natürlich die früher besprochenen individuell angenommenen geschlechtlichen Gewohnheiten. Doch gehört das nicht mehr in dieses Kapitel und wurde schon besprochen.

Internate

Einen eigentümlichen Einfluss auf das Geschlechtsleben üben alle Internate, das heisst alle Institute, wo ein und dasselbe Geschlecht in intimer Weise für längere Dauer in einer grösseren Anstalt zusammenlebt. Als solche sind alle Klöster und Internatschulen, wie zum Beispiel die französischen Lyceen, zu erwähnen. Die grosse Schattenseite aller dieser Institute liegt in der Gefahr der Ansteckung ihrer Insassen durch onanistische und homosexuelle Gewohnheiten. Die Homosexualen oder Urninge (siehe Kapitel VIII, III 7 *b,* Teil I) fühlen sich sowieso zu derartigen Instituten ungemein hingezogen, und das ist nicht zu verwundern. Dort finden sie den ersehnten Boden, um ihrer Liebesleidenschaft in aller Stille und Bequemlichkeit zu fröhnen, und sie kommen sich im Schlafsaal eines solchen Institutes etwa vor wie ein normaler Mann im Schlafsaal eines Mädchenpensionats. Daran hat man bei der Organisation der Knaben — wie der Mädcheninternate viel zu wenig gedacht, weil man früher nicht wusste, dass die homosexuellen Instinkte angeboren sind; man hielt sie nur für die Folgen schlechter Gewohnheiten. Besonders anziehend wirken die Irrenanstalten auf Homosexuale, denn diese hoffen dort als Wärter oder Wärterinnen mit den ihnen anvertrauten Geisteskranken gleichen Geschlechtes unentdeckt sich ihrer Leidenschaft ergeben zu können.

Aber auch ohne homosexual zu sein, und mit oder ohne Verführung durch Homosexuale, suchen viele sehr sinnlich-erotische Individuen in derartigen Instituten ihren Geschlechtstrieb an den Genossen, die Männer durch Päderastie, die Weiber durch lesbische Liebe und beide Geschlechter durch mutuelle Onanie zu befriedigen. Die Gefahr kommt immerhin besonders daher, dass unter den vielen Leuten sich leicht ein sexuell perverses Individuum unvermerkt einschleicht, dass es allein viele andere anstecken, d. h. verführen kann, und schwieriger als in einer Familie zu kontrollieren ist. In vielen Internaten fehlt eine genügende Aufsicht. Viel schlimmer noch ist aber der Mangel an gegenseitigem Vertrauen zwischen Lehrer und Schüler.

Verschiedenes

Es würde zu weit führen, wollte ich alle erdenklichen Milieueinflüsse schildern. Man ersieht jedoch wiederum aus den angeführten Beispielen, dass bei einem Naturtrieb wie der Geschlechtstrieb die beiden Extreme der Askese und der Exzesse zu naturwidrigen, schlimmen Auswüchsen führen und dass es vor allem darauf ankommt, für ein gesundes sexuelles Leben ein gesundes Milieu zu finden oder zu schaffen. Man spricht vielfach von Glück und Zufall in der Liebe. Es ist auch zweifellos, dass zufällige Verhältnisse vielfach das Liebesglück oder -Unglück eines Individuums bestimmen. Um so schlimmer ist es, dass unsere sogenannten Gesellschaftssitten es so schwer machen, Missgriffe und Missverständnisse des Liebesgottes zu korrigieren. Darin sollte es besser werden. Es gäbe dann weniger Liebesunglück, und was ungünstige oder schlechte Einflüsse des Milieus verbrochen haben, könnte vielfach durch Trennung und Veränderung gut gemacht werden, wenn die Möglichkeit bestände, rechtzeitig einzuschreiten.

KAPITEL XII
RELIGION UND SEXUALLEBEN

Wir lernten die höchst interessante ethnographische Tatsache kennen, dass die Menschenstämme vielfach ursprünglich profane Sitten im Verlauf der Zeiten unbewusst zu Bestandteilen ihrer Religion werden lassen, sei es, dass sie ihnen einen göttlichen Ursprung zuschreiben, sie zu Geboten Gottes stempeln, oder dass sie anderweitige Dogmen daran knüpfen oder sie mit dem Kultus verweben etc. In dieser Hinsicht spielen die sexuellen Verhältnisse eine sehr wichtige Rolle. Eine grosse Zahl religiöser Riten und Gebräuche sind nichts anderes als zu Symbolen umgearbeitete Sitten des Geschlechtslebens (im weitesten Sinne), und manche Dogmen wiederum dienen nur dazu, dergleichen sexuellen Sitten eine religiöse Unterlage und damit mehr bindende Kraft zu verleihen. Ihrerseits wirken sie dann wieder mächtig auf das Geschlechtsleben und dessen ganze Auffassung zurück. Wir wollen einige eklatante Beispiele anführen.

Wir sahen im Kapitel VI, dass die Polygamie besonders mit dem Besitz und der Kaufehe zusammenhängt und historisch daraus entsprungen ist. Dadurch jedoch, dass sie zum Beispiel im Islam und bei den Mormonen zum Bestandteile des religiösen Dogmas wurde, hat sie die ganze soziale Organisation jener Völker oder Religionsgemeinschaften und ihrer Denkungsart eigenartig gestaltet. Wir sind zwar tatsächlich wohl ebenso polygam wie sie, aber wir haben eine monogamische und sie eine polygamische sexuelle Ethik, wobei sich jeder auf angebliche bezügliche Gebote Gottes stützt. Sonderbar religiöse Vorstellungen gewisser Buddhisten führten zu der Vorschrift, dass die Frau ihrem verstorbenen Manne ins Grab folgen müsse, was selbstverständlich wiederum tief ins Geschlechtsleben einschneidet. Bei vielen Wilden besteht die Sitte der weiblichen Erbfolge, die dem Weib eine höhere Stellung verleiht. Auch sie erhielt ein religiöses Gewand, während sie ursprünglich aus dem sehr natürlichen Gedanken hervorging, dass die Mutter mit den Kindern inniger verbunden ist als der Vater. Eine ähnliche Vorschrift lernten wir bei den polygamen Goajiren (Indianern) Kolumbiens kennen. Die Pflicht des Mannes, die Witwe seines Bruders zu heiraten, war ebenfalls ursprünglich eine profane Vorschrift zur Regelung der Eheverhältnisse, die zum religiösen Dogma erst mit der Zeit erhoben wurde. Ebensowenig hatte die Beschneidung bei den Juden zuerst mit dem religiösen Glauben etwas zu tun; sie war eine rein hygienische Massregel. Nichtsdestoweniger spielte sie später eine ebenso wichtige Rolle im jüdischen Kultus, wie die Taufe im christlichen, und behielt diese Wichtigkeit. Sie hatte für das jüdische Volk den Vorteil, dasselbe in nicht geringem Masse gegen venerische Infektionen, zum Teil auch gegen Onanie zu schützen. Wir haben bereits das Priester-Zölibat der Katholiken und seinen Ursprung erwähnt. Die katholische Religion kennt aber noch eine ganze Reihe erst spät zu Dogmen gestempelter Detailvorschriften über den Geschlechtsverkehr im allgemeinen und die Ehe im besonderen, und diese Vorschriften üben, indem sie auf Anschauung und Sitten innerhalb des Geschlechtslebens vielfach bestimmend wirken, zugleich einen bedeutenden sozialen Einfluss aus. Zunächst besiegelt das absolute Verbot der Ehescheidung (was Gott vereint hat, darf der Mensch nicht scheiden) für immer das Schicksal der unglückseligsten Ehen und zieht als Folgen allerlei körperliche Trennungen der Ehegatten und uneheliche Verbindungen nach sich. Ferner schreibt die katholische Kirche, besonders durch Liguori, alle möglichen Einzelheiten des ehelichen Geschlechtsverkehrs vor. Es ist zum Beispiel eine Sünde, wenn das Weib sich auf den Mann legt und nicht umgekehrt. Überhaupt werden Stellung und Benehmen beim Beischlaf aufs genaueste vorgeschrieben, wobei das Weib eine höchst unwürdige Rolle spielt und dem Manne einseitig weitgehende Freiheiten gestattet werden. Ferner ist es in einer streng katholischen Ehe Vorschrift, soviele Kinder zu erzeugen, wie überhaupt entstehen können, denn alle Vorsichtsmassregeln beim Beischlaf zwischen Eheleuten sind streng untersagt, sodass Eheleute nur noch zwischen völliger Enthaltung (falls beide dazu entschlossen sind) und fortwährenden Kinderzeugungen zu wählen haben, wenn die Frau sehr fruchtbar ist. Die Frau darf ihrem Mann den Beischlaf nicht verweigern und der Mann seiner Frau auch nicht, sofern er dazu fähig ist. Es ist leicht zu ersehen, welch' gewaltige Wirkungen diese Vorschriften auf das Eheleben der Katholiken, sowie auf Quantität und Qualität ihrer Nachkommenschaft ausüben müssen.

Eine besondere Erwähnung verdient hier die Ohrenbeichte. In seinem Buche „Cinquante ans dans l'eglise romaine" (Genf bei Jeheber), Seite 151, erwähnt der berühmte Reformator Kanadas, Chiniqui, der selbst lange Jahre im dortigen katholischen Klerus eine grosse Rolle spielte, mit den höchsten Würdenträgern verkehrte, später aber zum Protestantismus überging, folgende Gegenstände, über welche der Beichtvater nach ihm seine Beichtkinder auszufragen hat. Inkompetenz wird man Chiniqui nicht vorwerfen können. Ich gebe die Sache im unverfälschten lateinischen Urtext wieder. Es handelt sich um Dinge, die besonders in unserem Kapitel VIII abgehandelt worden sind, so dass ich eine Übersetzung ins Deutsche unterlasse.

Dens will, dass der Beichtvater seinen Beichtkindern folgende Fragen stellt:

1. Peccant uxores, quae susceptum viri semen ejiciunt, vel ejicere conantur. (Dens, vol. VII, p. 147.)

2. Peccant conjuges mortaliter, si copula incepta, prohibeant seminationem.

3. Si vir jam seminaverit, dubium fit an femina lethaliter peccat, si se retrahat a seminando; aut peccat lethaliter vir non expectando seminationem uxoris (p. 153).

4. Peccant conjuges inter se circa actum conjugalem. Debet servari modus, sive situs; imo ut non servetur debitum vas, sed copula habeatur in vase praepostero, aliquoque non naturali. Si fiat accedendo a postero, a latere, stando, sedendo, vel si vir sit succumbus (p. 166).

5. Impotentia. Est incapacitas perficiendi copulam carnalem perfectam cum seminatione viri in vase se debito, seu, de se, aptam generationi. Vel, ut si mulier sit nimis arcta respectu unius, non respectu alterius (p. 273).

6. Notatur quod pollutio, in mulieribus possit perfici, ita ut semen earum non effluat extra membrum genitale. Indicium istius allegat Billuart, si scilicet mulier sensiat seminis resolutionem cum magno voluptatis sensu, qua completa, passio satiatur (Vol. IV, P. 168).

7. Uxor se accusans, in confessione, quod negaverit debitum, interrogatur an ex pleno rigore juris sui id petiverit (Vol. VII, p. 168).

8. Confessarius poenitentem, qui confitetur se peccasse cum

sacerdote, vel solidtatam ab eo ad turpia, potest interrogare utrum ille sacerdos sit ejus confessarius, an in confessione sollicitaverit (Vol. VI, p. 294).

Im vierten, fünften und siebenten Bande des Dens gibt es noch viele solche unaussprechliche Dinge, über welche dieser fromme Casuist die Beichtenden ausgefragt wissen will.

Num kommt der berühmte Liguori. Nach ihm muss jeder Beichtvater, unter zahlreichen anderen schmutzigen Fragen ausgesucht erotischer Natur, die folgenden beiden stellen:

1. Quaerat an sit semper mortale, si vir immitat pudenda in os uxoris.....?

Verius affirmo, quia in hoc actu ob calorem oris, adest proximum periculum pollutionis, et videtur nova species luxuriae contra naturam, dicta irruminatio.

2. Eodem modo, Sanchez damnat virum de mortali qui, in actu copulae, immiteret digitum in vas praeposterum uxoris; quia, ut ait, in hoc actu, adest affectus ad Sodomiam (Liguori, tom. VI, p. 935).

Lassen wir aber den allbekannten Liguori. Der berühmte Burchard, Bischof von Worms, hat ein Buch über die Fragen verfasst, die der Priester bei der Beichte zu stellen hat. Obwohl dieses Buch nicht mehr existiert, war es Jahrhunderte lang der Leitfaden der römischen Geistlichen am Beichtstuhl. Dens, Liguori, Debreyne etc. haben demselben die saftigsten Seiten entnommen, um sie den heutigen Beichtvätern zum Studium zu empfehlen. Nur einige Beispiele davon.

a) Den jungen Männern:

1. Fecisti solus decum fornicationem ut quidam facere solent; ita dico ut ipse tuum membrum virile in manum tuam acciperes, et sic duceres praeputium tuum, et manu propria commoveres, ut sic per illam delectationem semen projiceres?

2. Fornicationem fecisti cum masculo intra coxas; ita dico ut tuum virile membrum intra coxas alterius mitteres, et sic agitando semen funderes?

3. Fecisti fornicationem, ut quidam facere solent, ut tuum virile membrum in lignum perforatum aut in aliquod hujus modi mitteres et sic per illam commotionem et delectationem semen projiceres?

4. Fecisti fornicationem contra naturam, id est, cum masculis vel animalibus coire, id est, cum equo, cum vacca vel asina,

vel aliquo animali? (Vol. I, p. 136.)

b) Den Mädchen oder Frauen (gleiche Sammlung S. 115):

1. Fecisti quod quaedam mulieres solent, quoddam molimen, aut machinamentum in modum virilis membri ad mensuram tuae voluptatis, et illud loco verendorum tuorum aut alterius cum ali-quibus ligaturis ut fornicationem faceres cum aliis mulieribus, vel alio eodem instrumento, sive alio tecum?

2. Fecisti quod quaedam mulieres facere solent, ut jam supra dicto molimine, vel alio aliquo machinamento, tu ipsa in te solam faceres fornicationem?

3. Fecisti quod quaedam mulieres facere solent, quando libidinem se vexantem extinguere volunt, quae se conjugunt quasi coire debeant et possint, et conjungunt invicem puerperio sua, et si fricando pruritum illarum extinguere desiderant?

4. Fecisti quod quaedam mulieres facere solent, ut cum filio tuo parvulo fornicationem faceres, ita dico ut filium tuum supra turpidinem tuam poneres ut sic imitaberis fornicationem?

5. Fecisti quod quaedam mulieres facere solent, ut succumberes aliquo jumento et illut jumentum ad coitum qualicumque posses ingenio ut sic coiret tecum?

Über den gleichen Gegenstand hat der berühmte Debreyne ein ganzes Buch zur Belehrung der jungen Beichtväter geschrieben und darin alle erdenklichen sexuellen Ausschweifungen und Perversionen aufgezählt (Maechiologie, ou traité de tous les péchés contre le sixième [septième dans le décalogue] et le neuvième [dixième] commandements, ainsi que de toutes les questions de la vie mariée quis'y rapportent).

Dieses Buch ist sehr berühmt und wird in der römischen Kirche allgemein studiert. Daraus nur die beiden folgenden Fragen.

Den Männern:

Ad cognoscendum an usque ad pollutionem se tetigerint, quando tempore et quo fine se tetigerint; an tunc quosdam motus in corpore experti fuerint, et per quantum temporis spatium; an cessantibus tactibus nihil insolitum et turpe acciderit; ad non longe majorem in corpore voluptatem perciperint in fine inactum quam in eorum principio: an tum in fine quando magnam delectationem carnalem senserunt, omnes motus corporis cessaverint; an non madefacti fuerint? etc. etc.

Den Mädchen:

Quae sese tetigisse fatentur, an non aliquem pruritum extinguere tentaverit, et utrum pruritus ille cessaverit cum magnam senserint voluptatem; an tunc ipsimet tactus cessaverint? etc. etc.

Der Reverend Kenrick, Bischof von Boston (Vereinigten Staaten), gibt den Beichtvätern unter tausend anderen ganz ähnlichen Belehrungen die folgenden:

Uxor quae, in usu matrimonii, se vestit, ut non recipiat semen, vel statim post illud acceptum surgit, ut expellatur, lethaliter peccat; sed opus non est ut diu resupina jaceat, quum matrix, brevi, semen attrahat, et mox, arctissime claudatur.

Puellae patienti licet se vertere, et conari ut non recipiat semen, quod injuria et immittitur; sed, acceptum non licet expellere, quia jam possessionem pacificam habet, et haud absque injuria naturae ejiceretur.

Conjuges senes plerumque coeunt absque culpa, licet contingat semen extra vas effundi; id enim par accidens fit ex infirmitate naturae. Quod si vires adeo sint fractae ut nulla sit seminandi intra vas spes, jam nequeunt jure conjugi uti (Vol. III, p. 317).

Das sind die Angaben Chiniquis, des gewaltigen Mannes, der die Alkoholabstinenzreform in Kanada durchsetzte. Sein langes Leben war das eines unbeugsamen Vorkämpfers für sozialethische Reformen auf christlichem Boden. Man möge sein oben erwähntes höchst spannend geschriebenes Buch im Original nachlesen. Er starb 90 Jahre alt.

Ich habe die offizielle Erotik der Beichte nach ihm zitiert, weil ich aus einer durchaus zuverlässigen und kompetenten Quelle schöpfen wollte. Chiniqui hat die katholische Kirche nicht leichten Herzens, sondern erst nach langjährigen, heftigen und bitteren inneren Verzweiflungskämpfen verlassen. Er fängt das bezügliche hier erwähnte Kapitel mit folgenden Worten an:

„Mögen die Gesetzgeber, die Väter und die Ehegatten dieses Kapitel lesen und sich dann selbst die Frage stellen, ob die Achtung, die sie ihren Müttern, ihren Gattinnen und ihren Töchtern schulden, sie nicht verpflichtet, denselben die Ohrenbeichte zu versagen. Wie kann ein Mädchen nach solchem Zwiegespräch unter vier Augen mit einem unverheirateten Manne im Herzen und Geist rein bleiben? Wird sie da nicht eher für Lasterhöhlen als für das Eheleben vorbereitet?“

Dies schreibt ein Mann, der selbst Jahrzehnte lang Beichtvater sein musste und gesehen hat, wie die Ohrenbeichte sowohl die Frauen wie die Priester sexuell zu korrumpieren pflegt. Dass sowohl feste Charaktere, als besonders sexuell kühle Naturen — Priester wie Frauen — der bezüglichen sexuellen Aufregung widerstehen, ist selbstverständlich. Für solche ist aber die Beichte am wenigsten bestimmt!

Ich habe von katholischer Seite lebhafte Proteste gegen obige Darstellung erhalten. Man sucht begreiflicherweise Chiniqui schlecht zu machen und als unglaubwürdig hinzustellen. Das dürfte jedoch schwerlich gelingen, denn seine Taten sprechen zu laut und sein Charakter war zu erhaben. Immerhin glaube ich gerne, dass die Dinge in zivilisierteren Ländern, als es Kanada damals war, milder gehandhabt werden, und, dass es namentlich dem Takt des Beichtvaters überlassen wird, was für Fragen er zu stellen hat, sodass er nicht gezwungen ist, junge Mädchen über obszöne Dinge auszufragen. Berechtigt ist er aber jedenfalls dazu. Genannte Proteste veranlassten mich, ein durchaus ehrliches, treues, solides, älteres, mir längst bekanntes, streng katholisches Mädchen über die Sache unversehens zu interpellieren. Sie sagte mir, ohne zu zaudern, der Priester frage bei der Beichte sehr viel aus und warte durchaus nicht auf das, was man ihm spontan beichte. Auf meine Frage, ob er viel über sexuelle Dinge frage, antwortete das Mädchen: „Hauptsächlich“. Ich drang nicht weiter in sie ein. Diese völlig zuverlässige und. ganz unbeeinflusste Aussage ist recht bezeichnend.

Die Folgen dieser innigen Vermengung des sexuellen Lebens mit religiösen Vorschriften ist ein Gemisch lächerlichster Prüderie mit verhaltenem Erotismus. In gewissen katholischen Erziehungsklöstern (Nonnenerziehungsklöstern Galiziens z. B.) verbieten die Nonnen ihren Schülerinnen, sich die Genitalien zu waschen, weil es unanständig sei! In Deutsch-Österreich verdekken vielfach die Nonnen die Kruzifixe in ihrem Schlafzimmer mit einem Tuch, „damit Christus ihre Blösse nicht sieht!“ Aber gerade Nonnenklöster wurden oft im Mittelalter zu Bordellen und in solchen werden nicht so selten unter dem Deckmantel der religiösen Ekstase von heuchlerischen oder hysterisch-erotischen Individuen (Männern oder Weibern) sexuelle Orgien schlimmster, nicht selten perverser Art gefeiert. Erzwungene Askese ruft Ausschweifungen hervor, wie jede „Sünde gegen die Natur“.

Bei den Hottentotten werden die kleinen Schamlippen der

Frauen künstlich ausgedehnt; bei den Orientalen grassiert das Eunuchenwesen. Auch diese Dinge, die an und für sich mit der Religion sicher nichts zu tun haben und ursprünglich ganz profane Gebräuche waren, wurden Gegenstand religiöser Vorschriften, durch deren Gewicht sie dann erst recht sich als Volkssitten einwurzelten.

Ich verweise für weitere Beispiele auf das Kapitel VI. Die hier genannten genügen jedoch, um zu zeigen, wie der Mensch geneigt ist, sogar seiner Erotik ein religiöses Gewand umzuhängen, sie auf göttlichen Ursprung, göttliche Gebote zurückzuführen und sie heilig zu erklären. So dringt sekundär in die natürlichen Verhältnisse des Sexuallebens die widernatürliche Einwirkung einer Mystik, die nichts anderes ist, als das zum Dogma erhobene krystallisierte Produkt menschlicher Phantasiegebilde. Wie man sieht, sind es vielfach geradezu arge Unsitten, die allmählich den Stempel und die Macht religiöser Vorschriften erlangt haben, während manche andere Gebräuche auf guten hygienischen Grundsätzen beruhen.

Es ist aber vielleicht das Gebiet der sexuellen Pathologie, in dem die Beziehungen zwischen Religion und Sexualleben am mächtigsten hervortreten (siehe Kapitel VIII, Teil I). Man darf nicht vergessen, dass die Verhältnisse der Fortpflanzung für unwissende und erst recht für barbarische Völker höchst mystisch erscheinen. Diese Völker hatten von den Keimzellen und ihrer Konjunktion noch keine Idee und erblickten in den Tatsachen der Zeugung, der Geburt etc. die Wunder verborgener höherer Mächte oder der Gottheit, eventuell des Teufels. Die intensive Gefühlsaufregung, die mit dem Geschlechtstrieb und der Liebe einhergeht, treibt sowieso den Menschen zur Ekstase; somit ist es nicht zu verwundern, wenn die Erotik mit ekstatisch religiösen Gefühlen sich beständig vermischt.

V. Krafft-Ebing hat in seinem Buch über die Psychopathia sexualis darauf mit Recht hingewiesen. Religion, Poesie und Erotik vermischen sich leicht in den dunkeln, ahnungsvollen Gefühlen der reifenden Jugend. Im Leben der Heiligen findet man beständig sexuelle Anfechtungen, bei welchen sich die höchsten und idealsten Gefühle mit den widerlichsten erotischen Vorstellungen vermischen. Auf der gleichen Grundlage entstanden die sexuellen Orgien der religiösen Feste der alten Welt und mancher tollen Sekte der Neuzeit. Mystik, religiöse Ekstase und sexuelle Wollust verbinden sich vielfach zu einer wirklichen Dreieinigkeit und oft sieht man die nicht befriedigte Sinnlichkeit einen Ersatz in religiöser Schwärmerei suchen und finden. Folgende Beispiele erwähnt v. Krafft-Ebing nach der gerichtlichen Psychologie von Friedreich (Seite 85 II. Teil.):

„So quälte die Nonne Blanbekin unaufhörlich der Gedanke, was aus dem Teil geworden sein möge, der bei der Beschneidung Christi verloren ging."

„Die von Papst Pius II. selig gesprochene Veronica Juliani nahm aus Andacht zum göttlichen Lämmlein ein irdisches Lämmlein ins Bett, küsste das Lamm, liess es an ihren Brüsten saugen und gab auch einige Tropfen Milch von sich."

„Die hl. Katharina von Genua litt oft an einer solchen inneren Hitze, dass sie, um sich abzukühlen, sich auf die Erde legte und schrie: „Liebe, Liebe, ich kann nicht mehr!" Dabei fühlte sie eine besondere Zuneigung zu ihrem Beichtvater. Eines Tages führte sie dessen Hand an ihre Nase und empfand dabei einen Geruch, der ihr ins Herz drang, „einen himmlischen Geruch, dessen Annehmlichkeit Tote erwecken könnte."

„Von einer ähnlichen Brunst waren die hl. Armelle und die hl. Elisabeth vom Kinde Jesu gequält. Bekannt sind die Versuchungen des hl. Antonius von Padua. Bezeichnend ist ein altes Gebet: „O dass ich dich gefunden hätt', holdseligster Emanuel, o hätt' ich dich in meinem Bett, des freute sich mein Leib und Seel'. Komm. kehre willig bei mir ein; mein Herz soll deine Kammer sein!"

Ich verweise ferner auf das im Kapitel VIII, III 8 Gesagte. Bei Geisteskranken, und zwar ganz besonders bei Frauen, aber auch gelegentlich bei an Paranoia leidenden Männern, findet man oft ein geradezu ekelerregendes Gemisch von Erotismus und religiösen Vorstellungen. Es sind ewige Brautschaften mit Christus und mit der Jungfrau Maria oder mit Gott oder dem heiligen Geist, wobei sexueller Orgasmus, sowie eingebildete Begattungen (und wirkliche Onanie) mit nachfolgenden halluzinierten Schwangerschaften und Geburten kombiniert abwechselnd mitspielen. Diese krankhaften Erscheinungen geben aber einen sehr deutlichen Fingerzeig für den Zusammenhang zwischen Erotismus und religiöser Schwärmerei. Die französischen Irrenärzte haben sogar dafür direkt den Ausdruck „Délire érotico-religieux" angewendet. Man braucht, wie wir sahen, oft nur einmal durch die weibliche Abteilung einer Irrenanstalt zu gehen, um mehr als genug davon zu bekommen.

Viel weniger beachtet ist jedoch die historisch hochwichtige Tatsache, dass psychopathische Persönlichkeiten, besonders hysterische, aber auch originär verrückte Menschen von jeher einen ungeheuren Einfluss auf die Geschicke der Menschheit ausgeübt haben, und zwar grossenteils vermittelst der suggestiven Wirkungen sexueller und religiöser Vorstellungen, deren Zusammenhang nicht immer abgeklärt ist. Dies muss recht verstanden werden.

Jeder Irrenarzt kennt Geisteskranke, deren Seelenstörung mit einer religiösen oder sonst mystischen Schwärmerei einhergeht, und die gerade dadurch, das heisst durch ihre mystischen Wahnideen, einen tiefen Einfluss auf eine Reihe Normalmenschen, resp. menschlicher Normalschafe (man wolle den Ausdruck verzeihen) ausgeübt haben und weiter ausüben. Diese Kranken stehen selbst derart unter dem pathologischen Einfluss ihrer Autosuggestionen oder Wahnideen, dass sie prophetenhaft fanatisch werden, eine ungeheure Energie und Ausdauer in der Verfolgung der Zwecke ihrer krankhaften Vorstellungen an den Tag legen und durch die Sicherheit, das Unfehlbarkeitsgefühl, die feurige Überzeugung, die in ihrem Prophetengebaren sich äussert, alle schwächeren Gehirne ihrer Umgebung betören und dieselben geradezu durch Suggestionswirkung zum Folgen zwingen. Ganz gewöhnlich verbindet sich ein oft sehr niedriger Erotismus mit ihrem Wahn. Derselbe tritt aber in religiös-ekstatischem Gewande auf, das schwärmerischen Naturen imponiert und sie die Gemeinheit, die es verhüllt, übersehen lässt. Solche Kranke überzeugen die anderen deshalb, weil sie selbst so überzeugt sind. Der Normalmensch wird bekanntlich viel weniger durch die Vernunft als durch Gefühle geleitet. Persönlichkeiten, wie die eben geschilderten, wirken aber mächtig auf das Gefühl und zwar vielmehr durch ihren Blick, ihren Ton, ihre ganze Erscheinung, als durch den oft recht verworrenen Inhalt ihrer Reden und Lehren. Auf diese Weise entstehen beständig kleine Betörungen und Verführungen einzelner Menschen durch derartige geisteskranke Propheten, Messiase, heilige Jungfrauen und ähnliche Erleuchtete.

Es werden sogar auf diesem Wege Geistesstörungen erzeugt, die man Infektionspsychosen (Folie à deux, trois, quatre) genannt hat. Ist der Prophet noch etwas geordneter in seiner Handlungsweise oder ist seine Umgebung noch durchaus ungebildet und abergläubisch, so vermehrt sich bald die Herde der Gläubigen und so entstehen heute noch, besonders in weniger zivilisierten Ländern, neue vorübergehende Sekten und religiöse Gemeinschaften. Nicht selten arten deren Zusammenkünfte in sexuelle Orgien aus, die der Geist des Propheten heraufbeschwört. Bei nüchternen, höheren Kulturvölkern wird jedoch der Prophet rechtzeitig, zur grössten Entrüstung seiner wenigen Jünger (gewöhnlich seiner Frau und einiger schwächeren Köpfe), der Irrenanstalt zugewiesen. Infolge der heutigen Billigkeit des Druckes geschieht es dagegen häufig, dass solche geistig gestörte Propheten ihr neues Religionssystem veröffentlichen, (im schlimmsten Fall im Selbstverlag des Verfassers). Ich bin im Besitz einer Reihe solcher Werke, die mir die Autoren, offenbar in dunkler Ahnung, man könne sie für irrsinnig halten, selbst eingesandt haben. Gott hat ihnen meistens (nach ihrer auf Wahn beruhenden Vorstellung) den neuen Glauben geoffenbart, und hat sie zu prophetischen Verkündern desselben auserlesen. Erotische Vorstellungen spielen gewöhnlich mit. Ein Geisteskranker bezeichnete zum Beispiel in seiner Druckschrift seine pathologischen sexuellen Gefühle als „psycho-sexualen Kontakt per actio in Distanz!“ Für einen anderen hiess Gott J. ha. hu., und war Lenker der Planeten, welch’ letztere teils männliche, teils weibliche Wesen waren u. s. f. (s. Anhang II). Das sind Erscheinungen, denen wir auf Schritt und Tritt in der Psychiatrie heute begegnen, die jedoch den Schlüssel zu den folgenden geben:

Handelt es sich nicht um einen an eigentlicher Verrücktheit oder sonst schwerer Geistesstörung leidenden Menschen, sondern um einen konstitutionellen, erblichen Psychopathen, der nur „halb verrückt, (z. B. partiell originär verrückt) oder gar nur hysterisch ist, und ist derselbe daneben geistig begabt, so nimmt die ganze Sache, obwohl auf der gleichen Grundlage beruhend, einen wesentlich anderen Verlauf. Der Betreffende verbindet dann seine Schwärmerei mit einer im Einzelnen oft recht strengen Logik, wobei nur die Basis, von der er ausgeht, krankhaft ist. Ausserdem hüllt er seine Lehren in schönere poetischere Form, und so gelingt es ihm, nicht nur einige minderwertige, beschränkte oder unwissende menschliche „Normalschafe“, sondern gebildete Menschen und sogar weitere Kreise der menschlichen Gesellschaft für sich zu gewinnen. In solchen Fällen kann sich die pathologische Schwärmerei mit hohen, ethischen oder intellektuellen Idealen verbinden, welche die kranken Schrullen des Propheten zu verdecken geeignet sind, und so stehen wir vor der wunderbaren, aber unzweifelhaften Tatsache, dass bedeutende, historische Persönlichkeiten, welche auf die Menschheit einen gewaltigen Einfluss ausgeübt haben, vielfach durch und durch pathologische Naturen waren. Bald mehr, bald weniger entdekken wir bei denselben erotisch-religiöse Züge als Leitfaden ihrer Lehren. Diese hochwichtige Menschenkategorie bildet eine Übergangsserie zwischen den vorhin erwähnten, ganz geisteskranken Propheten und den genialen, aber dabei in geistig gutem Gleichgewicht stehenden Menschen. Es gibt eine ganze Skala zwischen geistiger Abnormität und Genialität, die zu manigfaltigen, sehr abwechselnden, oft schwierigen Deutungen Anlass gegeben hat und immer wieder geben wird. Jedenfalls aber berechtigt die Tatsache, dass viele Genies pathologische Naturen sind, nicht dazu, in vorschneller Verallgemeinerung jede geniale, originelle Persönlichkeit für geistig abnorm zu erklären, sobald sie der Routine und dem Vorurteil ihrer gedankenlosen Zeitgenossen entgegentritt und neue geistige Bahnen öffnet oder betritt. Einige Beispiele mögen hier Platz finden: Johanna d'Arc (die Jungfrau von Orleans) war nach meiner Überzeugung eine geniale Hysterica, deren Halluzinationen autosuggestiver Natur waren. Die Notlage Frankreichs hatte sie tief bewegt. Von der Begierde entflammt, ihrem Vaterland zu helfen, wurde ihr Gehirn autosuggestiv von heiligen Stimmen und Visionen befallen, die ihr ihre Mission ankündigten und die sie wirklichen, im Himmel wohnenden Heiligen zuschrieb. Eine wunderbare Fügung des Schicksals war es, dass dieses zugleich pathologische und geniale Mädchen durch seine visionär-ekstatischen Zustände begeistert, Frankreich zum siegreichen Befreiungskriege geführt und gerettet hat. Nach zuverlässigen historischen Quellen war das sittliche Leben Johanna d'Arcs durchaus rein und ihr Verhör bei der Inquisition zeugt von ebenso hohem Verstand, wie hohen ethischen Gefühlen. Offenbar nahmen bei ihr die Liebesgefühle die Form der ekstatisch-religiösen Verzückung an oder wurden in die Begeisterung für ihre ideale Mission transformiert, wie dies gerade bei Weibern durchaus nicht selten der Fall ist.

Ein wunderbares weiteres Beispiel bildet Thomas Becket,

dessen plötzliche Wandlung aus einem Weltmann in einen asketischen Priester (freilich aus dem äusseren Anlass seiner Ernennung zum Erzbischof) und aus einem ergebenen Freunde und Diener des englischen Königs in dessen heftigsten Widersacher und Anwalt der Kirche gegen den Staat, offenbar die autosuggestive Umwandlung einer hysterischen Persönlichkeit darstellt, denn nur so können sich seine Widersprüche erklären. Die religiöse Schwärmerei des Mormonenpropheten Smith dürfte eine starke Beimischung von Erotismus gehabt haben und diese die Hauptursache sein, weshalb er die von ihm gegründete Sekte polygamisch organisierte.

Auch Mohammed hatte Visionen und die sexuellen Verhältnisse spielten eine grosse Rolle bei seiner Prophetenlehre. Der Apostel Paulus war auch Visionär und Pascal, Rousseau, Napoleon hatten stark pathologische Charakterzüge, die bei Rousseau bedeutend ins sexuelle Gebiet spielten.

Obwohl ein Teil dieser Fälle mit der sexuellen Frage in keinem direkten Zusammenhang steht, habe ich sie erwähnt, um die Art zu kennzeichnen, wie derartige Menschen auf die Massen und dadurch auf die Geschichte Einfluss üben. Sobald sie nach aussen treten, wirken ihre sexuellen Eigenheiten und Anschauungen, mögen sie noch so verkehrt sein, intensiv auf ihre Mitmenschen zurück, wie wir es heute bei Tolstoi sehen. Plötzliche Bekehrungen, welcher Art sie auch sein mögen, besonders wenn der Bekehrte von einem Extrem in das andere fällt, pflegen aber nicht die Frucht der Vernunft zu sein, sondern auf Suggestionen oder Autosuggestionen hysterisch angelegter Personen auf Grund von Affekten zu beruhen (siehe Kapitel IX).

Noch in anderer Beziehung wirken sexuelle Abnormitäten auf die Handlungen hysterischer Personen und anderer Psychopathen bestimmend mit. So waren die römischen Kaiser Nero, Tiberius. Caracalla zweifellos Sadisten und fühlten eine sexuelle Wonne beim Anblick der Qualen ihrer Opfer. Historische weibliche Sadisten waren Valeria Messalina und Katharina von Medici. Wiederum unter dem Deckmantel der Religion wurde letztere bekanntlich mit die Hauptanstifterin der Bartholomäusnacht in Paris und weidete sich mit Wollust beim Anblick der Ermordung der Hugenotten.

Umgekehrt finden wir den Masochismus als Grundton des sexuellen Denkens und Fühlens mancher hervorragenden Persönlichkeit (wie z. B. Rousseaus) oder asketischer Sekten und Brüderschaften, wie der Fakire, der Flagellanten u. dgl. mehr.

Das sexuelle Empfinden eines jeden Propheten und Religionsstifters, oft sogar nur während einer kurzen Periode seines Lebens, bestimmt also unwillkürlich teilweise sein religiöses System und die darauf gegründete nach seinem Tode fortbestehende Sittenlehre. So kommt es vielfach dazu, dass Empfindungen, die individuell sehr verschieden sein können, sich dem Zwange starrer, tyrannischer Dogmen zu fügen haben, welche dadurch Jahrhunderte, eventuell Jahrtausende lang die Qual anders fühlender Menschen ausmachen.

Überall finden wir in der Religion den Erotismus idealisiert und vielfach den Idealismus erotisch angehaucht. Das, wie die meisten religösen Dinge, ursprünglich weltlich gemeinte Hohe Lied Salomos, mag es noch so sehr nachträglich als eine Allegorie auf Christus und seine Kirche von Exegetikern gedeutet worden sein, ist und bleibt eine erotische Dichtung. Dreist und frivol, wie immer, hat Heine diese Tatsache in seinem mehr oder minder pornographischen Hohen Lied parodiert. Es braucht kaum näher darauf hingewiesen zu werden, dass die erotische Unterlage des normalen Menschen die gestrengsten und asketischsten Sittenprediger, die „das Fleisch abtöten wollen“, nicht selten zu der ekelhaftesten Heuchelei führt. Man sieht bekanntlich gewisse Geistliche und sonstige fromme Herrschaften öffentlich den idealsten Asketismus predigen, während sie selbst im Geheimen die schmutzigsten sexuellen Exzesse begehen. Diese Gefahr liegt natürlich ausserordentlich nahe. Doch sind derartige schreiende Inkonsequenzen nicht zu streng zu beurteilen; sie geschehen vielfach halb unbewusst unter dem Druck der Leidenschaft einerseits und der Tyrannei des Dogmas und der öffentlichen Meinung anderseits. Vielfach sind es auch die Früchte geistiger Abnormitäten. Man lasse die Wissenschaft frei und offen in das sexuelle Leben hineinleuchten; dann wird diese Heuchelei bei geistig Gesunden aufhören und bei geistig Abnormen rechtzeitiger entdeckt und unschädlicher gemacht werden.

Im bürgerlichen Leben finden wir überall die Spuren der Vermischung der Religion mit sexuellen Vorstellungen und Gefühlen. Die religiösen Ehezeremonien aller Völker bilden ein deutliches Überbleibsel davon. Sucht man nach dem Grund plötzlich oder allmählich eintretender religiöser Schwärmerei, so pflegt man ganz gewöhnlich oder wenigstens sehr oft auf fehlende, enttäuschte oder betrogene Liebe zu stossen, die darin einen Ersatz gefunden hat. Ich spreche hier von innerlich wahrer, inbrünstiger Schwärmerei, in welcher das ganze Ich, die ganze Seele aufgeht, und nicht von der Gewohnheitsreligion, deren der normale Durchschnittsmensch im Getriebe des Alltagslebens sich überhaupt kaum mehr erinnert und die er höchstens etwa am Sonntag noch mit den Feierkleidern aus dem Schranke holt, um damit einen konventionellen Gang in die Kirche anzutreten. Diese Gewohnheitsreligion ist freilich nur noch eine leere Form, die bei ihren Anhängern überhaupt keine Empfindungen mehr hervorruft, weshalb auch Anklänge und Zusammenhänge mit erotischen Empfindungen hier nicht mehr vorkommen. Aber das hindert nicht, dass sich dies anders verhält bei anderen Menschen und namentlich anders verhielt in früheren Zeiten.

Es unterliegt keinem Zweifel, vielmehr beweist es alles, dass die heissen schwärmerischen Sympathiegefühle, aus denen zum Teil unsere Religion herausgeboren wurde, ferner die heilige Inbrunst. die Wonnen der Andacht, der Verzückung und Extase, die sie ihren Anhängern vielfach verschaffte (und einzelnen ja noch heute verschafft), mögen sie auch Gott, Christus, die Jungfrau Maria, die Heiligen zum Gegenstand haben, nichtsdestoweniger vielfach in erotischen Gefühlen wurzeln oder geradezu deren Transformation darstellen. Das solches ganz unbewusst und unbeschadet der reinsten Gesinnung vor sich gehen kann, braucht wohl nicht besonders betont zu werden. Selbstverständlich gibt es viele, wohl die meisten echten religiösen Gefühle, die aus ganz anderen Quellen stammen.

Vertieft man sich in das Studium des religiösen Empfindens. namentlich in der christlichen Religion und besonders im Katholizismus, so findet man immerhin auf Schritt und Tritt die genannte wunderbare Verquickung desselben mit dem Erotismus. Man findet sie in der schwärmerischen Verehrung der heiligen Frauen (Maria Magdalena, Maria von Bethanien etc.) für Jesus, ferner in den heiligen Legenden, im Marienkultus des Mittelalters und ganz besonders in der Kunst. Man möge nur die ekstatischen Madonnen betrachten, die überall in den Kunstgallerien ihren inbrünstigen Blick, sei es auf Christus, sei es auf den Himmel, werfen. Namentlich der Ausdruck der „Immaculata conceptio“ Murillos kann ebensogut als höchstes Liebesentzükken, wie als heilige Verklärung gedeutet werden. Corregios „Heilige“ schauen die heilige Jungfrau mit einer verliebten Inbrunst an, die zwar himmlisch sein soll, jedoch höchst irdisch, menschlich erscheint.

Nicht weniger libidinös traten viele ältere und moderne Sekten auf. Wir erinnern an den sexuellen Unfug der Wiedertäufer in früheren Zeiten und an modernere sexuelle Verzückungen amerikanischer Sitten. Wirft man mir ein, die Sekten seien pathologische Auswüchse der Religion, so antworte ich mit den Anhängern der Sekten, die da sagen: „Wir sind entstanden, weil eure Staatsreligionen dem Indifferentismus, der Heuchelei und dem leeren Formalismus verfallen sind und dem Menschenherzen nichts mehr bieten als leere Phrasen. Wir brauchen ein Erwachen aus dem Schlaf; wir brauchen Begeisterung und Inbrunst, um das Innere des Menschen umzuwandeln und ihn zu bekehren.“ Und damit ist eben der suggestive Faktor in der Religion gegeben. Ich hatte selbst oft Gelegenheit, im Kanton Zürich die Anhängerinnen der eigentümlichen sektiererischen Orthodoxie des Herrn Pfarrers Zeller in Männedorf zu beobachten. Derselbe ist wie ein verklärter Prophet, der die Kranken nach Art von Christus und Johannes des Täufers mit Auflegen der Hände und Salbung mit Öl behandelt. Die damit erzielten Heilerfolge beruhen natürlich auf Suggestion, während er die Sache göttlichen Wundern zuschreibt. Er glaubte sogar einmal bei einem Knochenbruch einen Krach zu merken, der eine Wunderheilung bedeute, wie er uns selbst ganz naiv erzählte. Nun schwärmte eine Schar besonders hysterischer Frauen für diesen Mann in einer Weise, deren Inbrunst unbewusst entschieden viel mehr seiner Person, als der durch dieselbe versinnbildlichten Heiligkeit Gottes oder Christi galt. Ich habe manche Kranke behandelt, die bei ihm waren und die die süssesten, aber zugleich fleischlichsten erotischen Vorstellungen mit seiner Person verbanden. Es liegt mir fern, diesem und vielen anderen ähnlichen überzeugten, mit einem Heiligenschein umgebenen Männern, besonders Pfarrern, einen persönlichen Vorwurf aus diesen Tatsachen zu machen. Ich konstatiere bloss, dass, wenn der Mensch nach reinem Geist und reiner Heiligkeit schwärmt und dadurch seine wahre Natur verleugnet, er unbewusst in die plumpeste Sinnlichkeit zurückzufallen und damit letztere heilig zu sprechen in Gefahr steht.

Der schweizerische Dichter Gottfried Keller hat das Motiv des religiösen Erotismus verschiedentlich, besonders in den sieben Legenden, in seiner genialen Weise wunderschön zur Darstellung gebracht. Man wolle zum Beispiel „Dorotheas Blumenkörbchen" lesen, wo der irdische Bräutigam Dorotheas schliesslich auf den himmlischen eifersüchtig wird, von dem sie ihm in überschwenglichen Gefühlen beständig vorschwärmt. Sie sprach, wo sie stand und ging, in den zärtlichsten, sehnsüchtigsten Ausdrücken von einem himmlischen Bräutigam, den sie gefunden, der in unsterblicher Schönheit ihrer warte, um sie an seine leuchtende Brust zu nehmen und ihr die Rose des ewigen Lebens zu reichen u. dgl. m. Als dann Dorothea von dem bösen Statthalter auf einen eisernen Rost gelegt wurde, unter welchem Kohlen in der Art entfacht waren, dass die Hitze nur langsam anstieg, tat es dem zarten Körper doch weh. Sie schrie gedämpft einigemale. Nun sprang ihr irdischer Geliebter Theophilus, durch die Menge sich drängend, zu ihr und sagte schmerzlich lächelnd, im Begriff, ihre Bande zu durchschneiden:

„Tut es weh, Dorothea?" Aber sie antwortete plötzlich, wie von allem Schmerz verlassen und von grösster Wonne erfüllt: „Wie sollte es weh tun, Theophilus? Das sind ja die Rosen meines vielgeliebten Bräutigams, auf denen ich liege! Siehe, heute ist meine Hochzeit!" Nebenbei zeigt hier Keller die suggestive Wirkung (siehe Kapitel XVIII) der Ekstase, die bekanntlich bei Märtyrern bis zur vollen Unempfindlichkeit (Anaesthesie) gehen kann.

Auch Goethe hat die erotisch-religiöse Ekstase geschildert. Man lese nur die mystisch-erotische Anbetung der Himmelskönigin durch verschiedene Anachoreten in der Schlussszene des zweiten Teiles des Faust:

Pater ecstaticus

(auf- und abschwebend):

Ewiger Wonnebrand,
Glühendes Liebeband,
Siedender Schmerz der Brust,
Schäumende Gotteslust,
Pfeile, durchdringet mich,
Lanzen, bezwinget mich,

Keulen, zerschmettert mich,
Blitze, durchwettert mich:
Dass ja das Nichtige
Alles verflüchtige,
Glänze der Dauerstern,
Ewiger Liebe Kern.

Doktor Marianus
(entzückt):

Höchste Herrscherin der Welt!
Lasse mich im blauen,
Ausgespannten Himmelszelt
Dein Geheimnis schauen!
Bill'ge, was des Mannes Brust
Ernst und zart beweget
Und mit heil'ger Liebeslust
Dir entgegen träget!
Unbezwinglich unser Mut,
Wenn du hehr gebietest,
Plötzlich mildert sich die Glut,
Wie du uns befriedest.
Jungfrau, rein im schönsten Sinn,
Mutter, Ehren würdig,
Uns erwählte Königin,
Göttern ebenbürtig!

Dir, der Unberührbaren,
Ist es nicht benommen,
Dass die leicht Verführbaren
Traulich zu dir kommen.
In die Schwachheit hingerafft,
Sind sie schwer zu retten;
Wer zerreisst aus eig'ner Kraft
Der Gelüste Ketten?
Wie entgleitet schnell der Fuss
Schiefem, glattem Boden?
Wen betört nicht Blick und Gruss,
Schmeichelhafter Oden?

Magna peccatrix

(St, Lucae VII, 36):

Bei der Liebe, die den Füssen
Deines gottverklärten Sohnes
Tränen liess zum Balsam fliessen,
Trotz des Pharisäer-Hohnes;
Beim Gefässe, das so reichlich
Tropfte Wohlgeruch hernieder;
Bei den Locken, die so weichlich
Trockneten die heil'gen Glieder.

Chorus mysticus:

Das Ewig-Weibliche
Zieht uns hinan.

Damit soll nun, wie schon erwähnt, durchaus nicht etwa gesagt werden, dass die Religion ausschliesslich oder nur hauptsächlich aus dem sexuellen Fühlen entspringt. Das wäre ebenso einseitig wie falsch. Angstgefühle vor dem Tode und den Rätseln des Daseins, Gefühle der Schwäche, der Unzulänglichkeit des Lebens, Bedürfnis des Trostes für alles Ungemach der Existenz und Hoffnung auf ein Leben nach dem Tode spielen selbstverständlich eine hervorragende, zum Teil ausschlaggebende Rolle in der Entstehung der Religion. Doch darf man die ungeheure, einerseits zur Inbrunst hinreissende, und anderseits, besonders für Andersfühlende, so oft tyrannische Rolle des erotisch-sexuellen Momentes in den religiösen Gefühlen und Dogmen ja nicht unterschätzen.

Es ist demnach eine ebenso wichtige wie schwierige Aufgabe der wissenschaftlichen Erkenntnis für die Zukunft der Menschheit, deren sexuelle Verhältnisse von jeder Tyrannei einer religiösen Dogmatik zu befreien und sie statt dessen mit einer rein humanen Ethik möglichst harmonisch in Einklang zu bringen.

Ich will durchaus nicht leugnen, dass die auf den Offenbarungsglauben, auf die Hoffnung auf ein ewiges Leben nach dem Tode, auf ein „Paradies für die Guten" und auf „Höllenstrafen für die Schlechten" gegründete Religion eine grosse Macht auf das menschliche Gemüt ausübe. Das wäre ja töricht. Ich gebe zu, dass vor allem die Angst vor ewiger Höllenpein viele schwache und abergläubische Naturen zu einer relativ ethischen Aufführung veranlasst. Auch die Überzeugung, das Leben auf der Erde sei nur eine Prüfung Gottes und eine Vorbereitung für das ewige Leben, mag viele Heldentaten und grosse Selbstverleugnung zeitigen. Doch übersieht man dabei die bösen Früchte der Unwissenheit, des Fanatismus, der Intoleranz und der Vernachlässigung menschlicher Ethik, die solcher Köhlerglaube zur Folge hat! Soll man das soziale Leben der Menschen auf eine leere Fata morgana, auf Illusionen, auf Versprechungen und Behauptungen angeblicher Propheten oder Priester Gottes begründen, die selbst nur unwissende Menschen waren und sind und alle ihre niedrigen Leidenschaften samt ihrem Ehrgeiz mit ihrer vermeintlichen Gottesanwaltschaft verüben? — Wir sagen rundweg: „Nein". Wenn die Allmacht des Weltalls sich den Menschen offenbaren wollte, würde sie es nicht durch unklare, alte Legenden, sondern im klaren Licht der Sonne heute tun. Unzweideutig kennen wir nur die menschliche Ethik, die stets das beste der Religionen gebildet hat. Wir sollen uns an sie halten.

Wir sahen früher, dass die Sympathiegefühle in der Tierreihe im allgemeinen phylogenetische Abkömmlinge ihrer ersten Erscheinungsform, nämlich der sexuellen Anziehungsgefühle sind und jetzt sehen wir, wie so oft beim Menschen enttäuschte, versagte oder verklärte sexuelle Liebe in der Inbrunst religiöser Schwärmerei Ersatz oder Idealisierung sucht. Nun stellt sich ganz natürlich die Frage ein, ob dieser Ersatz oder dieses Ideal unentbehrlich ist und ob nicht andere Objekte, menschlicher statt mystischer Natur, an seine Stelle treten können. Wir sagten, dass die religiöse Inbrunst durchaus nicht immer in sinnliche Liebe zurückzufallen braucht. Tut sie es, so ist ja menschlicher Ersatz vorhanden. Tut sie es nicht, so gibt es nach unserer Ansicht rein menschliche Ideale, die ebensogut, wenn man will, „religiös" verklärt werden können, als die Mystik angeblicher göttlicher Offenbarungen. Man nennt das Christentum „Religion der Liebe" und der Apostel Paulus stellt sogar die Nächstenliebe über den Glauben. Was ist aber die Nächstenliebe anders, als die Synthese sozialer Sympathiegefühle für die heutige und für die zukünftige Menschheit? Kann denn dieselbe sich nicht auf einer anderen Grundlage betätigen, als auf der eines durch Paradiesversprechungen bezahlten Pfandbriefes? Können nicht Weihe, Schwärmerei, Inbrunst in schöner, erhebender Form für die sozialen Ideale und für das zukünftige Wohl unserer Kinder verwendet werden? Kann man nicht die Religion unserer Nachfolger und ihres Glückes an Stelle des Ahnenkultus und der Verherrlichung der in der Bibel verzeichneten Werke Jehovas setzen? Ich bin der Ansicht, dass die Suggestion religiöser Liebesekstase in der Tat für das Gute, für das soziale Wohl benutzt werden kann. In ihrem Fanatismus liegt eine bedeutende, treibende Kraft, ein vorzügliches Aufrüttelungsmittel menschlicher Gleichgültigkeit und Stagnation. Nur sollte diese Kraft nicht für die Anbetung leerer Phantasiegebilde vergeudet, sondern für eine rein menschliche Religion der Liebe auf unserem Erdenleben verwendet werden.

KAPITEL XIII
DAS RECHT IM SEXUALLEBEN

A. Allgemeine Rechtsbegriffe

Es ist ein eigentümliches Ding mit den menschlichen Rechtsbegriffen. Jeder schreit nach Recht und Freiheit, denkt dabei natürlich vorerst an sich selbst und merkt nicht, wie er, indem er beständig seine eigenen „unveräusserlichen" Rechte reklamiert und durchzusetzen sucht, auf Schritt und Tritt die Rechte der anderen verletzt. Wie schön klingen die Worte Freiheit und Recht; wie unversöhnlich stehen sie sich jedoch in der Praxis des Lebens einander gegenüber. Mein Recht auf Freiheit, das ich meine, das Recht auf volle unbeschränkte Entfaltung meines Ichs nach meinen natürlichen Gefühlen ist ein Ding der Unmöglichkeit, das heisst lässt sich nicht durchsetzen, ohne dass ich dabei beständig das gleiche Recht auf die gleiche Freiheit meiner Mitmenschen verletze. Und doch donnern die Menschen Phrase auf Phrase über dieses Thema im Brustton tiefster Überzeugung, schimpfen über unsere sozialen Einrichtungen, verfluchen die Schlechtigkeit der anderen, zeigen sich aber dabei unfähig, die Widersprüche praktisch zu lösen, die ihr innerer Freiheitsdurst heraufbeschwört. Dieses Rechts- und Freiheitsgeschrei unserer heutigen Gesellschaft ist nichts anderes, als die Äusserung eines instinktiven, in unserer Phylogenese begründeten Gefühls des Unmuts und der Empörung, das der noch so beträchtliche Raubtierrest in der menschlichen Natur über die Zwangsjacke des notwendig gewordenen sozialen Lebens und den Mangel an Ellenbogenfreiheit auf der dem menschlichen Geschlechte bereits zu eng werdenden Erdkugel empfindet.

Der Naturmensch dürstet also nach Expansion und Freiheit seines Ichs und unterzieht sich nicht gern den grossen Einschränkungen, die ihm die sozialen Notwendigkeiten auferlegen. Er ist noch von Natur aus ein halb nomadisches Familientier, mit Jagd- und Herrschergelüsten, mit vielen egoistischen Genussbedürfnissen und nun treffen seine Ellenbogen, wo er sich nur hinwendet, auf andere Menschen, auf andere Rechte, auf andere Freiheits- und Herrschergelüste, die ihn zur Unterwerfung seines Ichs zwingen. Daher das schwächliche und machtlose Not- und Ärgergeschrei über die Schlechtigkeiten der Anderen und über die sozialen Einrichtungen. Und doch ist dieses Not- und Ärgergeschrei durchaus nötig, damit für die Zukunft eine möglichst erträgliche, soziale Lösungsformel gefunden und praktisch durchgeführt werde. Ausser der Besitz- und Arbeitsfrage gibt es wohl kein Gebiet, wo sich diese peinliche Not so fühlbar macht, wie in der sexuellen Frage.

Was ist nun das menschliche Recht? Bevor wir auf die formell anerkannten Unterscheidungen übergehen, müssen wir psychologisch und menschlich das sogenannte Recht in zwei Kategorien von Begriffen einteilen: Das natürliche Recht und das herkömmliche Recht.

Natürliches Recht. Das natürliche Recht ist ein durchaus relativer Begriff: das Recht auf Leben und Lebensbedingungen. Da jedoch auf der einer göttlichen Schöpfung zugeschriebenen Erde die Dinge so lieblich eingerichtet sind, dass die Geschöpfe nicht anders leben können als dadurch, dass sie einander fressen, besteht tatsächlich das älteste Naturrecht eines jeden lebenden Wesens in dem Recht, andere aufzufressen. Es ist somit das Recht des Stärkeren. Wenn man will, das absolute Naturrecht ist das Recht des Stärkeren.

Anders gestaltet sich jedoch der Begriff des relativen natürlichen Rechtes. Dasselbe betrifft nicht mehr alle lebendigen Wesen, sondern nur bestimmte Gruppen lebendiger Wesen mit Ausschluss der anderen. Die Relativität des Gruppenrechtes ist eine doppelte. Einerseits gibt sie der bezüglichen Gruppe von Individuen das Recht, die Lebensrechte der anderen Gruppen bis zur Vernichtung zu missbrauchen. Anderseits aber — und das ist die Kehrseite des Gruppenrechtes — erwachsen aus demselben die sogenannten Pflichten eines jeden Individuums den anderen Individuen der gleichen Gruppe gegenüber, die Pflichten nämlich, deren individuelle Rechte gleich den eigenen zu achten, zu schonen, sogar zu schützen. Wer Gruppenrecht sagt, sagt soziale Rechte und Pflichten. Die idealste Organisation des Gruppenrechtes bei Tieren finden wir bei den Ameisen. Jedes Individuum einer Gruppe (einer Ameisenkolonie) darf alles fressen und missbrauchen was nicht zur Kolonie (zur Gruppe) gehört. Innerhalb der Gruppe hat es Anspruch auf Fütterung, Wohnung und Stillung aller seiner individuellen Bedürfnisse und umgekehrt die Pflicht, an der Herstellung und Erhaltung der gemeinsamen Wohnung sowie an der Fütterung, am Fortpflanzungsgeschäft, an der Verteidigung und an der Offensive gegenüber der Aussenwelt durch rastlose Arbeit und durch Kampf teilzunehmen, Rechte und Pflichten sind hier durch Anpassung vollständig zum Instinkt, d. h. ganz selbstverständlich geworden und ergeben sich von selbst aus der natürlichen Organisation der Ameisen, ohne jeden äusserlichen, gesetzlichen Zwang. Hier fehlt also der oben erwähnte Notschrei des menschlichen Raubtieres, da die Pflichterfüllung triebartig, instinktiv, von Lustgefühlen begleitet geschieht. Jede Ameise könnte ungestraft faulenzen und gemessen, wenn sie es wollen könnte; sie kann aber beides nicht. Die Ameisengemeinschaften konnten nur auf Grund jenes sozialen Arbeitsinstinktes überhaupt entstehen und würden beim Ausfall desselben sofort zugrunde gehen.

Ungleich komplizierter und schwieriger gestalten sich die Begriffe des natürlichen menschlichen Gruppenrechtes. Wie wir sahen, ist das ursprünglichste instinktive menschliche Gruppenrechtsgefühl auf die Familie und die direkte Umgebung beschränkt. Aber selbst da lässt es ungeheuer viel zu wünschen übrig. Ehezwist, Händel und Fehden unter den Geschwistern sind ja häufig genug, selbst Eltern-, Bruder-, Kindsmord nicht so selten. Bemerken wir aber weiter, wie ausserhalb des engen Kreises der Familie Streit und Hader zwischen den Einzelnen, Betrug, Diebstahl und Schlimmeres erst noch recht an der Tagesordnung ist. wie in Parteifehden, Klassenkämpfen, Missbrauch von Standesvorrechten oder der Geldmacht, Kriegen, kurz überall sich darstellt, dass Sonderinteressen den allgemein menschlichen weit vorangestellt werden, so legen diese und hundert andere trostlose Erscheinungen der menschlichen Gesellschaft trauriges Zeugnis ab von der individualistischen menschlichen Raubtiernatur, und beweisen, wie ungemein schwach der soziale Instinkt im menschlichen Gehirn entwickelt ist. Die menschlichen Gesellschaften sind viel mehr auf erzwungene Angewöhnungen als auf das menschliche Naturell gegründet. Die Kinder gleichen zuerst mehr jungen Katzen als jungen sozialen Wesen. In früheren Zeiten, wo die Erde dem Menschen noch gross erschien, waren dementsprechend die Gruppenrechte auf kleine Gemeinschaften beschränkt, welchen die übrigen Menschen, so gut wie Tiere und Pflanzen, als willkommene Beute erschienen. Der Kannibalismus zeigt deutlich genug, dass der Mensch zuerst sogar wieder viel raubgieriger wurde, als sein affenähnlicher Ahn es gewesen. Erst viel später, infolge allmählicher Vergrösserung, stärkerer Gemeinschaften auf Kosten schwächerer, noch später infolge der Erkenntnis der Leiden, die aus der unbegrenzten Herrschgier und Genusssucht einzelner den anderen erwachsen, endlich der Entdeckung der Begrenztheit des Erdenraumes, haben sich die Begriffe der Menschlichkeit und der Menschheit, sowie das menschliche Solidaritätsgefühl gebildet: „Homo sum et nihil humani a me alienum puto" (ich bin Mensch und nichts menschliches kann mir fremd sein).

Es muss dem denkenden Menschen vollständig klar werden dass die Relativität des menschlichen Gruppenrechtes und der entsprechenden menschlichen Gruppenpflichten mit der Zeit auf alle menschlichen Bewohner der Erde erweitert, resp. beschränkt werden muss. Ausserordentlich schwierig dagegen bleibt die Definition desjenigen, was wir unter sozialbildungs- oder kulturfähiger Menschheit zu verstehen haben. Zwar ist die Lücke zwischen den höchsten Affen und den niedrigsten Menschen gewaltig und bei den heute lebenden Wesen nicht mehr überbrückt Doch fangen wir allmählich einerseits an, dem Menschen näher stehenden Tieren gegenüber gewisse Lebensrechte anzuerkennen und anderseits zu begreifen, dass gewisse niedrigstehende heutige Menschenrassen (Akkas, Weddas, sogar Neger) einer höheren Kultur unzugänglich sind, so dass wir schliesslich bald zu wählen haben werden, ob wir diese niederen Rassen oder unsere eigene Rasse samt ihrer Kultur dem Untergang preisgeben wollen. Hier ist nicht die Stelle, dieser heiklen Frage näher zu treten und zu untersuchen, wo die Grenze der Kulturmenschheit zu ziehen ist, das heisst, wo die relativen Gruppenrechte und wo die Pflichten der Kulturmenschheit der übrigen lebenden Welt gegenüber zu beginnen haben, in welchem Umfang dem Kulturmenschen das relative Recht zukommen soll, andere lebende Wesen sich zu unterwerfen, sie zu eigenem Nutzen und Frommen auszubeuten und zu seinem Dienste oder als Nahrung zu verwerten, eventuell zu vertilgen, um das eigene Leben zu sichern. Für die Pflanzenwelt und für die Tierwelt, vom Orang-Utan an abwärts, dürfte die Frage so ziemlich erledigt sein. Um so schwerer ist sie dagegen zu entscheiden für Menschen und Volksstämme, die eine tiefe Kluft der Rassenverschiedenheit von unserer eigenen Rasse trennt. Ich betone absichtlich die tiefe Rassenverschiedenheit, denn es kann keinem Zweifel unterliegen, dass die höheren, kulturfähigen und kultivierten Rassen oder besser Rassenmischungen, die heute auf der Welt leben, besser tun werden, sich unter einander friedlich zu vergleichen, als sich gegenseitig zu vernichten.

Es war nötig, diese nüchterne wissenschaftliche Erörterung voranzustellen. Sie mag Gefühlsmenschen verletzen. Was nützt es aber, wie der Vogel Strauss den Kopf im Sande zu verstecken. Klar müssen wir der Zukunft ins Angesicht schauen. Nur so kann Brauchbares und Gutes zustande kommen. Das natürliche Recht des Menschen muss sich also immer mehr zu einem Komplex von sozialen Rechten und Pflichten für eine grosse Gruppe ausgestalten, welche Gruppe wir Kulturmenschheit nennen können, und deren relative Grenzen nur allmählich und auf dem Wege der Praxis zu ziehen sein werden. Selbst wenn es so verstanden und umgrenzt wird, kann aber dem natürlichen Recht die sogar im Kulturmenschen noch tief wurzelnde Raubtiernatur nur mühselig und allmählich sich anpassen. Wir müssen daher ehrlich gestehen, dass es nur sehr relativ das Prädikat „natürlich“ verdient.

Das soziale Recht ist beim Menschen notwendig künstlich. Ganz natürlich sind nur wenige elementare Rechte und Pflichten, besonders auf sexuellem Gebiet; es sind Anpassungen in Form von Instinkten, die der Erhaltung und Förderung der Familie, sowie dem elementaren Schutz des Individuums dienen. Als solche können wir das Recht auf das Leben, das Recht und die Pflicht auf Arbeit, ferner das Recht des Kindes bezeichnen, von seiner Mutter gestillt oder sonstwie ernährt und von seinen Eltern gepflegt und geschützt zu werden, die Pflicht der Eltern, ihre Kinder zu ernähren, die Pflicht des Mannes, sein Weib zu schützen, das Recht, aus dem Pflanzen- und Tierreich seine Nahrung zu beziehen, ein Recht auf die Befriedigung seines Sexualtriebes u. dgl. mehr.

Es gibt jedoch noch eine Reihe anderer Gruppenrechte und-Pflichten, die so notwendig sind, dass man ihnen das Prädikat „natürlich“ zu verleihen pflegt. Als solche zu bezeichnen sind das Recht, eine eigene Wohnung zu besitzen, sein Leben gegen

Angriffe zu verteidigen, zu denken und zu glauben, was man will, sofern man sein Denken und sein Glauben den anderen nicht aufzwingt; dann die Pflicht, das Leben und den notwendigen Besitz anderer zu achten, für die geistige Bildung der Jugend und für ihre gesunde Entwicklung zu sorgen etc.

Fraglich dagegen werden bei unbefangener Würdigung des eben Gesagten gewisse Rechte und Pflichten, die man bisher für selbstverständlich und natürlich hielt. So zum Beispiel alle kirchlichen, religiösen Rechte und Pflichten, die vaterländischen und nationalen Pflichten, die Kriegs-Rechte und -Pflichten u. dgl. m. Es erhellt sonnenklar aus einer vorurteilslosen Betrachtung der Entwicklung der Menschheit, dass diese angeblichen Rechte und Pflichten nichts als historische Vermächtnisse beschränkter und zum grossen Teil künstlicher menschlicher Gruppierungen sind. Die relativen Rechte und Pflichten der Zugehörigen dieser Gruppierungen bestanden im gegenseitigen Schutz ihrer nationalen und religiösen Anschauungen und Interessen und in der Unterdrückung und Misshandlung anderer Menschengruppen. Diese Erwägung bringt uns nun zu der zweiten Kategorie rechtlicher Begriffe.

Herkömmliches Recht. Das herkömmliche Recht ist, genau genommen, gar kein Recht. Es ist einfach eine dogmatisierte Heiligsprechung aller möglichen und unmöglichen Sitten und Unsitten, die die Menschen, je nach ihren örtlichen Verhältnissen und zufälligen Eroberungen und Erwerbungen, sich angeeignet haben. Hier spielen die Folgen des natürlichen Rechtes des Stärkeren und seine Folgen, die Mystik, alle möglichen menschlichen Leidenschaften und in hohem Grade auch der Sexualtrieb sehr wechselnde Rollen. Der beste Beweis, wie absurd und unrecht das herkömmliche Recht zu einem grossen Teil ist, liegt in der Verschiedenheit, ja sogar in der absoluten Gegensätzlichkeit der bezüglichen Rechtsanschauungen bei verschiedenen Völkerschaften. Hier ist die Vielweiberei Recht und göttliches Institut; dort ist sie Verbrechen. Der Einzelmord gilt meistens als Verbrechen, der Massenmord des Krieges dagegen als Tugend und Pflicht. Diebstahl und Raub gelten im Frieden als Verbrechen und Rechtsverletzung; im Krieg, in Form der Beute und der Länderannexion, als wohlerworbenes Recht des Siegers. In einem Königreich gilt der Monarch als geheiligte Person und ist Majestätsbeleidigung ein Verbrechen. In einer Demokratie wird der, der sich die Alleinherrschaft anmassen will, als Verbrecher bestraft. Das Lügen und die Reservatio mentalis sind, in gewissen Fällen wenigstens, das Recht oder gar die Pflicht des Katholiken, der nur nicht auf Gott und die Religion einen falschen Schwur leisten darf, während andere jede Lüge mehr oder weniger als Unrecht empfinden und wieder andere jeden Eid als Sünde taxieren oder als unwürdig verurteilen (deine Rede sei „ja, ja" und „nein, nein").

„Es erben sich Gesetz und Rechte
Wie eine ew'ge Krankheit fort;
Sie schleppen von Geschlecht sich zum Geschlechte
Und rücken sacht von Ort zu Ort.
Vernunft wird Unsinn, Wohltat Plage;
Weh' dir, dass du ein Enkel bist!
Vom Rechte, das mit uns geboren ist,
Von dem ist, leider! nie die Frage."

(Faust.)

Unzählig sind die Widersprüche, Inkonsequenzen, Unnatürlichkeiten und Tyranneien der sogenannten herkömmlichen Rechte verschiedener Völker und nicht wesentlich besser steht es mit unseren auf das römische Recht aufgebauten herkömmlichen Rechtsbegriffen.

Dem Recht des Stärkeren folgten in historischer Reihenfolge gewisse auch noch als ursprünglich zu bezeichnende Rechtsbegriffe, vor allem das auf dem natürlichen Rachegefühle begründete Wieder-vergeltungsrecht, das Talion- oder Lynchgesetz, das da sagt: Auge um Auge und Zahn um Zahn. Das Talionrecht ist eigentlich sehr „natürlich", sehr menschlich, und hat, wenn auch noch halb raubtierischen Ursprunges, wenigstens das eine gute, dass es — freilich in roher und brutaler Weise und ohne Berücksichtigung innerer Motive — eine Gleichberechtigung der Menschen in der Wiedervergeltung zugefügter Schäden anerkennt. Dagegen spukt im alten Recht ein anderer, aus der religiösen Mystik abgeleiteter Begriff, der Begriff der Sühne. Nachdem der Mensch sich nach seinem eigenen Bilde eine mit menschlichen Leidenschaften ausgestattete Gottheit zurecht gestutzt hatte, schrieb er ihr aus Angst insbesondere Zorn- und Entrüstungsgefühle über seine Feigheiten und die Schlechtigkeiten zu. Und nun galt es, um die Gottheit zu versöhnen und zu besänftigen, ihr Menschenopfer zu bringen. Anfangs waren es durchaus nicht immer verbrecherische, schuldige Menschen, sondern vielfach armselige, unschuldige Lämmer, die man zur Besänftigung der erzürnten Gottheit ihr oft unter allerlei Qualen opfern zu müssen glaubte. Allmählich wurde jedoch die Sitte humaner und schmuggelte sich in das Recht hinein in der umgewandelten Form des heutigen Sühnebegriffes. Wer ein Verbrechen begeht, muss dasselbe durch irgend eine Strafe, eventuell sogar durch den Tod sühnen. Sühne und Wiedervergeltungsbegriff mischen sich vielfach im heutigen Strafrecht und wenn man seine Wurzeln in der Ethnologie studiert, darf man sich nicht wundern, dass oft heute noch angebliche Verbrechen gegen die Gottheit oder gegen die Religion gesühnt werden müssen und gestraft werden. Darin liegt ein merkwürdiges Gemisch von Religions- und Rechtsbegriffen! Eine sonderbare Art, die Gottheit zu versöhnen, bilden die Tieropfer und andere Geschenke, die fast alle alten und wilden Völker ihr darbringen, sei es, um sie zu erfreuen, um ihr für einen errungenen Sieg oder für sonstiges Glück zu danken, sei es, um ihren vermeintlichen Zorn zu besänftigen. Man wollte ihre anthropomorphisch gedachte Sinneslust damit befriedigen.

Trotz allem hat immerhin das zivilisierte Altertum als Rechtsideal eine Rechtsgöttin, Themis, mit einer Binde auf den Augen und einer Wage in der Hand, abgebildet. Die Wage bedeutete, dass Recht und Unrecht bei jeder Tat gegen einander genau soll abgewogen werden, die Binde, dass der Richter seinen Spruch fällen soll ohne Ansehen der Person, und unzugänglich sein soll jeder äusseren unrechtmässigen Beeinflussung durch die Parteien. Für die damaligen fast einzig bestehenden Talion- und Sühnebegriffe liefert dieses blinde Weib mit ihrer Wage ein ziemlich entsprechendes und genügendes Bild des Rechtes. Um die tiefere Psychologie der menschlichen Natur, um Geistesstörung und verminderte Zurechnungsfähigkeit, um höhere soziale Ideale und Verbesserungen brauchte sie sich noch nicht zu kümmern. Wenn ein Richter sich bezahlen liess, um einen Unschuldigen zu bestrafen oder um einen Schuldigen frei zu lassen, selbst wenn er das eine oder das andere nur aus Angst vor der Gewalt eines Despoten oder vor der aufgeregten Leidenschaft der Masse tat, so war eben dieser Richter unwürdig; Themis hatte ihre Binde abgenommen und drückte feige und parteiisch auf ihre Wage, die sich dann auf die unrechte Seite senkte. In der Tat war die blinde Themis wenigstens bereits unparteiisch, und in dieser Beziehung muss sie auch noch heute und für immer in Ansehen bleiben. So einfach wie früher hat es aber heute Themis nicht mehr, denn die Fortschritte der Humanität und der Wissenschaft, spezieller der Psychologie und der Psychiatrie zwingen sie dazu, ihre Binde abzulegen, nicht um der Parteilichkeit zugänglich zu werden, sondern aus tieferen Gerechtigkeitsgründen, um klar in den Menschen hinein zu sehen. Es handelt sich nicht mehr einfach darum, zu wissen, ob ein Angeklagter oder Gemassregelter die ihm zur Schuld gelegte Tat begangen hat oder nicht, sondern noch darum, ob er gewusst hat, was er tat, was für Motive ihn dazu bewogen und wer der wahre Urheber der Übeltat war. Alkohol, geistige Abnormitäten und Krankheiten, Suggestionen, Leidenschaften etc. wetteifern miteinander, um das arme Menschenhirn derart zu beeinflussen, dass seine Taten ihm dann nicht oder kaum mehr zugerechnet werden können. Ausserdem wird bei näherem Zusehen der herkömmliche Begriff der freien Wahl, der absoluten Willensfreiheit des Menschen, der die Vorbedingung unserer alten Strafjustiz bildet, nicht nur immer problematischer, sondern muss geradezu als eine menschliche Illusion betrachtet werden, die darauf beruht, dass die mittelbaren, fernen Motive unserer Handlungen uns zum grossen Teil unbewusst und daher unbekannt bleiben. Schon der grosse Philosoph Spinoza hat dies meisterhaft dargetan und die heutige Wissenschaft bestätigt ihn im weitesten Umfang. Jede Wirkung hat in der Welt ihre Ursache, und so sind auch alle unsere Entschlüsse durch Tätigkeiten unseres Hirns bedingt, die ihrerseits wieder von den ererbten und erworbenen Engrammen als innere, mit den äusseren kombinierte Ursachen beeinflusst und mitbestimmt werden. Erkennen wir einmal frank und frei die Falschheit des alten Axioms der menschlichen Willensfreiheit an und verstehen wir, dass dasjenige, was wir als freien Willen fühlen und betrachten, nichts anderes ist, als eine individuell sehr wechselnde und mehr oder weniger entwickelte Fähigkeit unseres Gehirns, sich seiner Umgebung und speziell den anderen Menschen (der Gesellschaft) durch seine Handlungen anzupassen; begreifen wir endlich, dass unser Wille und alle unsere Handlungen beständig von einem ungeheuer weit ausholenden Komplex erblicher Energien (dem

Charakter), verbunden mit den von aussen während unseres Lebens auf uns wirkenden Energien, sowie mit den augenblicklichen Eindrücken der Sinne bestimmt werden, — dann muss unsere ganze Auffassung des Rechtes und speziell des Strafrechtes sich andern. Das Talion muss als barbarischer Überrest tierischer Rechtsgefühle unserer Ahnen und die Sühne als Schlacke einer veralteten, abergläubischen Mystik vollständig verschwinden. Die moderne, rein wissenschaftliche juristische Reformrichtung hat bereits das alles anerkannt. Trotz der völligen Erfolglosigkeit des bisherigen Strafsystems bezüglich Verbesserung des Verbrechertums vermochte sie jedoch bis jetzt ihre Anschauungen nur zu einem geringen Teile praktisch durchführen. Es bleiben also nach dem Gesagten nur noch zwei Gründe übrig, die das Dasein des Rechtes wirklich berechtigt erscheinen lassen:

1. die menschliche Gesellschaft dadurch zu schützen, dass es die Verbrecher verhindert zu schaden, und überhaupt Begriffsbestimmungen und Gesetze zu schaffen, die die gegenseitigen Interessen der Menschen möglichst geeignet für das Zustandekommen günstiger, naturgemässer Lebensbedingungen sowohl des Einzelnen wie der Allgemeinheit gestalten;

2. die Ursachen des Verbrechens, sowie der sozialen Differenzen, Unvollkommenheiten und Ungleichheiten zu erforschen und durch die stetige zweckmässige Bekämpfung jener Ursachen eine progressive Besserung der Menschen und ihrer sozialen Zustände herbei zu führen.

Was wir hier fordern, bedeutet freilich eine völlige Umwälzung der herkömmlichen Rechtsbegrifte, nicht nur unseres alten, vermoderten Strafrechtes, sondern auch vielfach unserer zivilen Rechtsbegriffe. Diese Umwälzung ist aber unvermeidlich und hat übrigens bereits begonnen. Sie wird dazu gelangen müssen, das Recht aus der Umklammerung einer alten metaphysischreligiösen Dogmatik und erstarrter, aus überlebten Sitten und Unsitten hergeleiteter Sätze zu befreien und ihn auf eine angewandte, soziale Naturwissenschaft des Menschen zu begründen, der erst dann den Linne'schen Namen „Homo sapiens" verdienen wird. Zu lange haben die Juristen angewandte Metaphysik auf Grund dogmatisierter, barbarischer Sitten und abergläubischer Mystik getrieben. Es ist hohe Zeit, dass Themis ihre Binde ablegt, dass sie Psychologie, Psychopathologie und Wissenschaft studiert und dann die unparteiische, gerechte Handhabung ihrer Wage von einem gesunderen, innerlich wahreren, menschlicheren Boden ableitet, mag auch ihre Arbeit dabei schwieriger und komplizierter werden.

Während einerseits die sexuellen Gefühle zu den innigsten und heiligsten Bedingungen des individuellen Glückes gehören, sind sie anderseits ebenso innig und unwandelbar mit dem sozialen Wohle der Menschheit verknüpft. Auf keinem Gebiet ist es schwieriger, das Gemeinwohl und das individuelle Wohl harmonisch zu verbinden, und aus diesem Grunde gehören die sexuellen Rechtsverhältnisse zu den schwierigsten. Wir sagten vorhin, dass die Befriedigung des Sexualtriebes des Menschen zu seinen natürlichen Rechten gehört. Die Naturwissenschaft zwingt uns dazu, diesen Satz aufzustellen. Und dennoch ist dies ein folgenschwerer, vielfach verhängnisvoller Satz, denn die Befriedigung des Geschlechtstriebes eines Menschen zieht nicht nur andere Menschen direkt, sondern eine noch viel grössere Zahl anderer Menschen indirekt in Mitleidenschaft und kann dieselben vielfach bedeutend mehr schädigen, als beglücken. Ohne den Umstand der Fortpflanzung wäre es relativ leicht, den Individualismus mit dem Sozialismus harmonisch in Einklang zu bringen. Nun sind es aber durch jenen Umstand gerade die sexuellen Verhältnisse, die in diesem Gebiet die Hauptschwierigkeiten bieten. Unser heutiges Recht steht hier, obwohl grosse Fortschritte errungen worden sind, zu einem grossen Teil noch auf dem barbarischen Standpunkte der rechtlichen Ungleichheit der Geschlechter. Freilich sind Männerseele und Weiberseele qualitativ nicht gleich geartet. Doch gibt es in einer Gesellschaft, die keine geschlechtslosen Individuen besitzt und bei welcher beide Geschlechter harmonisch und gemeinsam sozial zu arbeiten haben, keinen triftigen Grund, das eine Geschlecht dem andern rechtlich unterzuordnen. Möge auch durchschnittlich der Mann an die 130 oder gar 150 Gramm mehr Gehirn besitzen als das Weib und ihr an Erfindungs- und Kombinationsgabe überlegen sein, so liefert ihm dies keinen Grund, seiner sexuellen Lebensgefährtin und seiner Mutter mindere soziale Rechte als sich selbst zuzugestehen. Seine körperliche Kraft wird ihn so wie so stets vor weiblichen Übergriffen schützen können. Eine erste Forderung ist somit die sozial-rechtliche Gleichstellung des Weibes. Ebensowenig dürfen die Kinder als Besitz oder als

Nutzgegenstände betrachtet werden, wie dies so häufig geschah und noch geschieht (siehe Kapitel VI, Teil I). Das sind zunächst die Rechtsgrundlagen eines natürlichen, sexuellen Rechtes. Bei keinem Tier finden wir die Missbräuche, die der Mensch mit Weib und Kind getrieben hat. Nun wollen wir zum Spezielleren übergeben.

B. Zivilrecht

Das Zivilrecht hat die Aufgabe, die Verhältnisse der Menschen zu einander zu regeln. Es kennt keine eigentliche Strafe, d. h. keine Sühne und hat sich nicht mit dem Verbrechen zu befassen. Seine Aufgabe ist, die soziale Basis für gegenseitige Verträge und Verbindlichkeiten zu schaffen. Immerhin grenzt es durch den Begriff der Zivilentschädigung für verursachten Schaden und der administrativen Zwangsmassregeln an das Strafrecht. Wenn auch auf natürlicherer Grundlage fussend und dem menschlichen Wohle, wie den sozialen Anforderungen besser angepasst, als das Strafrecht, enthält das Zivilrecht dennoch auf Schritt und Tritt Überlieferungen religiöser Mystik und herkömmlicher Unsitten. Wir wollen das Bestehende und Wünschenswerte mit einigen Worten analysieren, sofern es unser Thema betrifft. Es kann jedoch keine Rede davon sein, dass ich auf gesetzgeberische Details eingehe, da mir die bezüglichen Fachkenntnisse abgehen und es uns zu weit führen würde.

Die Ehe und die sexuellen Verhältnisse an und für sich. Ich verweise für diese Materie auf dasjenige, was in den Kapiteln VI, VIII, X, XI und XII steht, und bitte ebenfalls die übrigen bereits behandelten Kapitel im Auge zu behalten. An und für sich ist der Begattungsakt zweier Individuen, wenn beide aus freien Stücken sich dazu entschliessen und keine Dritten dabei belästigen oder schädigen, eine private Angelegenheit, wie etwa ein Handschlag oder ein KUSS, und sollte weder das Zivilrecht, noch das Strafrecht angehen. Wie viele Einschränkungen dieser Satz auch nachträglich zu erfahren hat, so muss er doch als Prinzip anerkannt und vorangestellt werden. Die Gesellschaft hat nur das Recht, die individuelle Freiheit soweit zu beschränken, als sie oder ihre einzelnen Mitglieder durch ihre Ausübung geschädigt werden. In dem freien Begattungsakt an und für sich, sofern er keine weiteren Folgen hat, und von erwachsenen, zurechnungsfähigen Personen ausgeübt wird, liegt aber keine Schädigung der Gesellschaft oder ihrer Mitglieder.

Trotzdem hat die Rechtspraxis lange nicht überall diesen Satz anerkannt. Viele Gesetze, besonders bei germanischen Völkern, bestrafen das Konkubinat, das heisst den ausserehelichen Geschlechtsakt als solchen. Und da, wo das Konkubinat toleriert wird, wird es meistens als minderwertig behandelt, sodass besonders Weib und Kinder darunter zu leiden haben. Wenn auch die schon früher erwähnten Liguorischen Vorschriften der katholischen Kirche mit Bezug auf den Detailvorgang der Begattung nur kirchliche Vorschriften sind, so beeinflussen sie nichtsdestoweniger in hohem Grade die Eheverhältnisse katholischer Länder.

Im allgemeinen wird die Begattung zivilrechtlich nur in der Form der Ehe anerkannt. Wie sehr aber die Eheform, von der Polygynie (Polygamie im engeren Sinn) durch die Monogamie bis zur Polyandrie und von der kurzen, zeitweiligen Ehe bis zur unbedingten Lebenslänglichkeit derselben (in den katholischen Ländern), oder gar bis zu der indischen Vorschrift, die dem Weibe befiehlt, ihrem verstorbenen Manne ins Grab zu folgen, wie sehr dies alles variiert, haben wir im Kapitel VI gesehen. Im Eherecht spielen religiöse Überlieferungen (die selbst, wie wir sahen meistens aus barbarischen Sitten herstammen) eine ungeheuere Rolle. Nur mit Mühe und Not hat sich das Prinzip der Zivilehe in den meisten Kulturstaaten Bahn gebrochen. Vielfach ist heute noch die religiöse Ehe die einzige Eheform. Fast überall herrscht sie noch als Hauptsitte neben der Zivilehe. Diese einfache Tatsache zeigt, wie tief wir noch in den Schlingen der Überlieferungen stehen. Hierbei herrscht die Vorstellung, die Ehe sei eine göttliche Einrichtung, eine Art Eingebung Gottes, die der Mensch zwar schliessen, aber nicht lösen dürfe, und dergleichen mehr. Wir wollen hier nicht auf die Details der religiösen Eheformen eingehen und verweisen auf die Kapitel VI und XII. Es ist ganz klar, dass wir auf unserem heutigen, rein menschlich-sozialen Standpunkt nur eine Zivilehe anerkennen können. Religiöse Eheformalitäten müssen vollständig als Privatsache betrachtet werden. Sie gehen den Staat und die Gesellschaft als solche nichts an und müssen als staatliche Einrichtungen, ebenso wie die sogenannte Staatsreligion, zum Wohl der Menschheit und zu ihrer Befreiung von der Tyrannei sklavischer Glaubensketten, mit aller Energie bekämpft werden.

Was ist nun die Zivilehe, was soll sie sein? Unsere heutige Zivilehe ist noch ein tastender Anfang und wartet auf Verbesserung. Sie bedeutet einen Vertrag zwischen zwei Menschen verschiedenen Geschlechtes behufs gemeinschaftlicher Fortpflanzung. In diesem Vertrag kümmert sich aber das Gesetz noch zu viel um das persönliche Verhältnis der Ehegatten zu einander und viel zu wenig um die Interessen ihrer eventuellen Nachkommenschaft, die doch fast ausschliesslich das Interesse des sozialen Gesetzgebers in Anspruch nehmen sollte. Ferner spukt darin noch die abhängige Stellung des Weibes und trübt die rechtliche Reinheit der Zivilehe.

Als erster Grundsatz der Zivilehe sollte nach unserer Ansicht die absolute rechtliche Gleichstellung und die vollständige Gütertrennung der Ehegatten stehen. Es sollte nicht so sein, dass der augenblickliche Liebesdusel des Weibes es dem Manne möglich macht, sich ihr Hab und Gut anzueignen. Letzteres ist eine wahrhaft barbarische Einrichtung, die noch vollständig aus unserem Zivilrecht zu verschwinden hat. Da wo das Weib bereits grössere Rechte besitzt, kann sie übrigens auch, wenn sie bösartig ist, mittelst der Gütergemeinschaft den Mann benachteiligen. Mehr noch: im gemeinschaftlichen Eheleben sollte die Hausarbeit des Weibes nicht als selbstverständliche nicht zu vergütende Leistung, sondern gerade so gut wie die männliche Verdienstarbeit gewertet und auf das Konto des weiblichen Besitzes geschrieben werden. Die unselige Gütergemeinschaft sollte nicht nur nicht die Regel sein, sondern direkt für zivilrechtlich ungültig erklärt werden. Eheleute mögen sie, solange sie ein Herz und eine Seele sind, praktisch zusammen durchführen. Kommt es aber zu Streitigkeiten, oder gar zur Scheidung, so kann und sollte sie niemals als gesetzlich bestehend anerkannt werden, da der ehrliche und arbeitsame Teil, sowie die Kinder, durch sie stets benachteiligt zu werden pflegen. Auf solche Weise würde viel Unheil als Folge zahlreicher Ehen vermieden. Auch ohne dass die Ehe sonst unglücklich ist, kann die Verschwendung oder die Ungeschicklichkeit des einen Ehegatten bei Gütergemeinschaft die ganze Familie ruinieren.

Ausserordentlich wichtig ist ferner die Dauer der Ehe. Fordert man im Ehekontrakt geschlechtliche Treue bis zum Grabe, so ist die Ehescheidung ein Nonsens, und doch erweist sich praktisch, dass es eine Grausamkeit bedeutet, zwei Menschen gesetzlich aneinander gekettet zu halten, die nicht mehr zusammen leben können und wollen. Aus diesem Grunde ist die Ehescheidung als eine zivilrechtliche Notwendigkeit, zwar gewiss nicht als Ideal, wenigstens aber als unbedingt erforderlich zu betrachten, um die Familie vor dauernder Zerrüttung zu bewahren und nicht von vorne herein Gesetzesübertretungen stillschweigend zu sanktionieren.

Unter den vielen vorkommenden Ehescheidungen spielen venerische Krankheiten, Geistesstörung, Ehebruch, lasterhafter Lebenswandel, Misshandlungen, Verbrechen und vor allem Ehezwist und Unverträglichkeit eine Hauptrolle. Die Sterilität des einen Ehegatten oder seine Untauglichkeit zur Begattung dürfte auch in vielen Fällen mit als Grund angeführt werden, obwohl unter gewissen Umständen, wie wir später sehen werden, hier eine beschränkte Polygamie oder Polyandrie humaner als die Ehescheidung sein dürfte. Ich werde einen Fall nie vergessen, wo sich eine Frau infolge längerer Geistesstörung ihres Mannes nach einer Apoplexie von ihm hatte scheiden lassen, um wieder zu heiraten. Sie besuchte ihn alsdann trotzdem recht fleissig in der Irrenanstalt. Als er später ruhiger geworden war, nahm sie ihn wieder zu sich nach Hause neben ihren zweiten Gemahl, der die Sache ganz natürlich und recht fand. Sobald die Ehescheidung zugelassen wird, entstehen komplizierte und wichtige Rechtsfragen, wenn Kinder vorhanden sind. Darüber später mehr. Die gesetzliche Zulassung der vollständigen Ehescheidung gestaltet also tatsächlich die Ehe zu einem zeitweiligen Vertrag, der den idealen, freien Liebesverhältnissen nicht mehr sehr fern steht. Um aber unbedachten Duseleien gleich von Anfang an vorzubeugen, müssen wir die Umstände untersuchen, die, ausser der Kindererzeugung, dem sexuellen Verhältnis zweier Personen zivilrechtliche Bedeutung verleihen können. Ich bemerke gleich hier, dass es der Zivilgesetzgebung recht gut möglich ist, auch für die ausserehelich erzeugten Kinder rechtliche Verhältnisse zu schaffen, die sie den ehelich erzeugten gleichstellen und füge sogar hinzu, dass eine solche Gleichstellung den elementarsten, menschlichen Rechtsgefühlen entsprechen würde, wenn diese nicht durch Vorurteile und mystische Dogmen gefälscht wären.

Im weiteren muss das Zivilrecht feststellen, dass entmündigte und minderjährige Menschen kein Eherecht besitzen. Dies mag in gewissen Fällen grausam erscheinen. Doch hat die Gesellschaft entschieden das Recht, hier einzuschreiten. Erstens müssen unreife Kinder geschützt werden und dürfen nicht Eheverträge schliessen oder sich sexuell betätigen. Unter siebzehn Jahren sollte bei uns unbedingt kein Mädchen, unter achtzehn bis zwanzig Jahren kein Knabe sexuellen Verkehr pflegen. Dieses gebietet eine gesunde soziale und individuelle Hygiene, infolgedessen auch ein gesundes Zivilrecht. Ganz das Gleiche gilt von Geisteskranken. Freilich entsteht hier eine schwierige Frage. Darf man mit Gewalt ein Ehepaar (oder ein Konkubinatspaar) deshalb trennen, weil der eine Teil geisteskrank geworden ist, wenn der andere Teil die Trennung nicht will? Für solche Teile hat man die Nichtigkeitserklärung der Ehe in Deutschland erfunden. Damit gewinnt man nicht sehr viel. Ich werde darauf im Zusammenhang mit anderen Dingen zurückkommen, möchte aber gleich bemerken, dass hier die Gesellschaft nicht durch die Fortdauer der Ehe und auch nicht durch die Fortdauer des sexuellen Verkehrs, sondern nur durch die Kindererzeugung geschädigt wird. Letztere allein sollte also unbedingt verhindert werden, der sexuelle Verkehr dagegen nur, wenn der gesund gebliebene Eheteil damit einverstanden ist, oder wenn das Interesse des Kranken es erfordert. Die Regelung solcher Verhältnisse bleibt einer zukünftigen Zeit vorbehalten.

Gewisse verschwiegene oder verkannte körperliche Schäden sind auch dazu geeignet, einen bereits vorhandenen Ehevertrag ungültig zu machen; dazu gehören zum Beispiel chronische ansteckende, vor allem venerische Krankheiten, sowie sexuelle Impotenz des Mannes oder Empfängnisunfähigkeit des Weibes. Aber auch hier sollte das Gesetz nur dem Verlangen des geschädigten Teiles nachgeben und nur gegen die eventuelle Erzeugung von Krüppeln Vorkehrungen treffen, nicht aber von sich aus den sexuellen Verkehr als solchen verbieten.

Eine wichtige Frage ist diejenige des Ehebruches. Auch hier sind wir der Ansicht, dass das Gesetz durchaus nicht von sich aus einzuschreiten hat. Vor allem sollte der nachgewiesene Ehebruch bei versprochener Treue einfach, wie bisher, dem geschädigten Teil das Recht zur Ehescheidung mit den Vorteilen eines Geschädigten ohne weiteres geben. Gewisse Formen des Ehebruchs Noch, die mit Einverständnis beider Ehegatten eher den Charakter einer Bigamie oder Biandrie annehmen, sollte das Zivilgesetz ebensowenig wie das Strafgesetz kennen. Ich erwähne zum Beispiel den Fall, wo zwei Ehegatten aus allen möglichen anderen Gründen beisammen bleiben wollen, wo jedoch die Impotenz oder Sterilität des einen ihn veranlasst, dem anderen einen bestimmten ausserehelichen sexuellen Verkehr zu gestatten. In einem solchen Fall fehlt überhaupt eine Schädigung anderer Individuen oder der Gesellschaft und somit fehlt der Grund zum rechtlichen Einschreiten (siehe Anhang: André Couvreur, La Graine).

Ausserordentlich schwierig gestaltet sich die Frage, was zu tun ist, wenn ein Ehegatte die Trennung will und der andere nicht, und wenn keine sonstigen Scheidungsgründe vorliegen. Hier handelt es sich allein um die tückischen Launen des „Liebesgottes", die nun einmal nicht aus der Welt zu schaffen sind. Nach meinem Dafürhalten hat das Gesetz, hier fast nur, dafür aber um so strenger, die Rechte etwa vorhandener Kinder und die Erhaltungspflichten des unbeständigen Ehegatten im Auge zu behalten. Ebenso muss es die pekuniären und sonstigen Zivilrechte des den Fortbestand der Ehe wünschenden Ehegatten wahren. Gerade hier zeigt sich so recht die Notwendigkeit der Gütertrennung. Dagegen geht es nach meiner Überzeugung nicht an, mit Gewalt eine Ehe aufrecht zu erhalten, von welcher der eine Teil durchaus nichts mehr wissen will. Praktisch wird damit nichts Gutes erreicht. Das ist eine Frage der Moral im engeren Sinn und nicht des Rechtes. Übrigens sieht man die Verzweiflung des treugebliebenen Teiles bei derartigen Fällen ebensogut unter Konkubinatsverhältnissen als unter legalen Eheverhältnissen ausbrechen. Das Gesetz kann nicht alles und ist hier ohnmächtig. Es kann Versöhnungsversuche anstellen, aber kaum mehr.

Wir kommen hier zu einer heiklen Frage. Wir sahen bereits, dass das Recht auf Befriedigung des Geschlechtstriebes notwendig in vielen Beziehungen eingeschränkt werden muss, damit die Rechte anderer Menschen nicht dadurch geschädigt werden. Die allergrösste Schwierigkeit liegt hier darin, dass zu dieser Befriedigung (pathologische Fälle ausgenommen) zwei Wesen nötig sind und dass das, was den einen befriedigt, den anderen tief verletzen oder schädigen kann. Letzteres kann Sache des Strafgesetzes werden und wir werden bei Besprechung desselben darauf zurückkommen. Aber bereits zivilrechtlich muss notwendig die freie Gestattung der Befriedigung des Geschlechtstriebes von der freiwilligen Zustimmung beider Teile abhängig gemacht werden. Nach meiner Ansicht darf von dieser Regel keine Ausnahme gestattet werden. Es genügt nicht, die Unmündigen zu schützen: auch die Mündigen dürfen nicht gegen ihren Willen körperlich missbraucht werden. Tatsächlich aber enthält das Institut der sogenannten christlichen Ehe in dieser Beziehung noch barbarische Roheiten, indem die Ehefrau meistens gesetzlich gezwungen ist, sich ihrem Herrn und Gebieter sexuell so oft hinzugeben, als dieser es verlangt. Darin liegt sozusagen die Kehrseite der in der Ehe formell von dem Manne geforderten sexuellen Treue. Umgekehrt dagegen kann schon aus physiologischen Gründen ein sehr erotisches, sexuell anspruchsvolles Weib durchaus nicht Gegenrecht fordern, da ein Mann keine Erektionen auf Kommando bekommen kann. Sie kann nur dann auf Scheidung klagen, wenn nachweisbar vollständige Impotenz vorliegt. Der Hinweis auf diese Verhältnisse genügt, um zu zeigen, wie misslich es ist, das Detail der sexuellen Verhältnisse gesetzlich regeln zu wollen. Dadurch wird notwendig das Recht zur Ungerechtigkeit. Wir sahen, wie ungeheuer variabel der individuelle Geschlechtstrieb ist. Denselben nach einem monogamischen gesetzlichen Ehecodex regeln zu wollen, führt zu absurden Quälereien und ist doch undurchführbar. Bei allem Respekt vor den ethischen Absichten Tolstois müssen daher seine strengen Anschauungen über das Eheleben als schwärmerische Träumereien bezeichnet werden. Wenn ein stark libidinöser Mann ein sexuell kaltes Mädchen heiratet, ohne dies zu ahnen, und wenn seiner Frau der Beischlaf auf die Dauer ein Greuel bleibt, so ist es ebensogut eine Grausamkeit, von dem Manne Enthaltsamkeit, als von der Frau sexuelle Hingabe zu verlangen. Hier kann nur Scheidung oder Gestattung eines Konkubinates oder einer Bigamie für beide Teile ein erträgliches Verhältnis schaffen, falls eine Anpassung auf Grund gegenseitiger Zugeständnisse sich nicht durchführen lässt. Heutige Anschauungen lassen aber höchstens die Scheidung gelten. Da, wo jedoch Mann und Weib bereits durch eine Schwangerschaft oder ein geliebtes Kind und, abgesehen von ihren verschiedenen sexuellen Bedürfnissen, durch Liebe und Eintracht an einander gebunden sind und bleiben wollen, ist wiederum die Scheidung eine Grausamkeit.

Selbstverständlich geben wir zu, dass solche extreme Verhältnisse nichts weniger als die Regel bilden dürfen, dass in vielen Fällen der erotischere Teil sich mässigen und der kalte Teil sich gewöhnen kann. Guter Wille kann viel erreichen. In diesem Kapitel aber haben wir es nicht mit der Moral, sondern mit dem Rechte zu tun und wir haben bloss die Frage zu beantworten, was soll geschehen, wenn in der sexuellen Frage der eine Teil dauernd will und der andere Teil dauernd nicht will. Der sozial sonst günstige Umstand, dass die sexuelle Leidenschaft des Menschen sich vielfach auf ein einziges Individuum konzentriert, ist für diese Fälle der allerfatalste. Ein Mann verliebt sich leidenschaftlich in ein Weib oder ein Weib leidenschaftlich in einen Mann; die Liebe wird aber nicht erwidert, sondern verschmäht.

Dieses leider alltägliche Unglück, das sowohl im Leben wie in der Dichtung zu den tragischsten Konflikten führt, kann in der Regel doch nur durch den Verzicht des Liebenden gelindert werden. Diese Grausamkeit ist entschieden noch geringer, als diejenige, zur Geschlechtsbeute eines Wesens zu werden, von welchem man angewidert oder angeekelt wird. Es ist daher unmenschlich, das heisst unmoralisch, sei es in der Religion, sei es in der Dichtung oder in welcher Form immer, den Exklusivismus und die monogamische Unabänderlichkeit in der Liebe zu predigen und sie als Dogmen hinzustellen. Ich meine hier monogam im Sinne des Satzes: „Ein Weib (oder gar ein Mann!) kann und darf in seinem Leben nur einmal lieben.“ Diesem grausamen Satz muss man entschieden und mutig entgegentreten. Sentimentale Poeten mögen dafür schwärmen; aber unglücklich sind oft diejenigen, die sich aus dogmatischer Skrupelhaftigkeit daran halten. Nicht nur Tod und Krankheit der Ehegatten, Ehezwist und Untreue, sondern auch der ganz gewöhnliche Fall der unerwiderten Liebe machen aus solcher Schwärmerei vielfach ganz unnötigerweise Märtyrer. Es liegt auch in solcher Kasteiung ein starkes suggestives Element, das man nicht zu unterhalten braucht. Wenn derjenige, der nicht liebt, unbedingt das Recht haben muss, die geschlechtlichen Zumutungen des anderen zurückzuweisen, muss nicht nur das Gesetz, sondern auch die Moral demjenigen, der lieben möchte, aber mit seiner Liebe da, wo er Erwiderung finden sollte, zurückgewiesen wird, gestatten, eine andere Wahl zu treffen, bei der sein Liebesbedürfnis mehr Entgegenkommen findet. Heutzutage dulden aber noch viele, ehe sie sich dazu entschliessen, lieber das eigene Unglück und das Unglück ihrer Kinder, um sich nicht der Brandmarkung der öffentlichen Meinung auszusetzen. Es ist daher eine Pflicht des Gesetzgebers, aus dem Gesetze alles zu entfernen, was irgendwie eine solche Brandmarkung sanktionieren könnte.

Dass Misshandlungen, direkte sexuelle Schädigungen, Ehebruch, Verbrechen und, wie wir sahen, sexuelle Unfähigkeit Scheidungsgründe abgeben, ist bereits gesetzlich meistenorts anerkannt, leider aber wird wegen des Druckes der öffentlichen Meinung von den betreffenden Gesetzesbestimmungen noch viel zu wenig Gebrauch gemacht. Ich erinnere nur daran, dass ausserdem derartige gröbere Schädigungen das Recht auf Zivilentschädigungsanspruch, eventuell auf Strafklage geben. Immerhin muss hierzu bemerkt werden, dass eine Zivilklage und erst recht eine Strafklage eines Ehegatten gegen den anderen ohne Ehescheidung eigentlich eine Monstrosität ist. Sind Eheleute so weit, dass sie gegen einander gerichtlich klagen, so ist die Ehe tatsächlich getrennt und ihr Fortbestehen ein Skandal.

Eine vom hygienisch-humanitären Standpunkte aus sehr wichtige Frage ist die der venerischen Ansteckung. Es sollte nach meiner Ansicht geradezu als Verbrechen angesehen werden, dass ein an einer venerischen Krankheit wissentlich leidender Mensch den Beischlaf ausübt, es sei denn, der andere Teil leide an der gleichen Krankheit. Hier sollte das Gesetz in der Art eintreten, dass es für den Betrogenen oder Angesteckten eine starke Zivilentschädigung und für den schuldigen Teil eventuell eine Strafklage vorsähe. Hier kann wohl nur von einem Antragvergehen die Rede sein und muss der Geschädigte klagen, was er heutzutage aus Schamgefühl so gut wie immer zu tun unterlässt. Es kann aber darin besser werden und es wäre ein Glück für die Menschheit, denn damit wäre eines der wirksamsten Mittel gegeben, der venerischen Ansteckung und damit der schweren Schädigung der Familie und der Nachkommen entgegenzuarbeiten. Es wäre ferner noch sehr wünchenswert, Mittel und Wege zu finden, die Zeugung kongenital syphilitischer Kinder hintan zu halten. Syphilitische Eheleute sollten selbst durch Anwendung von Condoms (siehe Kapitel XIV) solchen Zeugungen vorbeugen.

Eine weitere heikle Frage, die wir zum Teil im Kapitel X besprochen haben, ist das Verhältnis des Zivilrechtes zur Prostitution. Dass jede Duldung, Regelung und staatliche Anerkennung unbedingt zu verurteilen ist, haben wir bereits gesagt. Wie soll sich aber das Zivilgesetz zur freien Prostitution verhalten? Dass die Prostitution vom ethischen Standpunkt aus ein grosses Übel ist, haben wir zur Genüge gesehen. Wir haben aber auch gesehen, dass es vollständig unnötig ist, ihre Beseitigung zu versuchen, solange man nicht der Mammonherrschaft an den Kragen geht. Die Käuflichkeit des Menschen involviert den Handel mit dem eigenen Leib. Letzteren allein zu verbieten geht leider nicht an. Solange man alles für Geld haben kann, wird man auch für Geld die Einwilligung zum Beischlaf erhalten. Dagegen soll hier die Sitte verurteilend einsetzen. Der Staat soll daher vor allem seine schützende und dadurch anerkennende Hand von diesem Schmutz zurückziehen und durch alle ihm zur Verfügung stehenden gesetzlichen und administrativen Mittel nicht nur die Kuppelei, sondern auch die öffentlichen Auswüchse der Prostitution verfolgen, damit letztere auf rein persönliche, intimere Verhältnisse zurückgedämmt wird, bis eine gerechtere, soziale Organisation der Arbeit und ihres Lohnes und eine wirksame Bekämpfung des Alkoholgenusses die Lebenswurzeln des Selbstverkaufes allmählich vernichten.

Fassen wir das Gesagte zusammen, so kommen wir zu dem Schluss, dass die Zivilehe durch allmähliche Reformen dazu gebracht werden muss, ein viel freierer Vertrag zum Zweck des sexuellen Zusammenlebens zu werden, als bis jetzt. Nicht in unnötigen, unwirksamen und nur schädlichen Plackereien in Sachen des sexuellen Verkehrs und der Liebe, sondern in der Regelung der Pflichten der Eltern den von ihnen erzeugten Kindern gegenüber soll das Gesetz den Schutz und das sexuelle Heil der Gesellschaft für die Zukunft suchen. Der Unterschied zwischen der Ehe und einem freien Liebesverhältnis soll allmählich dadurch schwinden, dass der Gesetzgeber nicht mehr auf die Aufrechterhaltung eines angeblich von Gott[1] eingesetzten sexuellen Institutes, sondern auf den Aufbau der natürlichen, die ethi-

[1] Siehe Kapitel X. Geldehe. Es ist schwer, ein Lächeln zu unterdrücken, wenn man die Ehe eines reichen Mädchens mit einem angekauften Offizier, oder gar einer Kupplerin mit ihrem Zuhälter, als ein von Gott für das Leben eingesetztes Institut bezeichnen hört. Noch schlimmer stand es früher bei der Kaufehe.

schen und sozialen Gefühle hebenden Verhältnisse der Familie seine ganze Sorgfalt verwendet. Man hat verschiedene Vorschläge gemacht, um den freien Liebesverhältnissen, die tatsächlich existieren, eine würdigere Gestaltung zu geben. Moderne Frauen haben mit vollem Recht darauf hingewiesen, dass die einfältige Sitte, ein unverheiratetes Weib anders als ein verheiratetes zu titulieren, eine ganze Kategorie armer Frauen und unschuldiger Kinder sozial in Acht und Bann versetzt, und dass man ebenso sehr berechtigt wäre, unverheiratete Männer mit „Herrlein" anzusprechen, als unverheiratete Frauen mit Fräulein. Ein Fräulein, das ein Kind besitzt und dabei nicht schlimmer sich verging, als dass sie der Natur gehorchte, wird durch diesen Titel allein mit dem Stempel der Schande versehen. Ich weiss noch, wie ein Weib, das in freier Liebe mit demselben Manne neun Kinder erzeugt hatte und später geisteskrank geworden war, mir antwortete, als ich sie mit „Fräulein" anredete: „ein schönes Fräulein mit neun Kindern". Diese Antwort allein wiegt einen Kodex auf. Der wahre Kitt der Ehe wird durch die Kinder gebildet. Fehlen diese, so hat eine komplizierte gesetzliche Einmischung des Staates in solche Eheverhältnisse keinen Sinn, solange niemand dadurch geschädigt wird, und die Zivilehe könnte dann höchst einfach gestaltet werden. Ich begnüge mich mit diesen Bemerkungen. Wir werden gleich den wichtigeren Punkt der Frage besprechen. Heute schon kann man in manchen Ländern die Zivilehegesetze dazu benutzen, Eheverträge zu schliessen, welche Gütertrennung festsetzen, sowie den Anspruch jedes Teiles an den Arbeitsertrag, und gewisse gegenseitige Rechte und Pflichten der Eltern und der Kinder im voraus so regeln, dass die Mängel der Gesetzgebung einigermassen korrigiert werden.

Eigenartig und charakteristisch ist der Herzenswunsch vieler sexuell perverser Menschen, besonders homosexualer (Kap. VIIIA, Teil I), heimliche Verlobungen und Ehen mit den inadaequaten Gegenständen ihrer Liebe einzugehen. Von einer gesetzlichen Regelung solcher pathologischer „Ehen" kann selbstverständlich keine Rede sein. Wenn sie aber niemanden schädigen, sollten sie als Privatangelegenheiten um so mehr vom Gesetz ignoriert werden, als keine Kinder daraus entstehen können.

Zivilrechtliche Verhältnisse der Kinder. Matriarchat.

Die Kinder sind es also, welche den wahren phylogenetisch und psychologisch tief fundierten Kitt der Ehe und der Familie bilden. Das ist so wahr, dass, wie wir im Kapitel VI sahen, bei vielen wilden Völkern eine Ehe so lange nicht als rechtsgiltig betrachtet wird, als keine Kinder da sind, und dass bei den meisten Kulturvölkern sterile Frauen als minderwertig gelten. Man kann daher dreist den Paragraphen des Code Napoleon, der die Vaterschaftsnachforschungen verbietet, als eine enorme Naturwidrigkeit und eine zivilrechtliche Monstrosität bezeichnen. Die Pflichten, die zwei Menschen durch die Zeugung weiterer Menschen auf sich nehmen, sind hohe, ja vielleicht die höchsten sozialen Pflichten, die Menschen überhaupt auf sich nehmen können. Es ist daher eine niederträchtige Widernatürlichkeit, den Einen der Erzeuger, den Mann, gesetzlich von diesen Pflichten nur deshalb völlig zu entheben, weil vor der Zeugung gewisse religiöse und gesetzliche Formalitäten nicht erfüllt worden sind. Ist vielleicht der Mann bei einer ausserehelichen Zeugung weniger schuldig, als das Weib, wenn man hier überhaupt von Schuld sprechen will? Ist es nicht ein Hohn und eine Lächerlichkeit, wenn man ausserehelich gezeugte Kinder in der französischen Sprache mit dem Ausdruck „Enfants naturels“ (auch gelegentlich in der deutschen „natürliche Kinder“) bezeichnet? Sind vielleicht die ehelichen Kinder dafür „surnaturels“ oder gar unnatürlich? Und welche Schändlichkeit bedeutet es nicht, dass alle unsere Gesetze die unschuldigen Kinder, die ausserhalb der Ehe geboren werden, mit einem Schandmal bereits bei ihrer Geburt dadurch versehen, dass sie ausnahmsweise den Familiennamen der Mutter statt desjenigen des Vaters erhalten? Das elementare Naturrecht fordert, dass alle Kinder, ob ehelich oder unehelich, sozial gleichberechtigt seien und dass sie deshalb alle entweder den Namen ihres wahren Vaters oder den Namen ihrer Mutter tragen. Letzteres wäre entschieden das Logischere und Natürlichere. Die weibliche Namenfolge entspricht einem bei Naturvölkern häufig zu findenden System des sogenannten Matriarchats (siehe Kapital VI, Teil I und XIX), das viel gerechter ist und zu viel weniger Unfug führt, als das Patriarchat. Uebrigens, wenn die Frau die ihr gebührenden sozialen Rechte vollständig erlangt haben wird, wird die gesetzliche Herrschaft einer einzigen Person in der Ehe aufhören müssen. Die Gleichberechtigung beider Geschlechter wird es mit sich bringen, dass der mütterliche Name ganz von selbst aus Klarheits- und Einfachheitsgründen zum Familiennamen werden muss, denn es liegt in der Natur der Dinge, dass die Mutter dem Kinde viel näher steht, als der Vater und dass zwar die Mutterschaft auch nicht so selten unbekannt oder zweifelhaft bleibt (Findelkinder, betrügerische Kindervertauschung oder-Unterschiebung), aber doch im ganzen, der Natur der Sache nach, ungeheuer viel leichter festzustellen ist und ungeheuer viel häufiger festgestellt wird, als die Vaterschaft. So z. B. genügt der sexuelle Verkehr der Mutter mit zwei Männern, um die Feststellung des Vaters oft unmöglich zu machen. Auch hat die Mutter bei der Zeugung und Erziehung der Kinder so viel mehr Sorgen, Gefahren und Ausgaben aus dem eigenen Körper auf sich zu nehmen, als der Vater, dass von Natur und daher von rechtswegen ihr Name derjenige der Familie werden sollte. Leider sind unsere Gesetzgebungen noch sehr weit von der Anerkennung solcher Naturrechte entfernt. Wir müssen jedoch dieselben voranstellen, weil, nach unserer Ansicht, deren Durchsetzung viele schwierige Streitfragen aus dem Wege räumte.

Überall da in der Natur, wo die Sprösslinge eine lange, unbeholfene Kindheit durchzumachen haben, ist es Pflicht der Eltern, dieselben zu ernähren und aufzuziehen. Dieser Pflicht die menschlichen Eltern auf Grund gewisser unreifer und unnatürlicher sozialer Theorien entziehen zu wollen, hiesse die Promiskuität, und dadurch die soziale Entartung einführen. Man kann ohne Gefahr solche soziale Sitten andern, die nur auf künstlichen, durch die Tradition geheiligten Dogmen, Moden und Angewöhnungen beruhen, seien sie religiöser oder sonstiger Natur. Niemals aber darf eine soziale Einrichtung die heiligsten Gesetze natürlicher, phylogenetisch tief in der menschlichen Natur wurzelnder Instinkte verletzen, ohne dass solche Massregeln sich bald durch ihre schlimmen sozialen Folgen rächen. Wir haben in den Kapiteln VI und VII den unwiderleglichen Beweis geliefert, dass die Familie, die Sympathiegefühle zwischen Mann und Weib, Eltern und Kindern, die phylogenetische Grundlage der sexuellen Verhältnisse des Menschen bilden und dass daher die innerlich wahre Monogamie das normalste, höchste und beste sexuelle Liebesverhältnis bei ihm darstellt, so sehr auch, besonders der Mann, egoistische, polygamische Triebe haben mag. Wir verkennen keineswegs, dass es viele Ausnahmen gibt und geben muss, und dass für diese gesorgt werden soll. Am allerwenigsten verkennen wir, dass besonders verdorbene soziale Sitten unnatürliche Verhältnisse schaffen, bei welchen die Eltern sich schmählich gegen ihre Kinder benehmen, dieselben wirtschaftlich ausbeuten, der Prostitution und dem Verbrechen zuführen, sie misshandeln, martern etc. Nicht selten sogar werden unbequeme Kinder in unauffälliger Weise durch langsame Martern dem Tode zugeführt. Für alle diese Ausnahmefälle müssen besondere gesetzliche Bestimmungen aufgestellt werden, die die Kinder von der elterlichen Gewalt befreien oder wenigstens gegen den Missbrauch derselben schützen. Ich empfehle zur Beachtung und Nachahmung besonders die neueren Anregungen, die für den Rechtsschutz des Kindes in Österreich, infolge der Initiative des Fräuleins Lydia von Wolfring, für die Gesetzgebung gemacht worden sind.[2] Der Staat soll misshandelte, vernachlässigte oder verlassene Kinder durch wohltätige Stiftungen aufziehen lassen, nachdem man sie unwürdigen Eltern entzogen hat, die jedoch von ihren Erhaltungspflichten dadurch keineswegs befreit werden. Am besten tut man, nach dem Vorbild der genannten Autorin, dieselben gruppenweise braven, kinderlosen Ehepaaren unter Oberaufsicht zur Erziehung zu übergeben, denn dort finden sie gerade wieder das ihnen fehlende Familienleben. Aus pädagogischen Gründen sollen solche künstliche Familien, die natürlichen imitierend, Kinder beiderlei Geschlechts und verschiedenen Alters erziehen. So wird die Regel gerade durch diese Ausnahme am besten bestätigt.

Das Normale aber ist und bleibt, dass die Eltern, und zwar beide, für die Aufziehung ihrer Kinder sorgen. Freilich muss hier der Staat vor allem durch die Schulen helfend und sogar zwingend eingreifen, denn sie auf eine gewisse Höhe der Kultur zu heben, ist die Gesellschaft ihren Kindern schuldig, und hier darf die elterliche Gewalt nicht hemmend dazwischen treten. Der obligatorische und unentgeltliche Schulunterricht gehört somit zu den übrigens bereits fast überall, wenn auch oft noch mangelhaft

---

[2] Lydia von Wolfring: Wie schützt man die Kinder vor Misshandlung und Verbrechen, 1899; Kindermisshandlungen, 1902; Aberkennung der väterlichen Gewalt, 1902. Wien, bei Deuticke. Ferner: Dieselbe: Beschränkung der Zivilrechte bei Gewohnheitstrinkern. Wiener Gerichtszeitung, 1903; Landwirtschaftlich-gewerbliche Kinderkolonien. Verlag des Pestalozzibundes, Wien, 1904.

durchgeführten Pflichten des Staates. Der Staat soll ferner die Kinder dadurch schützen, dass er der elterlichen Gewalt gewisse engere Grenzen zieht, als es heute noch der Fall ist. Das Kind darf nicht ein Nutzgegenstand für die Eltern sein. Es hat auch das Recht, gegen schädliche, launenhafte Züchtigungen geschützt zu werden, besonders wenn sie den Charakter der Misshandlung an sich tragen. Dass die heute noch vielfach bestehende Gestattung der Prügelstrafe und dergleichen in Schulen eine unbedingt abzuschaffende barbarische Roheit bleibt, ist selbstverständlich.

Vor allem aber muss der Staat streng an der Alimentationspflicht beider Geschlechter für die von ihnen erzeugten Kinder festhalten. Es darf kein Vater (und auch keine Mutter), ob er reich oder arm und ob das Kind ehelich oder unehelich sei, sich dieser Pflicht entziehen. Bei unseren unvollkommenen sozialen Verhältnissen wird es heute besonders dem besitzlosen Manne noch viel zu leicht, sich aus dem Staube zu machen und die von ihm erzeugten Kinder der Mutter oder dem Findelhaus zu überlassen. Der Besitzende ist leichter zu fassen. Er muss gezwungen werden, ergiebig für das Leben und die Erziehung seiner unehelichen wie seiner ehelichen Kinder zu sorgen, wenn er es nicht selbst tut.

Wer nichts besitzt, soll dafür zu einer bestimmten Arbeitsleistung zur Erhaltung seiner Kinder genötigt werden. Auf diese Weise werden die eheliche Treue und die Monogamie besser gewahrt, als durch alle direkten Einmischungen des Gesetzes in die sexuellen Verhältnisse selbst. Ich betone wieder, dass auch solche unwürdige Eltern, denen die Kinder entzogen werden müssen, für ihren Unterhalt pekuniär, resp. durch Arbeit sorgen müssen.

Hier wird man mir sofort einwerfen, wie ich auf arme Leute, die sich oft kaum selbst ernähren können, in so unbarmherziger Weise eine derartige Pflichtenlast häufen könne. Allerdings ist die Tragung einer solchen Pflichtenlast bei unseren jetzigen sozialen Einrichtungen vielfach ein Ding der Unmöglichkeit. Wer aber Pflicht sagt, sagt Recht. Es ist daher selbstverständlich, dass den Pflichten, die wir von allen Eltern fordern müssen, entsprechende Rechte gegenüber zu stellen sind. Vor allem kann eine volle Gerechtigkeit auf diesem Gebiete erst durch einen wesentlichen Fortschritt des Sozialismus erreicht werden. Ich verstehe hier unter Sozialismus nicht starre, kommunistische, nicht einmal marxistische Doktrinen, sondern einen wesentlichen sozialen Fortschritt in der Bekämpfung der Kapitalherrschaft. Die Menschen sollen so gestellt werden, dass ihnen der Ertrag ihrer Arbeit wirklich voll und ganz zukommt, damit sie auch in sexueller Beziehung ein würdiges menschliches Leben führen können. Aber dieses genügt noch nicht. Vom sozialen Standpunkt aus ist es eine Ungerechtigkeit, dass die Menschen, welche Kinder erzeugen, allein die Last für die Erziehung der künftigen Generationen zu tragen haben. Den egoistischen Satz der kinderlosen Menschen, die da sagen: „Ich darf mir das Leben bequem machen, geniessen und faulenzen, weil ich auf das Glück des Besitzes von Kindern freiwillig oder unfreiwillig Verzicht leistete", darf eine gesunde, soziale Gesetzgebung nicht gelten lassen. Der Staat hat die Pflicht, grosse Familien stark zu entlasten, dadurch die Erzeugung gesunder, gut gearteter Kinder zu erleichtern und dafür die kinderlosen Menschen umso stärker mit Arbeit oder Lieferung von Arbeitsprodukten zu belasten. Früher (1695 — 1706) gab es in England eine Junggesellensteuer. Heute spricht man dort wieder davon eine solche einzuführen.

Ich erwähnte bereits in dieser Hinsicht die heutige norwegische Sitte, Ehefrauen und grössere Kinder zum halben Preis auf Schiffen fahren zu lassen. Es ist hier nicht der Platz, auf die Details dieser Frage einzugehen. Wenn aber jene Sozialreformen einmal verwirklicht sein werden, wenn ferner für unentgeltliche Schulbildung, Alters-, Waisen- und Krankenversorgung etc. überall genügend gesorgt sein wird: alsdann wird kein Mensch mehr sich mit Recht der Forderung entziehen dürfen, für die Alimentation seiner Kinder und für deren familiäre Erziehung zu sorgen. Nur Faulenzer und schlecht geartete Menschen werden es wohl dann noch versuchen. Hier rufen wir wieder mit aller Energie der von ihrer Augenbinde befreiten Themis zu: „Öffne die Augen und schaue, dass du mit Hilfe naturwissenschaftlicher und sozialer Erkenntnis deine Wage im wahren und gerechten Gleichgewicht hältst."

Man wird mir, wie man es immer tut, einwenden, die Ermittelung der wahren Vaterschaft sei oft eine sehr schwierige und missliche Sache. Dies will ich nicht in Abrede stellen. Wenn man aber den Frauen die ihnen gebührenden Rechte gibt und bei der Mädchenerziehung die Grundsätze befolgt, die wir im Kapitel XVI aufstellen, wird die Sache wesentlich leichter werden.

Übrigens lässt sich heute schon bei gutem Willen und gehöriger Energie die Vaterschaft meistens ermitteln. Und wenn auch zum Beispiel die hohe Vervollkommnung der Verkehrsmittel das Verreisen und Verduften auf einer Seite erleichtern, so erleichtern sie auf der anderen Seite noch mehr das Ausfindigmachen der Menschen in allen Weltteilen. Die internationalen Beziehungen aller Kulturstaaten bessern und vervollständigen sich täglich. Wenn die Erdkugel immer gründlicher von der Kultur in Beschlag genommen sein wird, kann man hoffen, dass es den Schwindlern noch bedeutend schwieriger gemacht werden wird, sich durch Flucht ihren Pflichten zu entziehen. Wenn wir alles berücksichtigen, können wir unter keinen Umständen die Grundbedingung sozialer Erhaltung preisgeben, welche darin besteht, die Eltern für die Ernährung und Erziehung ihrer Kinder verantwortlich zu machen.

Die elterliche Verantwortung erstreckt sich aber noch, wie wir sahen, auf ein anderes Gebiet, nämlich auf die Pflicht, keine geistig oder körperlich verkrüppelten Kinder zu erzeugen. Diese Frage gehört jedoch nicht hierher und wir werden später darauf zurückkommen.

Eine vorzügliche Einrichtung unseres heutigen Staatslebens ist diejenige der Vormundschaft für Waisenkinder, Geisteskranke etc. Dieselbe bedarf nur eines gründlichen und sorgfältigen Ausbaues.

Eine schlimme Einrichtung dagegen ist in manchen Ländern die Befugnis und Gepflogenheit der Gemeinden, arme, verlassene oder Waisenkinder, die ihrer Fürsorge anheimfallen, dem Mindestfordern-den zur Pflege zu übergeben. Daraus entstehen hässliche Missbräuche (Erziehung zum Bettel, Verwahrlosung und dergleichen). Noch schlimmer ergeht es unehelichen Kindern, die von herzlosen Müttern an Engelmacherinnen abgegeben werden. Geldgier verbindet sich hier mit der sozialen sexuellen Heuchelei sogenannter guter Sitten, um solche Zustände herbeizuführen. Geldnot und Schamgefühl bedingen ferner viele Kindsmorde und Kinderabtreibungen. Hierin sollte das Zivilrecht in Verbindung mit dem Strafrecht die energischesten Vorkehrungen treffen, um derartigen Missständen allmählich ein Ende zu bereiten.

Wenn alle die Forderungen, die wir aufgestellt haben, auf sozialgesetzgeberischem Wege erreicht sein werden, wird der

Unterschied zwischen der Ehe und dem freien Liebesverhältnisse fast nur noch ein formeller sein. Die Konsequenzen für Eltern und Kinder wären bei beiden dieselben geworden. Der Unterschied bestände nur noch in dem Vorhandensein oder Nichtvorhandensein eines amtlichen Ehevertrages. Trotzdem dürfte die wahre Monogamie daraus nichts verlieren, sondern umgekehrt sehr viel gewinnen. Wir hätten freilich nicht mehr unsere heutige, künstlich mittelst der Prostitution, das heisst mittelst der schmutzigsten Promiskuität erhaltene und gleichzeitig durch sie illusorisch gemachte Zwangsmonogamie, dafür aber eine auf Naturgesetze solider sich aufbauende, formell viel freiere, jedoch durch inneren und äusseren Pflichtenzwang den Kindern gegenüber besser in sich gefestigte relative Monogamie.

Formen und Dauer der Zivilehe. Um Wiederholungen zu vermeiden, verweise ich auf Kapitel VI und speziell auf dessen Paragraphen 15 und 16. Wir haben ausserdem im Vorhergehenden unsere Ansicht über diesen Punkt zum grössten Teil schon ausgesprochen und begründet. Wenn auch die Monogamie jedenfalls die normalste und natürlichste Form der Ehe und der Familie bildet und wenn sie an sich die besten Bedingungen eines dauerhaften Glückes sowohl für die Ehegatten wie für deren Kinder bietet oder wenigstens bieten kann, so muss man bis zur Blindheit voreingenommen sein, um nicht einzusehen, dass es ein grundsätzlicher Fehler gegen die Natur ist, die Monogamie als die allein seligmachende Eheform, als den einzigen Rettungsanker des sexuellen Verkehrs zu betrachten und aus ihr eine rechtliche Zwangsjacke für die Menschheit zuzuschneiden. Erstens lehrt die Geschichte und die Ethnographie, dass wenigstens polygyne Völker sich kräftig entwickelt haben und noch entwikkeln, während allerdings polyandrische Völker durchweg eine ziemlich kümmerliche Existenz fristen. Zweitens aber lehrt die unbefangene Beobachtung unserer eigenen christlichen Monogamie, dass sie zu einem nicht unwesentlichen Teil auf blossem Schein beruht, voll Lug und Trug, voll Heuchelei, und dass der Versuch, durch gesetzlichen Zwang ihren Bestand auf Lebensdauer zu sichern, vollständig gescheitert ist. In denjenigen katholischen Ländern, die die Ehescheidung verbieten, muss dieselbe durch Trennung von Tisch, Bett und Haus ersetzt werden und diese Einrichtung ist bekanntlich die ergiebigste Quelle des Ehebruches. Ausserdem sind die Länder mit monogamischen

Gesetzen, je strenger diese sind, umsomehr gezwungen, der Prostitution, das heisst der Promiskuität freien Lauf zu lassen und haben sogar, wie wir sahen, die Monstrosität begangen, die Kuppelei gesetzlich zu regulieren. Diese herben Lehren, die den Anhängern der Zwangsmonogamie von der Praxis erteilt worden sind, beweisen, wie einfältig es ist, durch künstliche Schranken gebieterische normale Naturtriebe gewaltsam im Zaume halten zu wollen. Was bei einzelnen stärkeren Charakteren nicht immer ohne Mühe oder leichter bei kalten Temperamenten gelingt, ist bei der grossen Masse unmöglich streng durchzuführen.

Die Polyandrie ist in der Regel eine Folge der Armut; polyandrische Rassen sind wenig fruchtbar und scheinen dem Untergang entgegenzugehen. Ausserdem ist der normale Mann instinktiv viel polygamischer, als das normale Weib polyandrisch. Nichtsdestoweniger können Fälle vorkommen, die selbst die Polyandrie rechtfertigen. Wenn auch auf mehr oder weniger pathologischer Grundlage, gibt es sexuell so unersättliche Weiber, dass sie durch einen normalen Mann kaum befriedigt werden können. Da ist es schliesslich doch besser, wenn einige männliche Don Juans auf Grund freiwilliger Übereinkunft sich solcher Geschöpfe annehmen, als dass sie sich aus Verzweiflung der Prostitution überliefern (es gibt nämlich, wie wir sahen, Prostituierte aus Nymphomanie) oder dass jene Don Juans ordentliche, normale Mädchen systematisch verführen und verderben. Erst recht sind gewisse Formen der Polygynie da am Platz, wo die Sterilität oder die Abneigung der Frauen gegen sexuellen Verkehr die Familienverhältnisse trüben. Durch solche Behelfe dürften viele unglückliche Eheverhältnisse und die Sterilität vieler nützlicher Elemente unserer Kultur aufhören. Wir haben bei Besprechung der Polygamie im Kapitel VI gezeigt, dass es viele Formen derselben gibt und dass durchaus nicht alle so entwürdigend für das weibliche Geschlecht sind, wie man gemeiniglich bei uns auf Grund der als Typus angesehenen muselmännischen Misswirtschaft annimmt. Was die Polygynie vor allem erniedrigt, ist das barbarische System der Kaufehe, bei welchem die Frauen nicht nur Kaufobjekte, sondern zusammengepferchte Sklavinnen sind. Wir sahen, wieviel höher die Polygynie gewisser Indianerstämme steht, bei welchen das Matriarchiat herrscht und wo jede Ehefrau Besitzerin und Beherrscherin des Hauses und der Familie wird. Sobald das Weib vollständig, rechtlich wie pekuniär, dem Manne gleichgestellt ist, hört die Gefahr ihrer Erniedrigung durch die Polygynie auf. In der Tat kann in einem solchen sozialen Zustand die Polygynie nur eine Ausnahme bilden. Sie beruht auf aller Freiwilligkeit und wird um so harmloser und unschädlicher, je mehr einerseits die Ehescheidung erleichtert wird und anderseits strenge Gesetze, die Pflicht der Kindererhaltung betreffend, der männlichen Gier die notwendig engen Grenzen setzen. Ich möchte geradezu behaupten, dass die Stabilität der monogamischen Ehe, die auf Gefühle gegenseitiger Achtung und Liebe sich gründen muss, durch die hier empfohlene gesetzliche Freiheit einerseits und die auferlegten Pflichten anderseits viel besser garantiert würde als bisher. Hat sich einmal die betreffende Sitte eingebürgert, so muss es denjenigen Menschen, die geeignet sind, einander zu verstehen und dauernd zu lieben, viel leichter werden, sich zu finden und dann werden sie sich auch von selbst mit der Zeit um so fester an einander binden, als ihre Ketten freiwillig sein werden. Fänden dabei in der Form kürzer dauernder Verbindungen häufige Probeehen statt, die mit Trennung endigen, so wäre dies erstens kein sehr grosses Unglück und kommt schon heute in gemeinerer und traurigerer Form täglich vor, und würde zweitens dadurch erschwert werden, dass eine strenge Zivilgesetzgebung, die erzeugten Kinder betreffend, dem Leichtsinn und der Genusssucht den sichersten Riegel vorschöbe. Wendet man dagegen ein, dass dann leichtsinnige Menschen, um sich auf bequeme Weise Abwechslung zu verschaffen, auf die Kindererzeugung verzichten werden, so antworten wir, dass es nicht sehr schade sein wird, wenn gerade solche Leute durch eine derartige negative Zuchtwahl ihre Sippe selbst dem Aussterben preisgeben werden. Auf diesem Wege stellt man zwei Naturtriebe in sehr zweckentsprechender Weise einander entgegen: Denjenigen der Zeugung und Vermehrung und denjenigen des sinnlichen sexuellen Genusses. Wer dem ersteren, höheren und arterhaltenden nachgeben will, wird gezwungen, dem zweiten gewisse Schranken zu setzen, ohne deshalb einem unnatürlichen Asketismus zu verfallen. Es wird dann Sache der Zivilgesetzgebung sein, das Detail praktisch zu regeln. Dieses dürfte nicht gar zu schwer fallen.

Ehe zwischen Verwandten. Ich verweise auf das im Kapitel VI § 10 Gesagte. Nach meiner Ansicht genügt es vollständig, um eine schädliche Inzucht unter den Menschen zu vermeiden, die Ehe resp. die geschlechtliche Verbindung zum Zweck der Kindererzeugung zwischen direkten Aszendenten (vor allem zwischen Eltern und Kindern) und zwischen Geschwistern zu verbieten. Was weiter geht, ist eine völlig zwecklose bureaukratische Plackerei. Vollends sinnlos sind die Gesetze, welche Ehen zwischen angeheirateten Verwandten verbieten; so zum Beispiel das Verbot, die Schwester der verstorbenen Ehefrau zu heiraten u. dgl. mehr. Es gab ja Völker, deren Gesetze umgekehrt zu solchen Ehen zwangen! Auch zwischen Onkel und Tanten einerseits, Neffen und Nichten anderseits, sowie zwischen Geschwisterkindern sehe ich keinen triftigen Grund ein, Ehen zu verbieten. Es liegt gar kein Beweis dafür vor, dass derartige Verbindungen für die Nachkommenschaft nachteilig seien. Wie wir sahen, ist nur die Häufung erblicher Fehler nachteilig und kann ebensogut bei Ehen mit Fremden wie bei Ehen mit Verwandten vorkommen. Im allgemeinen jedoch sind wiederholte Verwandtenehen in einer und der gleichen Familie durchaus nicht empfehlenswert und man sollte wenigstens davon abraten.

Einschränkungen der persönlichen Freiheit bei sozial schädlichen oder sozial gefährlichen Personen in Bezug auf das Sexualleben. Die Unfähigkeit der Menschen, das Krankhafte und Zwangsmässige vom Gesunden und Anpassbaren oder Modifikationsfähigen bei den Motiven der Handlungen ihrer Mitmenschen zu unterscheiden und beides auseinander zu halten, ist eine der fatalsten Erscheinungen auf sozialem Gebiet. Sie erschwert ungeheuer sowohl eine rationelle Zivilgesetzgebung, wie vernünftige, administrative Massregeln. Das leidenschaftliche, unklare und unkritische Empfinden der Masse lässt dabei in der öffentlichen Meinung zwei entgegengesetzte Absurditäten und Ungerechtigkeiten zum Ausdruck kommen: Erstens schimpft man über willkürliche Gewaltakte, Verletzung der persönlichen Freiheit und rechtswidrige Beschränkung oder Einsperrung, sobald kompetente Beurteiler einem geistig abnormen, gefährlichen, aber dem Laien geistig klar vorkommenden Menschen das Handwerk legen und ihn zur Sicherung der Gesellschaft in eine Irrenanstalt versetzen oder sonstwie in seiner Freiheit beschränken lassen. Sobald aber, zweitens, ein derartiges in der Freiheit sich befindendes Individuum schwindelt, raubt, mordet, schändet oder sadistische Greuel ausübt, schreit die erregte Menge, nun plötzlich von Lynch- oder Taliongefühlen beseelt, nach Sühne und Wiedervergeltung. Am liebsten würde sie das Scheusal gleich schinden und vierteilen.

Schwer genug fällt es dem sachverständigen Psychiater, den man sowieso sehr gewöhnlich beschuldigt, überall Geisteskranke zu sehen und im Verdacht hat, infolge einer spezifischen Schrulle geistig gesunde Menschen einzusperren, hier Ruhe und Sachlichkeit walten zu lassen. Er möchte zugleich humane und doch die Gesellschaft schützende Massregeln getroffen sehen, um das vermindert zurechnungsfähige oder ganz unzurechnungsfähige Scheusal möglichst richtig zu behandeln, möchte Gesetze und Einrichtungen getroffen sehen, die den Geisteskranken gegen sich selbst und gegen den Missbrauch durch andere bewahren und zugleich solche, die ihn seinerseits hindern, die Gesellschaft zu schädigen. In ihrer Angst und ihrem Unverstand suchen aber die Gesellschaft und mit ihr manche Juristen alten Schrotes vor allem Massregeln zu treffen, um die geistig Gesunden vor den Irrenärzten zu schützen, wobei sie das wahre Interesse sowohl der Kranken als der Gesunden vollständig aus dem Auge verlieren! Die Angst und das Misstrauen des Publikums werden hierbei beständig durch die Räubergeschichten unterhalten, die gewisse querulierende, verfolgungswahnsinnige Geisteskranke und Halbgeisteskranke erzählen und in der Presse verbreiten.

Diese Verhältnisse, welche die Luft um jede Irrenanstalt herum schwül und den Beruf des Irrenarztes dornenreich und vielfach qualvoll gestalten, hemmen ungeheuer die Entwicklung der notwendigsten Reformen. Das gute Publikum und die Textjuristerei, die beide von der menschlichen Psychologie und Psychopathologie nichts verstehen, bilden sich ein (ich spreche nur von den gutgläubigen und nicht von trölerischen Advokaten), Verteidiger oder Anwälte der persönlichen Freiheit zu sein und merken nicht, dass der Haupterfolg ihrer Bemühungen der ist, dass eine grosse Zahl Geisteskranker und geistig Abnormer verurteilt werden und in Strafanstalten sich befinden, während sehr viele andere sich als höchst gefährliche Menschen frei herumtreiben und beständig die furchtbarsten Verbrechen verüben oder auch die kaum weniger furchtbaren Peiniger einer grossen Zahl armer, unschuldiger und geduldiger geistig gesunder Menschen, besonders ihrer Frauen und Kinder, werden. Ein Irrenarzt, der diesem ganzen Jammer und Elend zusieht, wird leicht zum Pessimisten, weil er seine Ohnmacht dem Unverstand der Masse und ihren Gefühlswallungen gegenüber klar erkennt. Die natürliche Feigheit der Menschen macht, dass sie gern die Augen zudrücken und gerade die gewalttätigen Scheusale aus Angst schonen, um sich keinen Unannehmlichkeiten auszusetzen, und so hört das Martyrium der von so vielen chronischen Alkoholisten, Sadisten, Querulanten und dergleichen mehr geschundenen armen Weiber und Kinder nicht auf, weil das feige Geschrei über die angebliche Gefährdung der sogenannten persönlichen Freiheit es so haben will. In Wirklichkeit bedrückt man die Schwachen und Gutmütigen und tritt ihre Freiheit mit Füssen, indem man sich vom Freiheitsgeschrei der Gewalttätigen und Lärmmacher hypnotisieren lässt.

Auf diesem Boden spielen die sexuellen Verbrechen und Scheusslichkeiten, zu einem grossen Teil von den Trinksitten begünstigt, eine hervorragende Rolle. Unbekümmert um das Vorurteil will ich hier kurz sagen, was not tut:

Solange Juristen und Gesetzgeber keine Psychologie und Psychiatrie studieren und solange nicht sämtliche Gewohnheitsverbrecher und gefährliche Menschen einer gründlichen psychiatrischen Expertise unterzogen werden, wird ein Wandel zum Guten nicht stattfinden können. Zu dieser Besserung der Zustände ist ein einiges Zusammengehen der Juristen und der Irrenärzte notwendig und ein gegenseitiges Verständnis ist nur möglich, wenn die Juristen Psychologie studieren und während ihrer Studien eine Art praktischer Klinik bei den Sträflingen durchmachen. Wie kann man über das Schicksal seiner Nächsten richten, ohne die blasseste Ahnung von der Seelenverfassung jener Parias der Gesellschaft zu haben? Es sollten alle Juristen, die ein Herz für die Menschheit haben, die Bestrebungen des Rechtsgelehrten Professors Franz von Liszt unterstützen[3] und mutig an das Re-

---

[3] Ich erwähne hier folgende Bücher: Delbrück: Gerichtliche Psychopathologie [bei Joh. Ambr. Barth, Leipzig 1897]. Delbrück: Die pathologische Lüge und der psychisch abnorme Schwindler [bei Ferdinand Enke, Stuttgart 1891]. Forel: Crime et anomalies mentales constitutionnelles [Genève 1902 bei H. Kündig, éditeur]. Kölle: Gerichtlich-psychiatrische Gutachten [aus der Klinik von Prof. Forel in Zürich. Stuttgart 1894 bei Ferdinand Enke]. Von Liszt: Schutz der Gesellschaft gegen gemeingefährliche Geisteskranke und vermindert Zu-

formwerk gehen.

Es ist ja klar, dass man nicht nur die direkten Ausschreitungen solcher Individuen (zum Beispiel der Sadisten) anderen Menschen gegenüber bekämpfen und diese Gefährlichen unter sichere Aufsicht stellen und unschädlich machen müsste, sondern dass man auch Mittel und Wege finden sollte, um zu verhindern, dass Nachkommenschaft aus ihrem meist von alkoholischen Eltern her blastophthorisch verdorbenen (siehe Kapitel I, Teil I) Keimplasma hervorgehe. Die erstere Frage hat uns hier nicht zu beschäftigen; über die zweite dagegen erlaube ich mir einige Worte.

Sehr eifrige und weitgehende Kämpfer für die Reformen haben für solche Fälle die Kastration vorgeschlagen (neuerdings zum Beispiel Rüdin), was allseitig einen Entrüstungsschrei hervorrief. Unsere überempfindlichen, modernen Kulturmenschen vertragen solche Gedanken nicht, während manche alte Völker und Herrscher, wie heute noch die Islamiten, sich ganz gemütlich Eunuchen hielten, um bequeme und ungefährliche Diener für ihre Frauen zu haben, sowie mit Hängen und Köpfen schnell bei der Hand waren. Selbst der Papst hielt sich bis jetzt in Rom Kastraten als Diskantsänger für Kirchenkonzerte. Zu diesem Zwecke wurden Knaben in der Kindheit kastriert. Erst jetzt will Pius X. damit aufräumen. Die modernsten Kriege und die Greuel der Europäer in Afrika, China etc. beweisen, dass ein Vorwand genügt, um das im Menschen schlummernde Raubtier zu wekken, das dann leichten Herzens und zwecklos mordet und schändet. Immerhin hat man in neuerer Zeit die Kastration als Heilmittel für allerlei Krankheiten bei Männern und Weibern ausgeführt, bei Weibern besonders wegen Hysterie. Ich gestehe hier ganz offen, dass ich an einem psychisch kranken Scheusal, das in meiner Anstalt sich befand und wegen Schmerzen im Samenstrang die Kastration selbst verlangte, diese Operation vornehmen liess, obwohl die Sache für mich mehr eine Vorbeugungsregel gegen Kindererzeugung durch den Kranken als einen Eingriff, seines persönlichen Leidens wegen, bedeutete. Ich liess auch ein hysterisches vierzehnjähriges Mädchen kastrie-

---

rechnungsfähige [Monatsschrift für Kriminalpsychologie und Strafrechtsreform]. Forel: Die verminderte Zurechnungsfähigkeit [Die Zukunft, 1899, No. 15].

ren, deren Mutter und Grossmutter Kupplerinnen und Dirnen waren und die sich bereits aus Vergnügen jedem Knaben auf der Strasse hingab, weil ich dadurch der Entstehung unglücklicher Nachkommen vorbeugen wollte. Damals war es Mode, Hysterische therapeutisch zu kastrieren und ich nahm diese Mode als Vorwand für mein Vorgehen, das in Wirklichkeit nur einen sozialen Zweck hatte. Um wenigstens die Vermehrung der unglücklichsten, verfehltesten und gefährlichsten Wesen zu verhindern, sollte man, nach meiner Ansicht, wenn auch nicht gerade die Kastration, so wenigstens gewisse unschuldigere Operationen vornehmen resp. vornehmen dürfen, wie die Dislokation der Tuben beim Weibe, die die Sterilität bewirkt, ohne die Eierstöcke zu zerstören und ohne die Libido sexualis zu vermindern. Bei gewissen Individuen, wie den Sadisten, deren Sexualtrieb als solcher gemeingefährlich ist, ist freilich die völlige Kastration erforderlich. Nach meiner Ansicht sind solche Operationen bei allen Individuen angezeigt, deren psychopathologischer Zustand in diesem Gebiet derart ist, dass sie ganz unfähig sind, ihren bezüglichen Impulsen zu widerstehen oder die Ermahnungen der Vernunft zu begreifen, denn so wird man ihnen oft ihre Freiheit lassen können, die sonst z. B. durch Internierung in geschlossenen Anstalten beschränkt werden müsste, was für sie tatsächlich viel schlimmer ist.

Ich muss dagegen dringend betonen, dass eine so eingreifende Massregel nur ganz ausgesprochenen, unzweifelhaften und gefährlichen Fällen gegenüber gestattet werden dürfte. Ich glaube ferner, dass man diese Massregel sehr oft, besonders bei sexuell abnormen und gefährlichen Menschen, freiwillig zugestanden bekäme, wie es auch bei meinen beiden Kranken der Fall war. Es wäre schon ein grosser Fortschritt, wenn man im Zivilgesetz einer freiwillig zugestandenen Kastration oder Tubendislokation offizielle Berechtigung einräumte. Heute aber stehen wir meistens tatsächlich so, dass ein psychopathologisches Scheusal sich nicht einmal kastrieren lassen darf, wenn es das will, weil die Ärzte ohne eine bestimmte medizinische Indikation eine solche Operation zu unternehmen sich weigern, und weil der Fall nirgends, weder im Gesetz noch sonstwo, vorgesehen ist. Besonders wenn sie frühzeitig vorgenommen würde, könnte sie Sadisten, Kinderschänder und dergleichen, mit perversem und zugleich gefährlichem Sexualtrieb behaftete Menschen vor einem unglücklichen Verbrecherleben und die Gesellschaft vor ihren Verbrechen und denjenigen ihrer eventuellen Nachkommen schützen. Beim Weib wäre natürlich in solchen Fällen die Kastration und nicht nur die Tubendislokation nötig. Anders jedoch verhält sich die Sache, wenn es sich nur darum handelt, die Erzeugung einer Nachkommenschaft zu verhindern und wenn die Kranken einer Einsicht in ihren Zustand und dessen Konsequenzen fähig sind. Hier genügt die Belehrung und die Anwendung von Schutzmitteln gegen die Zeugung, welche jedem Menschen erlauben, seinem Geschlechtstriebe nachzugehen, ohne Kinder zu erzeugen. Dieses hat aber mit dem Zivilgesetz nichts zu tun. Wir werden im Kapitel XIV darauf zurückkommen.

Prinzipiell ist es wichtig für uns, hier zu betonen, dass die heutigen Verhältnisse der Ehe vielfach einerseits die Fortpflanzung von Verbrechern, Geisteskranken und Siechen fördern und anderseits die Zeugung gesunder Kinder durch geistig und körperlich tüchtige Menschen erschweren oder verhindern. Ist einmal ein geistig abnormer oder körperlich siecher Mensch verheiratet, so muss sich seine Frau so viel unglückliche Kindererzeugungen von ihm gefallen lassen, als ihm beliebt. Ist dagegen ein braves, tüchtiges und gesundes Dienstmädchen, eine sogenannte „Perle", bei einer Herrschaft angestellt, so tut man oft alles, um sie vom Heiraten abzubringen, weil man sie ungern verliert, und dies ist um so leichter, je gewissenhafter und anhänglicher sie ist. Mädchen, die uneheliche Kinder bekommen, verlieren oft Stelle und Ehre. Man braucht nur diese zwei Fälle zu erwähnen, um begreiflich zu machen, woran es fehlt Wir brauchen mehr persönliche Freiheit für normale, anpassungsfähige, gute Menschen, und mehr persönliche Beschränkung für abnorme, gefährliche und schlechte Personen. Damit wird sich das Zivilrecht der Zukunft abfinden müssen, wenn es auf der Höhe bleiben will.

Einstweilen hat man versucht, sich damit zu behelfen, den Geisteskranken die Ehe zu verbieten oder, wenn sie bereits besteht, sie für nichtig zu erklären oder sie zu scheiden. Als Notbehelf für den Übergang mögen solche Massregeln am Platze sein. Dieselben setzen voraus, dass Zeugungen nur in der Ehe vorkommen und dass die Ehe zur Zeugung zwingt. Beide Voraussetzungen sind aber tatsächlich falsch; das heisst, sie treffen nur teilweise unter dem Druck der jetzigen Sitte und Gesetzgebung zu. Die betreffenden Gesetzesparagraphen haben immerhin unter gegenwärtigen Verhältnissen den Vorteil, die Lösung solcher scheusslichen Zwangsverhältnisse, als welche sich Ehen Geisteskranker und geistig abnormer Individuen schlimmer Art darstellen, zu ermöglichen. Leider aber wird die Scheidung meistens nur bei ausgesprochener Geisteskrankheit zugestanden, während tatsächlich die allerschlimmsten Verhältnisse bei solchen abnormen, vermindert Zurechnungsfähigen vorkommen, bei welchen Publikum und Gericht das Vorhandensein der Abnormitäten nicht zu erkennen oder zu begreifen imstande sind. Diese Leute pflegen sich meist zu einer Zeit zu verheiraten, wo noch niemand ihr wahres Wesen kennt und die Folgen der Verbindung voraussieht. Die unglückliche, nun an sie gekettete Ehehälfte verfällt dann einem endlosen Märtyrertum. Die geistigen Abnormitäten spielen eine ungeheure und ungemein unterschätzte Rolle in den unglücklichen Ehen. Alle diese Gründe sprechen wieder für die Richtigkeit der oben von mir angedeuteten Lösung der ganzen Frage.

Im Sommer 1905 hat das Schweizerische Bundesgericht einen prinzipiell wichtigen Entscheid getroffen. Ein schwachsinniger Basler wollte heiraten. Dagegen appellierte seine Mutter, und sowohl das Zivil- als das Appellationsgericht Basel verboten die Ehe. Der Mann (30 Jahre alt) appellierte nun an das Bundesgericht, dessen Mehrheit, den Anträgen des Anwalts der Mutter entsprechend, den gesetzlichen Begriff „Blödsinn“ sehr weitgehend interpretiert und damit auf dem Wege der Praxis eine nicht unerhebliche Schranke der Ehefähigkeit aufgestellt hat. Zur Eingehung der Ehe wird als erforderlich erachtet die Einsicht in die mit der Ehe verbundenen Aufgaben, das Verständnis für die verschiedenen daraus erwachsenden Pflichten. Dass ein Ehekandidat partiell geistig sich nicht anormal benommen, in verschiedenen Berufen gearbeitet und sich bei einzelnen geschäftlichen Handlungen, wie Metzgen, Briefabschreiben und dergl. nicht ungeschickt verhalten hat, dass er Schützenvereinen als fleissiger Schütze angehörte und auch beim Militär nicht wegen geistiger Gebrechen dienstunfähig erklärt worden war, kann noch nicht als genügender Beweis dafür erachtet werden, dass er auch das genügende Verständnis für die Bedeutung einer Ehe besitzt. Jedenfalls braucht es zum Eheverbot noch lange nicht völlige geistige Verblödung. Auch ein Schwachsinn bloss mittleren Grades muss zum Eheverbot genügen. Es sei Pflicht des Staates, im Interesse des Familienlebens und der Nachkommenschaft gegen solche Ehen von Schwachsinnigen einzuschreiten, wie es auch de lege ferenda als sehr wünschbar bezeichnet wurde, die Ehefähigkeitsschranken aus physiologischen Gründen gesetzlich noch enger zu ziehen, um nicht ein krankes, schwächliches Geschlecht grosszuziehen. Dieser Entscheid ist vor allem des Prinzipes wegen lebhaft zu begrüssen. Man fängt an, der Frage näher zu treten.

Erbrecht. Direkt hat das Erbrecht mit der sexuellen Frage nichts zu tun. indirekt ist dagegen ein Zusammenhang vorhanden. Das Erbrecht beeinflusst die Kinderzeugungen in hohem Grade. Heute noch zeugen ganz arme Leute mehr Kinder als besser bemittelte; einerseits, weil sie nichts zu verlieren haben und der sexuelle Verkehr ihre einzige Freude ist, während sie die Mittel, der Konzeption vorzubeugen, nicht kennen; andererseits, weil sie hoffen, aus der Arbeit der Kinder Vorteil zu ziehen. Personen, die etwas besitzen, fürchten sich dagegen vielfach, durch Kindererzeugung in Not zu verfallen, und solche, die noch mehr besitzen, fürchten erst recht die Armut für ihre fein erzogenen Kinder. Letztere wollen daher nur so viel Erben haben, als sie mit einem „standesgemässen Vermögen“ nach ihrem Tode versehen können. Aus dieser letzten Sorge ist das sogenannte „französische Zweikindersystem“ hervorgegangen. Die Eltern haben die unglückliche Vorstellung, ihre Kinder müssten mit einem gewissen Vermögen auf die Welt kommen, um für später eines sorgenfreien Daseins sicher zu sein. Sie fühlen nicht, dass das Arbeiten, um seine Existenzmittel zu verdienen, geradezu Lebensbedingung des Menschen ist. Bei den sehr reichen Leuten finden wir nicht selten die Angst, dass ein sehr grosses Vermögen durch zu vielfache Teilung seine Macht einbüsst und damit die Macht der Familie verringert.

Es unterliegt keinem Zweifel, wie wir schon sahen, dass grösste Armut und grösster Reichtum schädliche, soziale Extreme bilden. Es ist an und für sich für ein Kind sehr schlecht, wenn es in der Idee aufwächst, es werde ein Vermögen erben, werde das Leben ohne Arbeit mühelos geniessen können, und dürfe vermögenslose Menschen als untergeordnete, zu seinen Diensten stehende Wesen betrachten. Es ist aber auch schlecht, dass ein

Mensch mit der Aussicht auf die Welt kommt, trotz aller Arbeit zeitlebens Objekt der Ausbeutung zu bleiben, wenn nicht ganz besondere Fähigkeiten und besonderes Glück ihm gestatten, mit oder ohne Hilfe eines rücksichtslosen, die Interessen Anderer missachtenden Strebertums emporzukommen. Ebenso ist es für den Menschen ein entmutigendes Gefühl, durch emsige Arbeit für sich selbst, seine Frau und seine Kinder nichts erreichen zu können, sondern nur für die Gesellschaft als solche zu arbeiten.

Der menschliche Instinkt ist durchaus nicht sozial genug, um eine freudige, tüchtige und fleissige Arbeit lediglich zu Gunsten der Allgemeinheit zuzulassen. Das Familiengefühl ist noch viel zu stark in ihm.

Bei Berücksichtigung aller dieser Verhältnisse gewinnt das Erbrecht an Wichtigkeit. Durch wachsende Erbschaftssteuern hat man versucht, den grossen Vermögen einigermassen auf den Leib zu rücken. Doch genügt das nicht. Ich will mir nicht anmassen, in dieser Materie eine bestimmte Ansicht zu äussern und möchte nur die Frage aufstellen, ob es nicht möglich wäre, das Erbrecht insofern gründlich zu beschränken, als die Kinder nur bis zu demjenigen Alter auf die Nutzniessung der elterlichen Erbschaft Anspruch hätten, wo sie selbst unter allen Umständen arbeits- und verdienstfähig sein sollten, z. B. bis zum 25. oder 26. Lebensjahre, damit ihnen auch höhere Studien ermöglicht würden. So würde man einerseits den Menschen die Freude, für sich und ihre Familie zu arbeiten, nicht nehmen, anderseits aber müsste jeder junge Mensch in der Voraussicht, dass er mit 25 oder 26 Jahren sein Leben selbst zu verdienen und auf keine Erbschaft mehr zu rechnen habe, energisch arbeiten, um vorwärts zu kommen. Es fällt mir nicht ein, auf Grund einer solchen Idee ein neues sozialistisches System aufbauen zu wollen;[4] derartige Vorschläge sind ja schon massenhaft gemacht worden. Ich will damit nur ein Element des ganzen Problems betonen, das darin besteht, die Ausbeutungsmöglichkeit zu vermindern, ohne

[4] Die Sache setzt selbstverständlich einen neuen ethischen, sozialen Zustand voraus, in welchem für ein anderes Familienrecht, für tüchtige Erziehung und Schulbildung aller etc. etc. richtig gesorgt sein wird. Tüchtige Menschen werden aber dann doch stets noch den Trieb haben, höher und weiter zu kommen und entsprechend für ihre Kinder zu sorgen. Diesen Kulturtrieb muss jede soziale Einrichtung sorgsam pflegen.

die Schaffensfreude zu lähmen, und zugleich darin die Zeugung und Erziehung einer tüchtigen Nachkommenschaft zu fördern. Man hat vielfach bei allen sozialistischen Systemen darauf hingewiesen, dass gewisse menschliche Kulturgebiete, wie die rein wissenschaftliche Forschung und die Kunst, sehr viele Mittel erfordern und materiell dem Individuum meist sehr wenig oder nichts eintragen. Für diese wichtigen Zweige einer immer höher strebenden Kultur muss aber dann der an Mitteln viel reicher gewordene Staat auf irgend eine Weise sorgen und die wirklich tüchtigen Kräfte in Wissenschaft und Kunst auch materiell fördern, wie es früher (auch jetzt noch) Könige und Mäcene taten, jedoch vor allem durch Schaffung von Arbeitsmitteln und -zentren, bei Vermeidung der persönlichen Gunst durch das Cliquenwesen.

Wir haben bereits über die Gütertrennung und die billige Teilung des Arbeitsertrages als einzig gerechtes Verhältnis in der Ehe gesprochen. Wir betonen nochmals, dass volle Gerechtigkeit nur durch die völlige Anerkennung der Frauenrechte, das heisst, der rechtlichen Gleichstellung der Frauen möglich ist.

C. Strafrecht

Das Strafrecht ist ein Recht zur Strafe. Das Recht zur Strafe gründet sich auf die Begriffe der Schuld und der Sühne und diese wieder auf den Begriff der Willensfreiheit, dessen Unhaltbarkeit wir bereits unter A. (Allgemeines) dargetan haben. Aus dieser ganz einfachen Überlegung ergibt sich die missliche Lage unseres heutigen Strafrechtes. Die Strafrechtswissenschaft hat zu lange die Fortschritte der übrigen Wissenschaften und der Humanität verkannt; sie siecht an einem unheilbaren Altersleiden hin, weil sie im Irrtum wurzelt. Der Begriff der Sühne hatte sich selbst allmählich auf der Basis der Mystik aus dem brutalen, von unseren tierischen Ahnen ererbten Recht des Stärkeren, verbunden mit dem Rachegefühl, entwickelt. Bei diesen wird der Schwächere gestraft, weil er schwächer ist. „Vae victis!“ Da kam die beleidigte Gottheit, die der Mensch nach seinem Bilde geschaffen, und forderte Wiedervergeltung für Missetaten. Diese Beleidigung der Gottheit war aber nur der unklare Ausdruck des sich regenden sozialen Gewissens des Menschen, eines dunklen Gemisches beleidigter Sympathiegefühle und Rache- oder Sühnebedürfnisse. Nachdem der Mensch über den Menschen bislang hauptsächlich nach dem Recht des Stärkeren, mochte es teilweise auch durch Familien- und Freundschaftsgefühle gemildert sein, zu richten gewöhnt war, ersann er nun in seiner Angst vor den Naturrätseln (Wald, Nacht, Blitz, Orkane, Gestirne etc.) und vor dem Tode die Intervention zuerst dunkler. später höherer Mächte, die an seiner Statt über Missetaten und gute Taten richten sollten, wenn auch die Begriffe vom Guten und Bösen ganz andere waren, als heute. Immerhin behielten sich bevorzugte Menschen die Stellen der Anwälte und Ausführungsorgane der Götter vor und richteten dann in ihrem Namen, sei es als Priester, sei es als Könige, sei es später als Richter. Dass man ferner, und nicht einmal so schlecht. Recht sprechen kann, ohne an die Willensfreiheit zu glauben, beweist die Rechtsprechung der fatalistischen Mohammedaner, eines Harun al Raschid z. B. Der Fatalismus schliesst in der Tat, logisch wenigstens, die Annahme der Willensfreiheit aus, denn wenn alles absolut vorausbestimmt ist, müssen es die Gedanken und Entschlüsse der Menschen auch sein, was deren Freiheit ausschliesst.

An anderem Orte („Die Zurechnungsfähigkeit des normalen Menschen“, München bei Reinhardt) habe ich mich bemüht, darzutun, dass die Frage der Willensfreiheit ein vernünftig umgestaltetes Strafrecht gar nicht zu kümmern braucht. Die Tatsache, dass wir uns frei und verantwortlich fühlen, genügt durchaus nicht, um den kategorischen Imperativ von Kant zu rechtfertigen. Auch ein schwer Geisteskranker fühlt sich subjektiv frei, obwohl jeder Vernünftige einsieht, dass er es nicht ist. Die Frage, ob absolute Vorausbestimmung (Fatalismus) als Gesetz des Weltalls besteht oder nicht besteht, ist rein metaphysisch, d. h. sie steht ausserhalb des menschlichen Erkenntnisvermögens und hat uns daher nicht zu kümmern. Nehmen wir aber ruhig das wissenschaftliche Postulat des Determinismus, das heisst des auf die Beweggründe unserer Handlungen angewandten Kausalitätsgesetzes an, das verschiedene Zukunftsmöglichkeiten durchaus zulässt, indem es nicht die Weltallmacht zu kennen vorraussetzt, so begreifen wir es ganz, dass die Kompliziertheit unserer Gehirntätigkeiten, verbunden mit dem Umstand, dass sie und damit auch die Triebfeder unseres Handelns grossenteils unbewusst, d. h. unterbewusst bleiben, dazu führen muss und führt, uns freie Entschlüsse vorzutäuschen (s. Anhang II). Anderseits aber finden wir ebenfalls, dass die plastische Fähigkeit eines Menschengehirnes sich möglichst adaequat, das heisst der Sachlage entsprechend, an möglichst viele und verschiedenartige Komplikationen des Daseins und besonders der sozialen Verhältnisse anzupassen, in Tat und Wahrheit das Mass dessen gibt, was wir unter relativer Freiheit zu verstehen haben. Der anpassungsfähigste Mensch ist der freieste[5] Mensch. Aber die höhere ethische Anpassungsfähigkeit oder Freiheit ist nicht diejenige des menschlichen Fuchses, der, sich selbst allein Zweck, die anderen zu seinem Vorteil ausbeutet, sondern diejenige des höheren Gehirnes, das vor allem seine Tätigkeit den sozialen Zielen der Menschheit anpasst. Am unfreiesten ist dagegen der Mensch, der durch niedrige Leidenschaften und Triebe beherrscht oder durch mangelhafte Intelligenz oder auch durch Willensschwäche gebunden, sich im Leben nicht selbst zu leiten vermag, jeder Versuchung, jedem Impuls unterliegt, in jede Falle geht und dadurch beständig in Konflikte mit der Gesellschaft gerät. Was nützt hier der theoretische Glaube an eine Willensfreiheit! Dieser stark gebundene Mensch fühlt sich subjektiv ebenso frei wie der weniger gebundene und ist es doch nicht. Wird er gestraft, weil er infolge seiner Gebundenheit ein Gesetz übertreten hat, so empfindet er die Strafe als Ungerechtigkeit, und der Richter, der über ihn richtet und sich einbildet, Recht zu sprechen, bringt in Wirklichkeit nur ungerechte Gesetzesparagraphen zur Anwendung, in denen bestenfalls eine mildere Form des Talion- oder Sühnenprinzipes zum Ausdruck kommt, oder er spielt in der Anwendung eines Rechtes, das das Derivat altüberlieferter, aus religiösen Vorstellungen hervorgegangener Gebräuche ist, die Rolle des Anwalts Gottes. Man kann sogar sagen, dass der Mensch desto freier ist, je klarer ihm wird, dass er es nicht ist, dass heisst, dass seine Handlungen von seiner Hirntätigkeit abhängen!

---

[5] Vor allem im Sinn einer aktiven und bewussten Anpassungsfähigkeit. Es gibt auch passiv anpassbare Menschen, die sich wie Teig willenlos zu allem kneten lassen. Diese passive Plastizität macht immerhin, dass sie sich überall fügen und zurechtfinden, somit höchstens als Instrumente anderer Konflikte hervorrufen. Diese Leute sind freilich wenig frei, insofern sie den Impulsen anderer folgen. Dennoch bedeutet ihre Elastizität eine Art relativer innerer Freiheit. Sie empfinden den Zwang nicht.

Wie wir sahen, bleibt dem Strafrecht nichts anderes übrig, als seine eigenen Wurzeln abzuschneiden und sich entschlossen auf wissenschaftlich-sozialen Boden zu stellen. Statt eines Strafrechtes wird es zu einem Schutzrecht der Gesellschaft gegen Gemeingefährliche, und zu einem Versorgungsrecht für Menschen, die sich nicht mehr selbst leiten können. Dadurch wird sich seine Aufgabe derjenigen des Zivilrechtes durchaus anschliessen. Dann wird aber auch der Richter aufhören müssen, an Gottes Statt über die Handlungen seiner Mitmenschen und deren Motive zu richten. Er wird nicht mehr strafen, sondern nur noch schützen, verwahren und verbessern.

Man hatte geglaubt, mit der Strafe die Leute aus dem Volke, die schwachen Charaktere überhaupt abzuschrecken, und vom Verbrechen dadurch abzuhalten. Die Erfahrung hat aber gezeigt, dass Gewalt und Roheit ansteckend sind und wiederum Gewalt und Roheit hervorrufen. Die Abschreckungstheorie hat sich als grundfalsch erwiesen. Der Mensch gewöhnt sich an Verbrechen, Strafe und Blut, wie an alles; das zeigen die Kriege. Nur die Suggestion der Güte und der Gerechtigkeit kann günstig reagieren. Die Todesstrafe wirkt nur durch Beseitigung des Verbrechers, wie die Einsperrung, dadurch, dass er unschädlich gemacht wird. Letzteres kann ohne Sühne- und Strafbegriff erreicht werden. Das heutige Zuchthaus ist noch eine Schule des Lasters und des Verbrechens. Wandelt man es allmählich in eine psychologisch geleitete Sicherungs- und Erziehungsanstalt um, so kann es zur Besserungsschule werden, soweit Besserung noch möglich ist. Für Unverbesserliche wird es zum Komplementen des Irrenhauses.

Dass wir nicht übertreiben, zeigt die Geschichte der Psychiatrie und der Hexenprozesse. Geisteskranke wurden noch vor wenigen Jahrhunderten in der Regel nicht als Kranke, sondern je nachdem als Verbrecher oder Verhexte angesehen und dementsprechend mit Strafen belegt oder mit Exorzismen behandelt. Heute noch gibt es bei Katholiken und selbst bei gewissen protestantischen Sekten Hexengläubige und wenn diese Meister würden, hätten wir heute noch Hexenprozesse und ihre Greuel. Aus der Zeit der Hexenprozesse stammt bekanntlich auch das furchtbare Vorurteil des Volkes gegen die Geisteskranken.

Daneben stehen wir noch unter dem Bann des Vorurteils, dass eine gerichtliche Verurteilung genüge, um Schmach und

Entehrung auf den Verurteilten werfen zu dürfen. Ich erwähne hier ein geflügeltes, zwar etwas paradox klingendes, jedoch einer tiefen Wahrheit entsprechendes Wort, das ich von dem ehemaligen, langjährigen Zuchthausdirektor und jetzigen Vorsteher des eidgenössischen statistischen Bureaus Dr. Guillaume persönlich hörte. Er hatte einem Tischgespräch über die vorliegende Frage zugehört und sagte uns dann bedächtig etwa folgendes: „Meine Herren, ich habe in meinem Leben sehr viele Verbrecher kennen gelernt, und fand unter denselben immer wieder nur zwei Kategorien; die einen waren Kranke; die anderen aber, ach die anderen! Jedesmal, als ich tiefer in dieselben eindrang, musste ich mir selbst die Frage stellen: hättest du nicht an ihrer Stelle auch so gehandelt?" — Eine so scharfe Einteilung ist selbstredend damit nicht gemeint, denn in der Mehrzahl der Verbrecher liegt etwas von den Elementen der beiden Kategorien. Nichtsdestoweniger stimmt die Grundanschauung mit der Wirklichkeit unbedingt überein. Ich erwähne auch noch das Buch von Hans Leuss (Aus dem Zuchthause), das viel zu Beherzigendes enthält.

Untersuchen wir nun, wie die sexuellen Verhältnisse zu Konflikten mit dem Strafrecht führen, wie dieses dieselben heute löst und wie es sie nach dem Gesagten lösen sollte. Ich will indessen nicht das beim Zivilrecht Gesagte nochmals wiederholen. Unser heutiges Strafrecht kennt noch ganz sonderbare sexuelle Verbrechen und bestraft dieselben aus wirklich wunderlichen Gründen. In der Not eines unbefriedigten Sexualtriebes begattet sich zum Beispiel, wie früher gesagt, ein armer Dummkopf, der von allen Mädchen verschmäht wird, in der stillen Dunkelheit des Stalles mit einer gemütlich fressenden Kuh, die sich nicht weiter darum kümmert und wohl weder in ihrem Schamgefühle noch in ihrem sonstigen Wohlbefinden dadurch gestört wird. Auch der Besitzer des Tieres, wenn der arme Sünder es nicht selber ist, wird dadurch nicht geschädigt. Letzteres kümmert übrigens den Strafrichter nicht, denn schwer gestraft wird der Sodomit auch, wenn das Tier ihm selber gehört. Woher nimmt sich das Strafgesetz das Recht, eine solche Handlung zu bestrafen, bei welcher kein Mensch, keine Gesellschaft, nicht einmal das Tier zu Schaden kommt? Das ist eine Überrest religiöser Mystik, etwas ähnliches wie die Bestrafung der Sünde gegen den heiligen Geist. Gott soll Missfallen an den Sündern Sodoms und Gomorrahs gefunden und deshalb die Städte zerstört haben. Aus diesen Gründen soll die Sodomie, die nach der biblischen Sage eine Unsitte der Bewohner jener Städte war, heute noch bestraft werden. Gott hat aber auch nach der Bibel Missfallen an der Selbstbefleckung Onans gehabt; warum belegen unsere heutigen Gesetze nicht auch noch die Onanie mit gerichtlichen Strafen? In vielen schweizerischen Kantonen und in Deutschland wird auch der sexuelle Umgang zwischen Männern an und für sich gestraft. In neuerer Zeit haben die Gesetzgeber weise darüber gestritten, ob die Strafe erst dann zu erfolgen habe, wenn der eine Mann sein Glied in den After des anderen eingeführt habe (Päderastie), oder ob unzüchtige Berührungen und mutuelle Onanie bereits Strafgrund abgeben sollen! Also soll das Strafrecht strafen oder nicht strafen, je nachdem diese oder jene Schleimhaut oder diese oder jene Hautregion zur Befriedigung des betreffenden Triebes benützt wird. Das sind sonderbare Erwägungen für den Gesetzgeber, der hier zum inkompetenten Physiologen, Anatomen und Psychologen wird! Der Gipfel der Inkonsequenz wird aber durch die Tatsache gekennzeichnet, dass in Deutschland, wenn ich recht informiert bin, der sexuelle Umgang zwischen zwei Männern bestraft, zwischen zwei Frauen aber nicht bestraft wird. Ich will mich mit diesen Beispielen begnügen. Dieselben zeigen deutlich, auf welche Irrwege ein Strafrecht gerät, das sich auf falscher Basis bewegt und sich von mystischen Überlieferungen leiten lässt. In allem Ernst wurde neuerdings in der Zeitschrift für schweizerisches Strafrecht die Notwendigkeit des Begriffes eines Verbrechens gegen die Religion verteidigt! Wir wollen nun die einzelnen Tatsachen an der Hand ihres wirklichen sozialen Wertes analysieren.

Will man Willkür, Ungerechtigkeit und lächerlichen Widerspruch vermeiden, so muss man sich, wie gesagt auf den Boden stellen, dass das Strafrecht nur da einzuschreiten hat, wo Schädigungen von Individuen oder der Gesellschaft vorliegen oder drohen. Dabei muss in jedem Fall untersucht werden, ob derjenige, der geschädigt hat, zur Zeit der Begehung der Tat unzurechnungsfähig, das heisst geistig krank war, oder ob er vermindert zurechnungsfähig, das heisst halb krank, oder endlich zurechnungsfähig, das heisst gesund und in oben definiertem Sinne relativ frei war. Je nach dem Befund wird der Richter dann zu entscheiden haben, wie die Gesellschaft am besten vor der Wiederkehr solcher Schädigungen zu schützen und wie der Täter am ehesten, wenn überhaupt, zu bessern sein wird. Ist der Täter zum Beispiel ein Säufer, so wird gewiss seine Versetzung in eine Trinkerheilanstalt und sein Eintritt in eine Abstinenzorganisation die Gesellschaft sicherer schützen und ihn bedeutend mehr bessern, als alle Zuchthausstrafen. Ist er ein unverbesserlicher Rezidivist, der seinen verbrecherischen Impulsen nicht widerstehen kann, dann wird man ihn sicher zu versorgen haben oder wenigstens ihm gewisse gefährliche Freiheiten entziehen. Es ist durchaus nicht so schwer, hierüber zu urteilen, wie das Publikum sich einbildet. Das Vorleben des Täters, seine Vorbestrafungen und ein sorgfältiges psychologisches Studium seiner Person werden fast immer volle Klarheit verschaffen. Hier ist das Zusammenwirken von Psychiatern und praktischen Juristen segensreich.

Zunächst kann der normale Beischlaf dadurch zur Strafklage Anlass geben, dass er mit Gewalt oder List erzwungen wird (Notzucht, Missbrauch einer Hypnotisierten etc). Dass Schutzmassregeln gegen solche Taten dringend nötig und dass ausserdem dem so Missbrauchten starke Zivilentschädigungen zugesprochen werden sollen, versteht sich von selbst. Bereits hier sagen wir, dass wir viel weniger eine Milderung des Verfahrens dem Täter gegenüber, als einen grösseren Schutz für seine Opfer wünschen. Im Fall der Notzucht, wo das Weib gegen seinen Willen geschwängert wird, sollte ausnahmsweise nach meiner Ansicht der künstliche Abortus gesetzlich gestattet sein. Man kann keinem Weibe zumuten, wider ihren Willen ein Kind auf solche Weise zu bekommen. Das gleiche sollte bei sexuellem Missbrauch von minderjährigen Mädchen gelten. Wenn umgekehrt ein minderjähriger Knabe von einem Weib zum Beischlaf verführt wird und daraus ein Kind entsteht, sollte nach meiner Ansicht einfach das Weib allein für das Kind zu sorgen haben, nicht aber das Recht zum Abortus erhalten, da sie es gewollt hat und der Knabe noch nicht zurechnungsfähig war. Die grössere Zugehörigkeit des Kindes zu seiner Mutter rechtfertigt wohl derartige Bestimmungen.

Wir haben bereits im Zivilrecht von den Fällen venerischer und anderer Infektionen beim Beischlaf gesprochen. Hier dürfte ein Zivilentschädigungsanspruch am ehesten zum Ziel führen. Es könnte aber eventuell die Strafe nur auf Antrag des Geschädigten verfügt werden (Antragsvergehen), wenn nicht direkte verbrecherische Absicht vorliegt.

Blutschande. Unter dem Titel „Ehe zwischen Verwandten“ haben wir beim Zivilrecht gesehen, wie wir den Begriff der Blutschande zu umgrenzen haben. Ich verweise auch auf § 10 des Kapitels VI. Die entschieden schlimmen Fälle von Blutschande kommen besonders zwischen Eltern und Kindern vor. Ihre gewöhnlichste Ursache liegt in geistigen Abnormitäten, Alkoholismus, proletarischen Promiskuitätsverhältnissen oder in grosser Abgeschiedenheit einer Familie von der übrigen Welt. Bei einzellebenden Sennhüttenbewohnern kommt in der Schweiz Blutschande relativ häufig vor. Beispiele strafbarer Blutschande erstgenannter Art sind die folgenden:

Ein roher betrunkener Ehemann verfolgte seine Frau mit Beischlafversuchen. Um denselben zu entgehen, gab die Frau ihre eigene Tochter dem Manne zum sexuellen Missbrauch.

Eine dem Trunke ergebene Frau verführte ihren eigenen 17- bis 18 jährigen Sohn zum Beischlaf mit ihr. Darüber empört, dass seine Mutter ihn zu ihrem Geliebten gemacht hatte, erschlug sie der Sohn eines Tags, als er selbst auch betrunken war. Als Muttermörder verurteilt, führte sich dieser junge Mann im Gefängnis vorzüglich auf. Er war nur durch den Alkohol und die Verführung zum Mörder gemacht worden.

In einer Familie, die aus lauter Schwachsinnigen und Psychopathen bestand und die ich teilweise zur psychiatrischen Behandlung bekam, herrschte die Blutschande fast zwischen allen Familienmitgliedern: Vater mit Töchtern, Mutter mit Söhnen und Geschwister unter einander. Aus diesem letzten Fall, wie aus den meisten ähnlichen, kann man entnehmen, dass die Blutschande meistens nicht Ursache, sondern Folge von geistigen Abnormitäten und Krankheiten zu sein pflegt. Damit soll nicht behauptet werden, dass die Produkte solcher Verbindungen nicht bis zu einem gewissen Grade auch durch die Blutschande als solche gefährdet sind. Sie sind aber beim Menschen verhältnismässig so selten, dass sie kaum wesentlich zur Verschlechterung der Rasse beitragen.

Aus dem Gesagten dürfte es sich ergeben, dass eine strafrechtliche Verfolgung der Blutschande nur in den Fällen stattfinden sollte, wo Verführung minderjähriger oder geisteskranker Personen oder Missbrauch einer gesetzlichen oder sonstigen Gewalt vorliegt, sowie überall da, wo die Blutschande mit Notzucht verbunden ist. Es sollten zivilrechtliche und administrative

Massregeln genügen, um die übrigen Fälle von Blutschande auf ein Minimum zu reduzieren. Der allgemeine Abscheu, den die Menschen gegen sexuelle Verbindungen zwischen Geschwistern, vor allem aber gegen solche zwischen Eltern und Kindern natürlich empfinden, bleibt das beste Schutzmittel gegen die Blutschande und dieser Schutz wird mit Bezug auf die Gefahr für die Nachkommenschaft durch eine allgemeinere Kenntnis der der Zeugung vorbeugenden Mittel immer wirksamer werden. Ferner dürften die Beseitigung des Alkoholismus, eine gute Irrenversorgung und die Besserung der sozialen Zustände noch am meisten dazu beitragen, die Blutschande zu beseitigen.

Alle Attentate auf Minderjährige müssen selbstverständlich geahndet werden. Man wird aber ganz verschieden zu verfahren haben, je nachdem es sich um eine pathologisch perverse Anlage des Verbrechers oder nur um Vertrauensmissbrauch eines normalen Menschen handelt. Ein Lehrer, der, ohne sexuell abnorm zu sein, Attentate auf Mädchen verübt, muss vor allem durch das Verbot der Ausübung eines Lehramtes bei Mädchen gestraft werden, denn er ist meistens nur darin gefährlich. Ist er dagegen sexuell pervers, so werden noch weitere Vorsichts- und Schutzmassregeln, je nachdem, nötig werden.

Wenn wir zu den im Kapitel VIII behandelten sexuellen Perversitäten übergehen, so werden erst recht die Inkonsequenzen und die Mystik klar, die noch in unserem heutigen Strafrecht herrschen. Dasselbe bestraft und verfolgt, wie schon gesagt, solche sexuelle Handlungen, die niemanden schädigen oder die auf beiden Seiten freiwillig sind. Da mögen die Moral und die ärztliche Kunst einsetzen, niemals das Strafrecht. Hieher gehören alle onanistischen, päderastischen, masochistischen, fetischistischen und andere Handlungen zwischen Erwachsenen, bei welchen beide Teile freiwillig vorgehen und keinen Dritten behelligen. Wozu vor allem die Urninge strafrechtlich verfolgen? Es ist für die Gesellschaft ein wahres Glück. wenn diese unglücklichen Psychopathen unter einander sexuell verkehren und auf diese Weise keine Nachkommen erzeugen. Das wahre Verbrechen ist umgekehrt, wie wir sahen, die heutige durch das Gesetz sanktionierte Ehe eines Urnings oder Homosexualen mit einem Individuum des anderen Geschlechtes. Das ist ein Verbrechen, begangen an dem normalen Ehegatten und an den erzeugten Kindern. Ausserdem leisten die heutigen Strafgesetze durch ihre

Verfolgung der Urninge den niederträchtigsten Erpressungen grossen Vorschub, was von v. Krafft-Ebing, Moll und anderen an unzähligen Beispielen nachgewiesen wurde und was ich selbst bei sehr vielen, ja bei den meisten jener Kranken bestätigt fand.

Ganz anders verhält sich die Sache bei solchen abnormen oder perversen Formen des Geschlechtstriebes, deren Befriedigung nur gegen den Willen und unter Schädigung ihres Objektes möglich wird. Hier muss das Gesetz die strengsten Schutzmassregeln treffen, nicht um den perversen Menschen zu strafen, sondern um seine Opfer rechtzeitig zu schützen. Dahin gehört in erster Linie der Sadismus, in zweiter Linie die Kinderschändung. Hier entsteht eine schwierige Frage. Bei so grauenvollen Trieben sollte man nämlich mit dem Einschreiten nicht abwarten, bis ein Opfer vorliegt. Anderseits darf man auch einen Menschen nicht ohne weiteres bestrafen oder massregeln, weil er in sich einen gefährlichen Trieb verspürt, am wenigsten, wenn er im übrigen ein guter, gewissenhafter Mensch ist. der mit allen Kräften gegen seine Perversion ankämpft. Ich habe einen lehrreichen Fall behandelt. Der Kranke litt an einem solchen schlimmen Trieb. Er war ein durchaus guter, ethisch hochstehender Mensch, geriet in Verzweiflung, liess sich aber nie zu einer schädigenden Handlung hinreissen, sondern behalf sich mit Onanie und dergleichen. In solchen Fällen dürften wohl die ethischen Gefühle des Betreffenden einen genügenden sozialen Schutz bieten und der Arzt hat weder das Recht noch die Pflicht zu denunzieren. Er muss aber dem Kranken erklären: „Wenn Sie fühlen, dass Sie nicht mehr widerstehen können, kommen Sie zu mir und lassen Sie sich versorgen, das ist besser, als ein Verbrechen zu begehen.“ Selten werden diese Fälle bekannt, da der Betreffende lieber schweigend duldet oder sogar sich umbringt. Doch sind sie durchaus bezeichnend. In anderen Fällen mag es gelingen, solche Perversionen zufällig rechtzeitig zu entdecken, selbst da, wo der Perverse nicht zu widerstehen gesonnen ist, sondern jede Gelegenheit sucht, seinen Trieb unentdeckt zu befriedigen. Hier dürften psychiatrische Massnahmen am Platz sein. Leider aber wissen besonders die Sadisten genau, welche Gefahr sie laufen und verstehen es, wie sonst keine Verbrecher, ihre Taten unentdeckt zu begehen. Daraus ergibt sich, dass, wenn man einen Menschen erwischt, der eine sadistische Tat begangen oder nur versucht hat, derselbe dauernd hinter Schloss und Riegel gehört. Hier dürfte auch, wie wir sagten, die Frage der zwangsmässigen Kastration zu prüfen sein. Es ist freilich noch nicht sicher, ob dieselbe einen relativen Schutz gegen solche perverse und gefährliche Triebe bietet. Sollte dies aber auch nur einigermassen zutreffen, so wäre sie durchaus indiziert.

Eine besonders schwierige Kategorie bilden die Exhibitionisten. Sie sind nicht gefährlich, denn sie berühren niemand. Ihre Opfer, wenn man sie so nennen darf, sind Mädchen oder Frauen, in deren Gegenwart sie sich entblössen und ihre onanistischen Manipulationen vornehmen. Dass dadurch das Schamgefühl, besonders jüngerer Mädchen und Kinder, stark verletzt werden kann, ist nicht zu bezweifeln. Anderseits muss ich doch behaupten, dass unsere Gesetze hier zu streng sind. Die Schädigung ist an und für sich nicht gefährlich. Ich kenne Kinder, die wiederholt von einem Exhibitionisten aufgeschreckt wurden und ich habe nicht beobachtet, dass das Ekelgefühl, das sie dabei empfanden, ihnen irgendwie geschadet hätte; die Sache ist zu lächerlich und zu hässlich. Man sollte sich eigentlich damit begnügen, solche Individuen jedesmal einer kürzeren Zwangskur in einer Irrenanstalt zu unterziehen und höchstens bei zu grosser Schwäche sie länger versorgen. Ähnlich sollte sich das Strafrecht zu der einfachen Nekrophilie oder Leichenschändung stellen. Dieselbe muss jedoch besonders beachtet werden, weil sie nicht selten mit Sadismus einhergeht. Es gibt Nekrophilen, die ihre sadistische Lust, aus Angst vor einem Mord, an Leichen befriedigen, deren Stücke sie sogar verzehren und dergl. mehr. Derartige Menschen gehören hinter Schloss und Riegel, weil sie sehr gefährlich werden können. Die Fetischisten sind dagegen gewöhnlich harmlos; höchstens dürfte man sie wegen Entwendung von Gegenständen belangen, die ihre Fetische bilden. Am meisten werden solche Mädchen geschädigt, deren Zöpfe von Zopffetischisten abgeschnitten werden.

Dass das Konkubinat als solches, obwohl in manchen Ländern noch strafbar, es nicht sein sollte, haben wir bereits gesehen. Wir haben auch die Frage besprochen, inwieweit der Prostitution an und für sich gesetzlich und strafrechtlich beizukommen ist. Unter allen Umständen muss man aber Kuppelei und Mädchenhandel strafrechtlich aufs strengste verfolgen. Hier handelt es sich um Verbrechen, die gegen die Gesellschaft und gegen die Individuen aus purer Gewinnsucht verübt werden. Es muss streng verboten werden, dass ein Mensch mit dem Leibe anderer Menschen Handel treibe. Dies gehört mit zum Sklavenhandel und zu verwandten Missbräuchen. Wir verweisen hier im übrigen auf das Kapitel XII. Weiter sollte das Gesetz unbedingt öffentliche Provokationen, Obszönitäten und Roheiten sexueller Art mit Strafen belegen, wenn auch in milderer Form. Der Geschlechtsakt und was damit verbunden, muss auf vollster Freiwilligkeit beruhen und ein Mensch hat kein Recht, andere Menschen sexuell zu provozieren, resp. zu belästigen, solange dieselben ihm kein Entgegenkommen zeigen. Es ist nicht ganz leicht, hier die Grenze zu ziehen, denn die Prüderie kann auch zu weit gehen und jede relativ harmlose Anspielung als Provokation auffassen. Eine gewisse Breite muss der normalen sexuellen Werbung unbedingt gelassen werden; nur darf dieselbe die üblichen Grenzen des Anstandes nicht überschreiten, solange nicht gegenseitiges Einverständnis vorliegt (siehe Kapitel IV, I. Teil, Flirt).

Hier knüpft sich ganz natürlich die Frage an, wie weit, auch bei beiderseitigem Einverständnis, gegangen werden darf, wenn dritte Personen nicht geschädigt werden sollen. Im ganzen sind unsere Sitten in dieser Beziehung ziemlich frei. Eine grössere Freiheit des Flirtes dürfte vom Übel sein. Man kann zum Beispiel doch nicht zulassen, dass unzüchtige Entblössung, Begattung und dergleichen auf offener Strasse oder in öffentlichen Lokalitäten stattfinde. Besonders Kinder müssen vor derartigen sexuellen Reizungen geschützt werden und so ist es im allgemeinen angezeigt, eine gewisse gesetzlich zulässige Norm für die Grenzen festzustellen, die der öffentliche Anstand erfordert. Hier sind einfache Polizeimassregeln am Platz, sogar sehr notwendig, um vor allem die Frauen und die Kinder vor öffentlicher und auch vor geheimer Belästigung, sexueller Provokation oder gar vor Attentaten und anderen Schädigungen zu schützen. Solche Dinge können sehr verschiedenartig sein. Die Verleitung zur Onanie, obszön-unzüchtige Redensarten und Gesten etc. gehören z. B. dazu.

Ich erinnere ferner an das in den Kapiteln V und XII über die Pornographie Gesagte. Auch hier ist die strafrechtliche Grenze sehr schwer zu ziehen. Unsere heutigen Sitten haben die Pornographie sehr weit gehen lassen. Die gefährlichste Form derselben ist jedoch nicht diejenige, die sich schmutzig und brutal auf den Schaufenstern und Kiosken zeigt, sondern die feinere, ästhetischere Pornographie, die in der Form von hübsch ausgeführten Bildern, erotischen Romanen und Bühnenstücken etc. unter dem Deckmantel der Kunst, ja sogar moralischer Tendenzen ihre Netze legt. Leider urteilt das Publikum hier ausserordentlich falsch. Es gibt Schriften, die mit rücksichtsloser Offenheit die sexuellen Laster unserer Zeit geschildert haben — ich nenne z. B. die Romane von Zola und die Dramen von Brieux — und die man deshalb als pornographisch bezeichnet hat. In Wirklichkeit aber verdienen diese Autoren einen solchen Vorwurf nicht. Man kann dies daraus ersehen, dass ihre Werke keineswegs zur Unsittlichkeit treiben, sondern im Gegenteil Ekel und einen heiligen Schrecken vor der Perversität unserer sexuellen Sitten erregen. Ebenso schlecht beraten war ein prüder Polizeihauptmann der Stadt Zürich, der ein Bild Böcklins (Najaden) als unsittlich und pornographisch aus einem Schaufenster entfernen liess. Freilich können solche Werke bei einfältigen Ignoranten erotisch wirken. Sah man nicht Tiroler Bauern aus sittlicher Entrüstung weibliche Marmorbüsten zerschlagen, die an der Strasse aufgestellt worden waren. Doch sollte dies nicht massgebend sein. Die Erotik wird durch die Prüderie nicht aus der Welt geschafft, nicht einmal eingedämmt, sondern nur auf Abwege geführt. Wir haben besseres zu tun, als die wahre Kunst und die genialen Darsteller unserer sozialen Perversitäten zu verfolgen und zu verunglimpfen.

Mit der Pornographie ist es ein ganz anderes Ding. Hier wird das sexuelle Laster nicht geschildert, um es in seiner Hässlichkeit oder in seinen tragischen Konsequenzen zu kennzeichnen, sondern um es zu verherrlichen, ihm ein hohes Lied zu singen und Jünger zu gewinnen. Mag es dargestellt werden in glänzender, frecher, brutaler Nacktheit oder in Schleier gehüllt, die doch alles erraten lassen, was sie verbergen zu wollen scheinen; mag es auftreten im bacchantischen Taumel, im festlichen Glanze elektrischer Lampen oder in der Stille und im gedämpften Licht eines galanten Boudoirs, eindeutig oder zweideutig, in welcher Perversion immer — in jeder Form soll es prickeln, kitzeln, schmeicheln, reizen, verführen, die Lüsternheit wecken, die niedrigsten Triebe entzünden.

Öfter werden die pornographischen Gerichte in einer sentimentalen oder moralischen Sauce serviert, die natürlich den Hautgout des Bratens nicht verdeckt — sonst wäre ja der ganze Reiz dahin —, im Gegenteil durch den Kontrast die Pikanterie oft noch erhöht, ausserdem aber das Produkt marktfähiger macht, indem die moralische Präparation ihnen eine gewisse sittliche Berechtigung verleihen soll. Also gibt man sich den Anschein, der Tugend ein Loblied zu singen, und um ihren endlichen Sieg um so rührender und rühmlicher zu gestalten, nimmt man die Gelegenheit wahr, das Laster mit allen lüsternen Reizen zu schmücken und es im höchsten sinnenbestrickenden Glanz erstrahlen zu lassen. Dieser Kniff, dem pornographischen Erzeugnis ein Tugendmäntelchen umzuhängen, kann ausserdem dazu dienen, naive Leute über seine innere Schamlosigkeit wegzutäuschen (das Gift wirkt natürlich trotzdem) und weniger naiven den Vorwand zu liefern, das Produkt zu kaufen und zu geniessen, ohne sich deswegen genieren zu müssen. Es ist ausserordentlich schwierig und erfordert ungemein viel Takt und Scharfblick, in dieser Frage vorzugehen, ohne ungerecht zu werden und ohne durch bornierte vexatorische Massregeln die Kunst und die Wissenschaft zu schädigen. Immerhin muss da ein richtiger Mittelweg gefunden und eingeschlagen werden.

Eine Reihe sogenannter Sittlichkeitsvergehen, d. h. sexueller Attentate, werden an Geisteskranken und Geistesschwachen verübt in der Hoffnung, dass solche sich nicht wehren und den Attentäter nicht denunzieren werden. Wir sprachen zum Beispiel von den Urningen, die aus solchem Grunde als Wärter in Irrenanstalten Anstellung suchen. Alle derartige Verbrechen sind einfach den Attentaten an Unmündigen gleich zu stellen und gleich zu ahnden. Bei der Aburteilung des Verbrechens muss aber, wie schon gesagt, seine Qualität und Gefährlichkeit in erster Linie und die Persönlichkeit des Täters, resp. seine Fähigkeit der Einsicht, Besserung und Selbstbeherrschung in zweiter Linie in Betracht kommen.

Eine höchst schwierige Frage ist diejenige, wie weit das Recht der Frau auf ihre Frucht gehen soll und welches die Rechte und Pflichten der Gesellschaft in diesem Punkte seien. Dass letztere die Pflicht hat, das einmal geborene Kind zu schützen, steht fest. Hier können die Gesetze nicht streng genug gegen den Missbrauch der Kinder von seiten der Eltern und gegen die sogenannten Engelmacherinnen einschreiten, deren Gewerbe es ist, Neugeborene möglichst bald zu Tode hungern und sie rasch verschwinden zu lassen. Das gleiche gilt von verwandten, beim Zivilrecht bereits besprochenen Missbräuchen. Übrigens sind diese Missbräuche vielfach die Folge einerseits unserer sozialökonomischen Verhältnisse und anderseits der Schutzlosigkeit der Kinder und der unehelich Gebärenden, sowie der Schande, mit der unsere heuchlerischen Sitten die letzteren brandmarken.

Schwieriger gestaltet sich die Frage mit Bezug auf die noch im Leibe der Mutter sich befindliche Frucht. Soll und darf das Gesetz den künstlichen Abortus oder die Fruchtabtreibung bestrafen oder nicht? Die Ansichten sind darüber verschieden. Ich habe schon erwähnt, dass der künstliche Abortus in Fällen der durch Notzucht und dgl. erzwungenen Schwängerung gestattet sein sollte. Ich glaube dagegen, dass man als Regel aufstellen darf, ein künstlicher Abortus sei im Prinzip nicht zu gestatten, wenn der befruchtende Beischlaf beiderseits ein freiwilliger war und keine ärztliche Rücksicht diese Massregel erfordert. Das Recht auf Leben soll die Frucht haben, sobald sie gezeugt worden ist; die Geburt ist ja nur eine Episode im Leben des Embryos; sie erfolgt normalerweise nach dem zehnten Schwangerschaftsmonate. Die Schwangerschaftsmonate werden zu 4 Wochen als Mondsmonate gerechnet. Aber schon im siebenten Monat kann das Kind bekanntlich bei einer Frühgeburt am Leben bleiben.

Auf der anderen Seite sollten recht viele Ausnahmen von dieser Regel gestattet werden und sollten die Ärzte nicht gar zu streng sein, denn sie sind es vor allem, die in der Frage zu entscheiden haben, ob ein künstlicher Abortus stattfinden darf oder nicht. Manche Schwangerschaften können ein rechtes Unglück für Eltern und Kinder bedeuten, wenn die Gesundheit der Mutter oder des Kindes körperlich oder geistig gefährdet ist. Wenn ein schwer Geisteskranker seine Frau schwängert, sollte der künstliche Abortus gestattet sein; ebenso, wenn eine Idiotin, eine Geisteskranke oder eine Epileptica geschwängert wird; auch dann, wenn ein sinnlos betrunkener Saufbold seine geängstigte Ehefrau gegen ihren Willen schwängert. Selbstverständlich soll der Abortus gestattet werden da, wo die Schwangerschaft das Leben oder die Gesundheit der Mutter ernstlich bedroht oder wenn ein schweres körperliches Leiden das werdende Kind von vornherein zum Krüppel stempelt. Freilich dürfen solche Indikationen nicht zu leicht genommen werden und auch hier ist eine rationelle Grenze Sache der Praxis und eines gesunden Urteilsvermögens.

An diese schwierige Frage anknüpfend muss ich eine sehr heikle weitere Frage erwähnen, nämlich diejenige, ob geborene Krüppel und Kinder mit schweren Missbildungen unter allen Umständen am Leben zu erhalten seien oder nicht. Es ist eigentlich schrecklich, dass die Gesetze uns zwingen, Früchte, die als Kretinen, Idioten, Hydrocephalen, Mikrocephalen und dergleichen geboren werden, oder die ohne Augen und Ohren oder mit verkrüppelten Geschlechtsorganen auf die Welt kommen, am Leben zu erhalten. Wird man nicht in Zukunft dazu gelangen, es wenigstens zuzulassen, dass unter Zustimmung der Eltern und nach gründlicher ärztlicher Expertise solche unglückliche Neugeborene durch milde Narkosen beseitigt werden, statt sie durch den Zwang des Gesetzes einem Märtyrerleben zu überliefern? Auch hierin schmachtet unsere Gesetzgebung noch unter dem Druck einer alten religiösen Dogmatik. Einerseits organisiert man grosse Armeen, um tausende der gesundesten Menschen zu töten, und lässt viel tausend andere durch Hunger, Prostitution, Alkoholismus und Ausbeutung zugrunde gehen, während man anderseits von der Medizin verlangt, dass sie alle Kunst und Anstrengung darauf verwendet, um elende körperliche und geistige Krüppel möglichst lange am Leben zu erhalten. Man baut grosse Idiotenanstalten und freut sich königlich darüber, wenn nach jahrelangen, heissen und rührenden Bemühungen des sich dazu aufopfernden Personals der kleine Blödsinnige etwa wie ein Papagei einige Worte laut zu sprechen vermag oder gar aufs Papier kritzeln kann, noch mehr, wenn solche kleine Affen mit nach oben gedrehten Augen maschinenmässig ein Gebet herzusagen gelernt haben. Man kann schwerlich diese zwei Kategorien Tatsachen nebeneinander stellen, ohne die bittere Ironie unserer sogenannten humanitären Sitten zu empfinden. Ehrlich ausgesprochen täten die aufopfernden Pfleger und Lehrer solcher Idioten besser, letztere sterben zu lassen und selbst tüchtige Kinder zu zeugen! Doch gehört diese Frage eigentlich nicht mehr in unser Gebiet.

Ein Unterschied wird gewöhnlich zwischen dem künstlichen Abortus in den ersten und demjenigen in den späteren Schwangerschaftsmonaten gemacht. Ist das Kind bereits lebensfähig, so spricht man nicht mehr von künstlichem Abortus, sondern von künstlicher Frühgeburt. Wird diese lediglich zum Zwecke der Beseitigung des Kindes vorgenommen, so ist die Strafe bedeutend höher als bei künstlichem Abortus. Die Sache wird dann als Kindesmord taxiert. Schon aus diesem Grunde, und da die ganze Angelegenheit so heikel und schwierig ist, sollte man niemals die künstliche Fruchtabtreibung, ausser im Falle erzwungener Schwangerschaft, dem freien Ermessen der Mutter ohne weiteres überlassen. Es sollte vielmehr die Sache von einer ärztlichen Untersuchung und Begutachtung abhängig gemacht werden. Dies ist um so mehr angezeigt, als unsere heutigen Kenntnisse in der Anwendung von antikonzeptionellen Mitteln es uns leicht machen, eine Schwangerschaft zu verhüten. Die Gesellschaft ist daher berechtigt, von der Mutter zu fordern, dass sie dieselbe nicht unterbreche, wenn sie einmal eingetreten ist. Gelangen wir, wie wir es hoffen, zu grösseren Frauenrechten sowie zu einer grösseren sexuellen Freiheit im allgemeinen und auch in der Ehe, so werden immer seltener andere als streng medizinische oder sozial-hygienische Gründe den künstlichen Abortus rechtfertigen können. Der ungerechte Makel, der heute noch an unehelicher Mutterschaft haftet, rechtfertigt zwar sehr viele Fälle von künstlicher Fruchtabtreibung und sogar von Kindsmord. Es muss aber anders werden; keine Schwangerschaft sollte zukünftig zum Schandmal für ein Weib werden und irgend einen Grund zur Verheimlichung geben.

Wirft man mir vielleicht vor, ich sei inkonsequent, jedem Menschen, somit auch dem Weibe müsse die Verfügung über ihren eigenen Körper in allen Fällen gewahrt bleiben und das Strafrecht habe sich damit nicht zu befassen, so antworte ich, dass in diesem Falle die Sache anders liegt. Es handelt sich nicht mehr um einen Leib, sondern um zweie oder mehr (Zwillinge etc.). Vom Moment der Zeugung an bekommt der Embryo, wenngleich sein Leben noch aufs intimste mit dem der Mutter verbunden ist, soziale Rechte, die um so mehr Schutz verdienen, da er sie selber noch nicht geltend machen kann.

Wie wir sahen, sollte der Ehebruch, der heute noch vielfach direkt bestraft wird, einfach Scheidungsgrund sein. Wir haben diese Frage bereits besprochen und gesehen, wie unrichtig es ist, die Treue mit Zwang durchsetzen zu wollen. Alles, was ich darüber zu sagen hatte, wurde beim Zivilrecht erwähnt. Die ganze Frage sollte nach meiner Ansicht für das Strafrecht wegfallen, wenn nicht mit dem Ehebruch Betrug und andere Verbrechen verbunden sind, die als solche behandelt werden müssen und nicht hieher gehören.

Die indirekte Gefährdung der Kinder durch eine schlechte Heredität ist eine ganz böse Sache. Strafrechtlich lässt sich aber hier einstweilen nichts machen. Wir haben bereits gesehen, was zivilrechtlich allenfalls geschehen könnte und zum Teil da und dort geschieht. Wir werden aber später ganz andere Mittel kennen lernen, die am besten geeignet sind, in dieser Frage Wandel zu schaffen. Weiter oben haben wir die Frage der Kastration besprochen und gewisse Fälle angegeben, in welchen dieselbe angezeigt sein dürfte. Doch müssen aus naheliegenden Gründen diese Fälle sehr beschränkt bleiben und muss meiner Ansicht nach auf der Basis der sozialen Ethik eine freiwillige, rationelle Regelung der Zeugung Platz greifen, die uns viel weiter bringen dürfte, als die stets misslichen und die Freiheit beeinträchtigenden rechtlichen Massregeln. Vergessen wir nie. dass die Gesetze stets im besten Falle notwendige und oft überflüssige Übel darstellen.

Zum Schlusse bemerke ich noch, dass das Strafrecht und das Zivilrechtsich mit administrativen Massregeln verbinden sollten, um im sexuellen Gebiet zugleich die Individuen und die Gesellschaft zu schützen und die Interessen der künftigen Generationen zu wahren, jedoch nur insoweit, als krankhafte oder sonst gar zu starke Auswüchse menschlicher Schwächen es verhindern, ein ebenso gutes oder besseres Resultat durch ethische und intellektuelle Belehrung und Erziehung freiwillig zu erzielen.

ANHANG ZU KAPITEL XIII
EIN GERICHTSFALL

Der folgende Fall hat sich 1904 im Kanton St. Gallen, Schweiz, zugetragen und ist wohl dazu geeignet, unsere Ansichten zu erhärten. Frieda Keller, geboren 1879 in Bischofszell, Kanton Thurgau, stammt von ordentlichen Eltern. Ihre Mutter war sanft, zartfühlend, ihr Vater ehrlich, aber sehr streng, manchmal heftig. Frieda ist das fünfte von 11 Geschwistern. Sie war eine Musterschülerin, war jedoch sehr jung, vier Jahre alt, an einer Hirnhautentzündung erkrankt, von welcher sie häufige Kopfschmerzen behielt. 1896 und 97 lernte sie mit bestem Erfolg den Beruf einer Näherin und Schneiderin und beschäftigte sich im Elternhaus mit der Haushaltung. In der freien Zeit stickte sie, um der Familie zu helfen. Bald trat sie als Näherin in ein Konfektionshaus in St. Gallen. Man war mit ihr sehr zufrieden und lobte ihre Arbeit sehr; sie erhielt 60 Fr. Lohn im Monat.

Um mehr zu verdienen, arbeitete sie am Sonntag als Hilfskellnerin im Cafe zur Post. Der Wirt, ein verheirateter Mann, stellte ihr nach und sie hatte Mühe, sich seiner Zudringlichkeiten zu erwehren.

Nun trat sie in ein neues Nähgeschäft, wo sie 80 Fr. im Monat verdiente. Eines Tages jedoch (1898; sie war 19 Jahre alt) wurde sie vom genannten Wirt, der ihr lange aufgelauert hatte, unter dem Vorwand eines Auftrages in den Keller gelockt, wo er ihr folgte und sie durch Überrumpelung dazu brachte, sich ihm sexuell zu ergeben, was freilich noch ein paarmal nachher stattgefunden haben soll. Am 27. Mai 1899 gebar sie einen Knaben im Frauenspital St. Gallen.

Sie hatte ihren Eltern und Geschwistern die Tat gestanden, deren Opfer sie geworden war, suchte aber sonst aus Schamgefühl dieselbe ganz geheim zu halten. Ihre Mutter war gegen sie milde und mitleidsvoll. Dieselbe war selbst mit 18 Jahren verführt und geschwängert worden. Auch sie hatte der Verführer verlassen, und sie hatte das Kind gleich bei der Entbindung getötet. Unter Zubilligung mildernder Umstände wurde sie zu sechs Jahren Zuchthaus verurteilt, hatte sich übrigens vorher wie nachher stets gut aufgeführt. Das Gericht hatte angenommen, ihr Verbrechen habe sie „weniger aus sittlicher Verdorbenheit als aus falschem Ehrgefühl begangen". Frieda, die ihre Mutter zärtlich liebte, wusste nichts davon. Der Vater zeigte sich gegen seine Tochter sehr hart, verweigerte ihr jede Hilfe und jedes Mitleid und wollte sie fortjagen. Darüber wurde sie sehr unglücklich. Zwölf Tage nach der Geburt brachte das Mädchen mit Hilfe ihrer Mutter das Kind im Kinderheim St. Gallen unter.

Der feige Schwängerer beeilte sich schöne Versprechungen zu machen und versicherte, er würde für den Unterhalt des Kindes zahlen. Tatsächlich zahlte er zweimal an Frieda je 40 Fr., im ganzen 80 Franken, dann niemals mehr etwas. Er verliess nach einiger Zeit die Stadt und man sah ihn nicht mehr.

Bei der Gerichtsverhandlung wurden die Vorfälle bei der Schwängerung nicht abgeklärt und der Schwängerer unbehelligt gelassen. Man kann zwar von einer Notzucht nicht sprechen, wohl aber von der Überrumpelung eines ängstlichen, geistig unbeholfenen, sich schämenden Mädchens. Der Verteidiger versichert, dass hier ein „Liebesverhältnis" unter keinen Umständen bestanden habe. Davon erwähnen auch die Gerichtsverhandlungen nichts. Man mag von Verführung oder Überrumpelung sprechen. Frieda Keller empfand wohl nur Abneigung gegen ihren Verführer, dem sie offenbar aus Schwäche und Angst nachgab, soweit sich die Sache beurteilen lässt. Allerdings hat der Wirt nachträglich versucht, die Sache anders darzustellen und die Vaterschaft zu leugnen; doch verdient dieses keinen Glauben, denn erstens durch seine Zahlungen und zweitens durch sein Verschwinden hat er tatsächlich seine Schuld bekannt.

Nun mussten 5 Franken wöchentlich für das Kind im Asyl gezahlt werden. Von ihrem Verdienst musste ausserdem Frieda 34 Franken monatlich ihrer verheirateten Schwester in St. Gallen als Pensionspreis für Kost und Logis zahlen. 1901 starb ihr Vater und 1903 ihre Mutter, ihre letzte Hilfe, denn ihre einzige Freundin hatte das Land verlassen. Frieda hatte 2471 Franken von ihrem Vater geerbt. Dieses Geld blieb jedoch im Schuhmachergeschäft ihres älteren Bruders und sie erhielt niemals Zinsen davon, dachte auch nicht daran, solche zu fordern.

Nun fängt für das arme Mädchen ein Kampf- und Verzweiflungsleben an. Zwei fixe Gedanken verfolgen sie: Sie kann dem Unterhalt des Kindes nicht genügen und will aus Scham nichts gestehen. Sie fühlt sich verloren und entehrt. Mehrmals forderte das Asyl rückständige Zahlungen. Im November 1903 erfährt sie von der Asyldirektion, dass das Kind nicht länger als bis Ostern 1904 bleiben könne, weil es dann die Altersgrenze (fünf Jahre) erreicht habe.

Was wird sie nun tun?

Frieda Keller befand sich damals in einem ausserordentlichen, offenbar pathologischen Gemütszustand, der von ihrem Verteidiger, Dr. Janggen, mit Recht stark hervorgehoben wurde. Sie will ihr Geheimnis verbergen, möchte dem Unterhalt des Kindes genügen, und doch stellt sie dazu keine Versuche an. Sie sucht keine billige Unterkunft, fordert keine Lohnerhöhung, nicht einmal von ihrem Bruder das ihr gehörende Geld, und dieser gebraucht für sich die Zinsen ihres Kapitals. Sie spricht weder mit ihrer verheirateten Schwester, noch mit der Gemeinde, noch mit sonst jemandem über ihre verzweifelte Lage. Der Schwängerer und Vater ist verschwunden, und sie hat niemals ihm, dem verheirateten Manne gegenüber eine Klage anhängig gemacht, weil sie ihr Geheimnis wahren will. Übrigens kann nach dem gültigen Gesetz keine Vaterschaftsklage gegen einen verheirateten Schwängerer erhoben werden (!). Sie überlegt und versucht kein praktisches Mittel, um das Kind zu plazieren. Vor Gericht erklärte sie, dass kein Gedanke an einen solchen Versuch ihr in den Kopf kam, nicht einmal derjenige, eine Gehaltserhöhung zu fordern. Vom Ostermontag 1904, d. h. vom Moment an, wo das Kind aus dem Asyl fort muss, wird sie nur von einer einzigen Vorstellung verfolgt, die sich langsam in ihrem durch Angst und Scham gestörten schwachen Kopf einnistet und ihr als einzige mögliche Lösung erscheint: die Beseitigung des Kindes. Sie kämpft lange Zeit gegen diese Art Zwangsvorstellung, die jedoch immer mächtiger und schliesslich zum Entschluss wird.

Frieda, die für die Kinder ihrer Schwester stets Zuneigung zeigte, liebte ihr eigenes Kind offenbar nicht. Die dem Asyl vorstehenden Schwestern bezeugen dies. Sie besuchte das Kind sehr selten. Sie bezahlte die Pension mit Mühe aus ihrem mageren Lohn, schien aber im übrigen das Kind nicht zu kennen. Wenn sie ins Asyl kam, lief ihr das Kind fröhlich entgegen; sie jedoch blieb kalt, brachte ihm nie weder Zuckerzeug noch kleine Geschenke, küsste es nie, gab ihm selten die Hand. Man lud sie zum Weihnachtsbaum ein; sie kam nicht. Dieses in allen anderen

Beziehungen sanfte, gute Weib, dessen Betragen vortrefflich war, das keiner Fliege ein Leid zufügte, sah das Kind nur kurz und ohne mit ihm zu sprechen. Sie schrieb nun am 9. April dem Asyl, sie würde bald das Kind abholen.

An einem der vorhergehenden Nachmittage hatte sie am sogenannten Rosenberg einen langen Spaziergang gemacht und war am andern Tag lange weinend im Haus herumgeirrt, eine Schnur suchend. Der innere Kampf, bei dem ihr keine Seele zur Seite stand, der sie ihr Herz hätte ausschütten können, hatte in ihr einen schrecklichen Entschluss gezeitigt. „Ich konnte mich von dieser Zwangsvorstellung nur durch die Beseitigung des Kindes befreien", sagte sie vor Gericht.

Sie ging darauf zum Kinderheim, nachdem sie für das Kind vollständig neue Kleider gekauft hatte, und erzählte den Schwestern des Asyls, dass eine Tante aus München das Kind in Zürich erwarte, um es zu sich zu nehmen. Nun nahm sie das Kind an der Hand, ohne ihm nur zur Verabschiedung Zeit zu lassen und ging mit ihm zum Hagenbachwald. An einer abgelegenen Stelle angekommen, blieb sie lange auf einer Bank sitzen, während das Kind mit dürren Blättern spielte. Lange dachte sie — wie sie erklärte — nach. Sie glaubte, dass sie nie den Mut zu der Tat haben würde. Sie kämpfte mit sich selbst und nun trieb sie, wie sie sagte, eine geheimnisvolle Kraft zur Lösung der Situation. Eine halbe Stunde vor ihrem Verbrechen grub sie mit ihren Händen und ihren Schuhen das Grab des Kindes, und erwürgte dann dasselbe mit der Schnur. Der Knoten war so stark angezogen, dass es sehr schwer war, ihn zu lösen. Sie kniete einige Augenblicke beim Kinde und wartete, bis jedes Lebenszeichen verschwunden war. Dann begrub sie das Kind und kam auf einem langen Umweg heim, das Weinen mit grosser Anstrengung zurückhaltend.

Am l. Juni schrieb sie dem Asyl, das Kind sei glücklich in München angekommen. Am 7. Juni wurde die Leiche durch einen starken Regen blossgelegt und von Italienern aufgefunden. Am 11. Juni schickte die Keller dem Kinderheim den Rest ihrer Schuld an der Pension ihres Kindes. Am 14. Juni wurde sie verhaftet. Während des ganzen Prozesses erklärte Frieda Keller, bald ruhig, bald weinend, dass ihre Tat einerseits die Folge ihrer Unfähigkeit gewesen sei, für das Leben des Kindes allein zu sorgen, und anderseits der Notwendigkeit, ihr furchtbares Geheimnis zu bewahren. Dieses Geheimnis sei ihre Schande, die Schmach jener ungewollten Mutterschaft und unehelichen Geburt gewesen.

Alle Zeugen sprachen zu Gunsten Frieda Kellers. Sie war sanft, gut, intelligent, arbeitsam, sparsam und führte sich vortrefflich auf, sie liebte, wie schon gesagt, die Kinder ihrer Schwester. Sie stellt den Vorbedacht bei ihrer Tat keineswegs in Abrede, sucht überhaupt nicht ihre Tat zu beschönigen.

Nach dem St. Gallischen Gesetz (Artikel 133) ist für einen solchen Fall die Todesstrafe vorgesehen. Dieselbe wurde auch von dem Gerichte ausgesprochen. Als Frieda Keller dies hörte, stiess sie einen Schrei aus und fiel bewusstlos zu Boden.

Nun hat der Grosse Rat des Kantons St. Gallen von seinem Begnadigungsrecht Gebrauch gemacht und die Todesstrafe mit allen Stimmen gegen eine in lebenslängliches Zuchthaus umgewandelt.

Das sind die nackten Tatsachen, die wir sowohl dem Originalprotokoll des Urteils und der Botschaft des Regierungsrates und dem Tagblatt der Stadt St. Gallen und einem vorzüglichen Auszug aus dem Signal de Geneve (von Herrn A. de Morsier) entnommen haben.

Mit Herrn de Morsier müssen wir ausrufen, ob eine Gesetzgebung, die in einem solchen Fall das Todesurteil ausspricht und den wahren ursprünglichen Urheber des Verbrechens unbehelligt lässt, nicht ganz dazu angetan ist, jeden Glauben an die Gerechtigkeit in einer sogenannten christlichen Demokratie zu nehmen. Es ist die reinste Barbarenjustiz, eine Schmach für das zwanzigste Jahrhundert. Wir fügen aber noch folgendes hinzu:

Fiat justitia, pereat mundus. Gericht und Geschworene haben einen Gesetzesparagraphen gewissenhaft angewendet. Damit Punktum; das nennt man Gerechtigkeit.

Frieda Keller war zweifellos in einem abnormen Geisteszustand; wahrscheinlich stand sie unter dem Druck einer nach Art der Zwangsvorstellung wirkenden Autosuggestion. Solche Fälle sind nicht so selten. Das geht aus der Vernunftlosigkeit ihres Handelns unzweideutig hervor. Hätten unsere Richter und Geschworenen etwas mehr elementares, psychologisches Verständnis und weniger Kodexparagraphen im Kopf, so wären ihnen wenigstens Zweifel an der geistigen Intaktheit der Angeklagten aufgestiegen, und sie hätten eine psychiatrische Expertise angeordnet. Abgesehen davon jedoch frage ich, ob man von einem Weibe billigerweise Muttergefühle für die Frucht einer sexuellen Überrumpelung fordern kann? Ich habe in diesem Kapitel wenigstens für Notzuchtkinder das Recht zum künstlichen Abortus gefordert, und ich glaube, dass der Fall Keller gerade gelegen kommt, um mir recht zu geben. Damit will ich gewiss den Mord eines einmal geborenen und gar eines schon fünfjährigen Kindes nicht an sich rechtfertigen. Das Fehlen der Mutterliebe ist dagegen in einem solchen Falle durchaus natürlich und begreiflich.

Dass es sich um eine gestohlene sexuelle Befriedigung des Vaters und um eine erzwungene Mutterschaft handeln muss, geht gerade am deutlichsten aus der Abneigung der Verurteilten gegen ihr Kind hervor, einer Abneigung, die sonst durch nichts zu erklären ist. In seiner ganzen Tragik ist der Fall der armen Frieda Keller eine grausame Illustration zu der Roheit und der Heuchelei unserer Sitten in der sexuellen Frage und zu der Höhe der faszinierenden Angst, der entsetzlichen Scham, Qual und Verzweiflung, die daraus entspringen. In Anbetracht solcher Vorkomnisse wird man mich schwerlich mehr der Übertreibung bezichtigen können. Nur das lederne, vertrocknete Gefühl gewisser Juristen und Bureaukraten kann hier ruhiges Blut bewahren.

Lebenslängliches Zuchthaus für das arme Opfer eines so grausigen Geschickes ist eine Art der Begnadigung, die wirklich dem bittersten Hohne gleicht. Die St. Gallische Justiz hat nur ein Mittel, die Sache wieder gut zu machen, nämlich mit der Änderung ihrer Gesetze und der Befreiung ihres Opfers nicht lange zu warten.

Beim gewöhnlichen Kindsmord ist der wahre Mörder meistens nicht die Mutter, die an das Kind Hand anlegt, sondern viel eher der feige Vater, der die Geschwängerte verliess oder das Kind verleugnete. Im vorliegenden Fall vereinigen sich Erblichkeit von Mutterseite, Folgen einer Hirnhautentzündung, Unbeholfenheit, materielle Not, Schamgefühl und krankhafte Zwangsvorstellung mit dem nicht zu qualifizierenden Benehmen des Vaters, um Frieda Keller als Opfer viel mehr denn als Verbrecherin erscheinen zu lassen. Offenbar war das Kind für sie ein Gegenstand nicht nur schwerer Verpflegungs- und Nahrungssorge, sondern auch des Abscheus. Alles spricht dafür. Wie kann aber ein im übrigen gutes, braves und fleissiges Weib, das die Kinder sonst lieb hat, dazu kommen, ihr unschuldiges eigenes

Kind zu fürchten und zu verabscheuen? Hätten sich die Richter diese Frage gestellt und dieselbe beantwortet, so hätten sie den Mut zu einer Verurteilung, geschweige zu einem Todesurteil nicht finden können, denn ihr Gewissen hätte ihnen die wahren Schuldigen zu deutlich gekennzeichnet: feige männliche Roheit, heuchlerische sexuelle Sitten und ungerechte Gesetze.

Höchst eigentümlich ist es, dass auf Grund einer Reklamation des Schwängerers über die Darstellungen der Presse das Gericht in St. Gallen sich veranlasst fühlte, nach der (nicht mehr zu ändernden) Verurteilung der F. K. eine nachträgliche Untersuchung ohne Revision des Prozesses vorzunehmen! Man hat jedenfalls dem Herrn alle Ehren erwiesen, und wir können den Protest des in Aarau versammelten Frauenbundes gegen eine Gesetzgebung, die zu solchen Verurteilungen und Taten führt, nur lebhaft begrüssen. Wenn einmal jede Schwangerschaft und Geburt von der Gesellschaft geachtet und jeder Mutter Schutz und Hülfe für ihre Kinder von Gesetzeswegen zukommen wird, dann erst wird man Kindsmorde strenger beurteilen dürfen.

KAPITEL XIV
MEDIZIN UND SEXUALLEBEN

Allgemeines

Wenn die Theologie eine Glaubenslehre über Gott und das Jenseits, das Recht eine kodifizierte Sammlung alter und neuer Sitten und Gesetze darstellt, ist die Medizin, so sagt man, eine Kunst, die Kunst, den kranken Menschen zu heilen. Ein Gefühl und eine Erkenntnis liegen einer Jeden dieser drei Disziplinen zugrunde. Die Angst vor finsteren, unbekannten, höheren Mächten und vor dem Schicksal nach dem Tode, verbunden mit der Erkenntnis der Beschränktheit seines Wissens und Könnens, führte den Menschen zu Religion und Gottesverehrung; die aus Sympathiegefühlen sich phylogenetisch herleitenden Gefühle für Recht und Unrecht, das heisst das Gewissen, verbunden mit der Erkenntnis der Notwendigkeit sozialen Zusammenwirkens der Menschen, gab dem Recht, und das Gefühl des Schmerzes und der Angst vor Krankheit und Tod, verbunden mit der Erkenntnis, dass manche Leiden gelindert oder geheilt werden können, gab der Medizin ihre Entstehung. Während aber die Theologie, von der von ihr usurpatorisch in Beschlag genommenen Ethik oder Morallehre abgesehen, aus der Mystik lebt, die sie mit wohlklingenden Phrasen mehr oder weniger ins Menschlich-natürliche umzudeuten sucht, und während das Recht, seinen Ursprung und seinen Daseinsgrund zu sehr vergessend, hauptsächlich mit der Auslegung und Anwendung von Gesetzesparagraphen sein Dasein fristet, lebt die Medizin aus dem lebendigen Menschen.

„Grau, teurer Freund, ist alle Theorie und grün des Lebens goldner Baum."

Dieser Worte Goethes sollte jeder Arzt stets eingedenk sein. Um eine Krankheit zu heilen, das heisst die gestörten oder abnormen Körperfunktionen wieder ins richtige Geleise zu bringen, sofern dies überhaupt möglich ist, muss der Arzt den normalen Körper und seine Lebensäusserungen kennen. Darum muss sich seine Kunst 29 auf der Grundlage von Hilfs-und Erfahrungswissenschaften aufbauen, die ihm jene Kenntnisse übermitteln, vor allem auf den Disziplinen der Anatomie und der Physiologie. Aus diesem Grunde haben sich im Entwicklungsgange der Medizin deren Hilfswissenschaften immer höher ausgebildet. Die Medizin ist zu einem grossen Teil sogar die Triebfeder der Erforschung der intimsten Lebenswissenschaften, wie der Gewebelehre, der Embryologie, der vergleichenden Anatomie und- Physiologie, der Gehirnanatomie und -Physiologie und in neuerer Zeit der Bakteriologie geworden. Was erforscht nicht der Mensch, um sein liebes Ich zu konservieren und zu flicken! Die wissenschaftlichen Studien haben aber infolgedessen in der Medizin einen solchen Platz eingenommen, dass die eigentliche Heilkunst vielfach in den Hintergrund getreten ist, obwohl sie immer noch später in der Praxis die Hauptrolle spielt und dem naturwissenschaftlich ungebildeten Publikum aus begreiflichen Gründen am meisten imponiert. Diese Kunst ist sehr verschiedenwertig. Echt wird sie nur, wenn sie, frei von Charlatanerie, auf genügenden wissenschaftlichen Kenntnissen beruht, denn die Kunst eines Unwissenden versucht ihr Heil am falschen Orte und mit falschen Mitteln und diejenige eines Schwindlers sieht es vor allem auf den Geldbeutel des Kranken ab. Sehr häufig sind die individuellen Verbindungen von wahrer Kunst mit Unwissenheit, von Wissen mit Schwindel und Kunst, und von Wissen mit Mangel an Kunst. Das Ideal ist die Verbindung von Wissen und Kunst mit Ehrlichkeit und Uneigennützigkeit. Nicht selten aber verbinden sich auch alle negativen Eigenschaften, Unwissenheit, Unfähigkeit, Eigennutz und Charlatanerie, in einer und derselben Person. Leider findet vor allem der Goethe'sche Vers, auch bei sonst braven und wissenschaftlich gebildeten Ärzten, viel zu wenig Beachtung. Eine grosse Zahl ärztlicher Dogmen und Lehren beruht auf grauen Hypothesen und Theorien und bedeutet keineswegs Früchte am grünen Zweig der wahren Lebenserfahrung. Viele Ärzte treiben in ihrer Art unbewusst Theologie, indem sie auf des Meisters Wort schwören und durch seine Brille sehen, statt selbständig zu denken und zu beobachten. Das tun freilich im höchsten Masse die Systemmenschen (Homöopathen, Naturärzte etc.). Gerade in der sexuellen Frage rächt sich dieses bitter.

Besonders wichtig für uns ist die Selbsterkenntnis der medizinischen Wissenschaft, die, die Schwäche ihrer Heilkunst einsehend, den hygienischen Satz aufgestellt hat: „Vorbeugen ist besser als heilen.“

Die heutigen Anschauungen der Ärzte in der sexuellen Frage sind leider noch, wie in der Alkoholfrage, von Vorurteilen, sowie von dem indirekten Einfluss der Doctrinen der religiösen Ethik und des Autoritätsglaubens stark getrübt. Dennoch dürfen wir die Medizin nicht schelten, denn ihr und ihren Hilfswissenschaften verdanken wir die Erkenntnisse, die es uns heute ermöglichen, die sexuellen Verhältnisse des Menschen von einem gesunden, naturwissenschaftlich wahren und ethisch-sozialen Standpunkte aus zu beurteilen. Es würde mich zu weit führen, wollte ich hier alle Beziehungen der Medizin zum sexuellen Leben besprechen. Unsere Kapitel I, II, III, IV und VIII fussen bereits ganz und gar auf den Ergebnissen der Medizin und der Naturwissenschaften. Was wir hier zu besprechen haben, ist vor allem die sexuelle Hygiene, denn wir haben die sexuelle Pathologie im Kapitel VIII behandelt. Ich will aber den allgemeinen und sozialen Teil der Hygiene auf das Schlusskapitel sparen und hier besonders gewissen irrigen medizinischen Anschauungen in der sexuellen Frage entgegentreten.

Auf das im Kapitel X Gesagte komme ich nicht zurück. Wir haben bereits gesehen, dass die ganze ärztliche Überwachung und Regelung der Prostitution nicht nur vom ethischen und rechtlichen, sondern auch vom hygienischen Standpunkte aus eine schlimme Verirrung war und dass sie ihrem einzigen zugestandenen Zwecke, dem Schutz gegen venerische Krankheiten, absolut nicht entspricht. Die Ärzte haben in den letzten Jahren auf Grund des dogmatischen Glaubens an die Autorität einer bereits bestehenden Institution die Frage ganz falsch gestellt. Sie haben gesagt, die Gegner der staatlichen Regulierung sollen den Beweis leisten, dass es bei ihrem freien System besser gehe, während es in Wirklichkeit an den Anhängern des Reglementierungssystems ist, nachzuweisen, dass die staatliche Organisation der Prostitution eine erhebliche Besserung im Stand der venerischen Krankheiten hervorgerufen habe. Dann könnte man sich allenfalls fragen, ob die Aufrechterhaltung einer so vexatorischen Massregel sich noch rechtfertigen lässt. Dieser letztere Beweis ist aber keineswegs erbracht worden. Der Versuch dazu ist umgekehrt, wie wir sahen, kläglich gescheitert. Was das System trotzdem aufrecht erhält, ist tatsächlich nicht die Verminderung der venerischen Krankheiten durch dasselbe, sondern die Sucht der Männer nach sexuellen Exzessen und sexueller Abwechslung. Die Gesellschaft hat jedoch kein Recht, zugunsten der Spezialvergnügungen der Exzedenten und Wollüstlinge eine solche Monstrosität, wie die staatlich patentierte Kuppelei, verbunden mit der systematischen Herabwürdigung und Massregelung eines Teiles des weiblichen Geschlechtes es ist, ins Werk zu setzen.

Wir müssen es daher als die schlimme Folge eines alten, falschen Dogmas betrachten, wenn heute noch sehr viele Ärzte aus allen möglichen Gründen junge Männer, die über dieses oder jenes klagen, ins Bordell oder zu Prostituierten schicken. Das ist ein Heilmittel, das schlimmer und gefährlicher ist als die Übel, die es beseitigen soll, schlimmer als die Onanie, viel schlimmer als nächtliche Pollutionen und dergleichen mehr. Sexuelle Abnormitäten und Perversionen werden in Bordellen keineswegs geheilt, sondern vielmehr grossgezogen.

Unter vielen ähnlichen Erzählungen bringe ich hier wörtlich den Brief eines armen Nervenkranken, dessen Worte die Geschichte unzähliger anderer kurz resumieren. Er lautet wie folgt:

„Bin jetzt 31 Jahre alt, war 3½ Jahre verheiratet und verlor vor 2 Jahren meine Frau, nachdem sie 3 Jahre an Lungenschwindsucht gelitten. Kaum war meine Frau beerdigt, brach bei meinem Kind die Krankheit in einem Bein aus, sodass ich dasselbe volle 18 Monate in einem Sanatorium hatte."

„Diesem Umstand schreibe ich meine Krankheit zu, denn diese Schicksalschläge haben so furchtbar auf mein Gemüt gewirkt, dass es mir nicht mehr möglich ist, mich aufzuraffen."

„Des Nachts kann ich nicht schlafen und tagsüber schleppe ich mich mühevoll und energielos umher, geplagt von den seltsamsten schwarzen Gedanken und Anfällen von Schwermut."

„Als körperliche Beschwerden sind vorhanden: Kopfdruck, Würgen im Hals, Brennen in der Haut, dann Samenverluste, Pollutionen etc."

„Alle ärztliche Kunst kann nichts gegen dieses Leiden. Gegen Schlaflosigkeit wurde ich mit Brom und Opium behandelt. Gegen Samenverluste mit Lupulin. Als dies nichts helfen wollte, sagte mir ein Arzt, es gebe kein anderes Mittel, als mir Geschlechtsverkehr zu verschaffen. Gegen mein moralisches Gefühl überschritt ich vor 3 Monaten die Schwellen eines

Lasterhauses, um in den Armen einer Prostituierten Heilung zu finden gegen meine Samenverluste. Statt dessen habe ich mir eine Gonorhoe zugezogen, die mir der Arzt nicht heilen kann. Gonosan und Einspritzungen erweisen sich nutzlos."

„Ich bin am Rand der Verzweiflung angelangt, die Selbstmordgedanken nehmen derart überhand, dass ich mich fast gar nicht mehr dagegen wehren kann. Doch sollte ich leben und arbeiten können, für mein Kind, dessen unglückliches Dasein ich verschuldet habe..... etc."

Ebenso absurd ist es auf der anderen Seite, wie wir sahen, die Folgen der Onanie und der sexuellen Exzesse an und für sich zu übertreiben und damit den Leuten Angst zu machen. Wir haben in Kapitel IV (Teil I) (Geschlechtstrieb) die Schwankungen der Normalität und die Luthersche Regel kennen gelernt. Was der Arzt vor allem zu raten hat, ist folgendes:

Der junge, unverheiratete Mann soll seine Gedanken so viel er kann und so lange er nicht heiraten will, von den sexuellen Vorstellungen fern halten und sich mit den von selbst sich einstellenden nächtlichen Samenentleerungen begnügen, indem er jede willkürliche onanistische Manipulation vermeidet. Das gleiche gilt erst recht vom jungen Mädchen, dessen Triebe normalerweise viel geringer sind und mit keiner gebieterisch zum Beischlaf drängenden Drüsenentleerung einhergehen. Bei solchen Personen, die sich einfach nicht zu halten imstande sind, ist die grösste Vorsicht bei ausserehelichen Verhältnissen zu empfehlen. Diese brauchen übrigens keineswegs den Charakter der Prostitution zu tragen (siehe Kapitel IX, Teil I, XII und XIX).

Vor allem muss der Arzt jeden Menschen, der bei ihm in sexuellen Fragen Rat holt, freundlich belehren und beraten, niemals den bösen Moralprediger oder Rechtsanwalt spielen. Er darf die armen Hypochonder, die sich der Onanie beschuldigen, die sexuell Abnormen und Perversen niemals erschrecken oder tadeln, sondern muss sie beruhigen und ihnen in ihrer Not zu helfen suchen. Da kann er ungeheuer viel gutes tun. In der hypnotischen Suggestion hat er ein Mittel an der Hand, um viele sexuelle Aufregungen, übermässige Samenentleerungen und manche Perversionen direkt zu bekämpfen, wenigstens zu lindern, und um die Gehirntätigkeit auf andere, normale Bahnen zu lenken. Er wird sehr individualisieren und die verschiedenen

Verhältnisse berücksichtigen müssen, die wir in den verschiedenen Kapiteln dieses Buches behandelt haben. Selbst in der Ehe, ganz besonders infolge der Monogamie, gibt es recht missliche Verhältnisse, und namentlich solche Perioden, während welcher eine Zeugung nicht stattfinden darf, zum Beispiel eine Zeitlang nach den Geburten, sowie nach vielen Krankheiten etc. machen oft Schwierigkeiten. Hier kann der falsche Rat eines Arztes ungeheuren Schaden anrichten. Verbietet der Arzt dem Ehemann den Beischlaf mit seiner Frau, so steht dieser zwischen zwei gefährlichen Klippen. Entweder enthält er sich wirklich, leidet viel, muss meistens in einem getrennten Zimmer schlafen und entfremdet sich dadurch, wie wir sahen, leicht seiner Gattin, wenn die Sache zu lange dauert; andernfalls ergibt er sich der Prostitution oder knüpft Liebschaften an. bringt oft venerische Krankheiten nach Hause und zerstört so nicht selten sein eigenes Liebesglück und das Glück seiner Familie. Der Arzt, der einem Ehemann den Beischlaf mit seiner Frau verbietet, ladet eine schwere Verantwortung auf sich; dies können wir nicht genug betonen. Aus diesen und vielen anderen Gründen müssen wir nun hier eine wichtige Frage prüfen.

Mit Bezug auf die sexuelle Kontinenz (Enthaltsamkeit) gehen freilich die Ansichten weit auseinander. Hier sind alle extremen Behauptungen falsch. Sicher ist es, dass man die Nachteile der Kontinenz mancherorts lächerlich übertrieben hat. Unter normalen Verhältnissen ist dieselbe für beide Geschlechter, wenn auch oft mit Mühe durchführbar und es gilt im allgemeinen das Gutachten der medizinischen Fakultät Christiania, welche behauptet hat, niemals Erkrankungen durch Kontinenz, wohl aber viele durch sexuelle Exzesse beobachtet zu haben. Immerhin geht dieses Gutachten etwas zu weit, denn besonders gewisse Psychopathen und sexuell Hyperästhetische geraten zuweilen durch erzwungene Kontinenz in eine nervöse und psychische Aufregung, die sie geistesoder nervenkrank machen kann. Ich habe dies bei Männern und sogar bei Frauen beobachtet. Es sind aber Ausnahmefälle. Die Kontinenz ist immerhin bei sexuell erregbaren Menschen keine leichte Sache und fordert von ihnen, besonders von Männern, oft fast übermenschliche, heldenmütige, innere Kämpfe. Chiniqui, der schon erwähnte kanadische Reformator, erzählt von einem braven Mönche, der sich in seiner Verzweiflung über die furchtbare Aufregung, die ihm sein infolge des Priesterzölibats unbefriedigter Sexualtrieb verursachte, die Geschlechtsteile mit der Hand herausriss. Solche Tatsachen sollten sich gewisse, mit kühlem Temperamente versehene oder alt gewordene Herren Moralprediger vor Augen halten, welche über die „Unsittlichkeit" aller Folgen des Sexualtriebes so entrüstet losziehen. Ein reiches, gebildetes, bisher keusch gebliebenes nymphomanisches Mädchen erklärte mir rundweg, dass, wenn sie nicht bald einen Mann bekomme, sie sich prostituieren würde, denn sie könne es nicht mehr aushalten. Es klingt fast wie Hohn, wenn man im Gegensatz zu diesen Erscheinungen gar nicht selten beobachtet, wie durchaus kühle Naturen, die fast keinen Sexualtrieb haben und am liebsten kontinent bleiben würden, entweder ins Bordell gehen oder heiraten, nur, „um wie die anderen zu tun", oder um ja nicht ausgelacht zu werden! Ich habe einen derartigen, reichen, gebildeten jungen Mann gekannt, der, durch den Hohn seiner Kameraden getrieben, ein einziges Mal in seinem Leben ins Bordell ging, sich dort die Syphilis holte und einige Jahre später infolgedessen jämmerlich an progressiver Gehirnparalyse zugrunde ging.

Wenn ursprünglich beim Menschen, wie im Tierreich, aus dem er hervorging, Begattung und Zeugung noch gleichbedeutend waren, haben seither sich die Dinge geändert. Wie wir sahen, besorgt eine brutale Zuchtwahl nicht mehr die Ausmerzung der Schwachen unter uns. Es ist daher, wie wir gleichfalls schon betonten, von ungeheurer Wichtigkeit, die Zeugung solcher Schwachen und Krüppel möglichst zu verhindern, und es entsteht demnach für uns die soziale Pflicht, die Befriedigung des Sexualtriebes von der Zeugung scharf zu trennen, um diese nötigenfalls zu vermeiden, ohne doch auf jene verzichten zu müssen. Hierzu fordert uns das Wohl unserer Frauen und unserer Kinder gebieterisch auf!

Mittel zur Regulierung, eventuell Verhinderung der Zeugungen

Den Mechanismus der Begattung und der Fortpflanzung

lernten wir in den Kapiteln I und III kennen. Es genügt danach, seinen gesunden Menschenverstand etwas anzustrengen, um einzusehen, dass es nicht sehr schwer sein kann, eine Begattung vorzunehmen resp. seinen Geschlechtstrieb zu befriedigen, ohne dass eine Zeugung erfolgt, wenn man nur verhindert, dass die Samenflüssigkeit durch den Muttermund in die Gebärmutter eintritt. Dies kann auf sehr verschiedenen Wegen vermieden werden dadurch, dass entweder das Weib, oder der Mann, oder beide gewisse Vorkehrungen beim Beischlaf treffen.

I. Vorkehrungen von seiten des Weibes. Das Weib kann sofort nach dem Beischlaf eine Ausspritzung der Scheide mit lauwarmem Wasser und Essig vornehmen. Dieses Mittel ist stets anzuwenden, wenn irgend ein anderes Mittel (auch ein vom Mann angewendetes) versagt oder irgend eine Ungeschicklichkeit passiert. Sicher ist es aber keineswegs, denn die kleinen Spermatozoen können ja vorher bereits recht gut in den Muttermund geschlüpft sein.

Man hat auch behauptet, dass der Beischlaf, der kurze Zeit vor dem Monatsfluss vorgenommen wird, keine Zeugung zur Folge hat. Die Zeugungen sind zu jener Zeit freilich seltener, aber durchaus nicht ausgeschlossen; wer sich daher auf jene Regel verlässt, kann schwer enttäuscht werden. Dieses Mittel ist somit ganz unzuverlässig.

Man hat ferner mit Desinfektionsmittel getränkte Schwämmchen angewendet, die das Weib vor dem Beischlaf möglichst tief in die Scheide einführt und mittelst eines daran hängenden Fadens nachher wieder herausholt. Auch diese Schwämme sind recht unsicher, denn der Same ergiesst sich gar leicht daneben und dringt dann doch in den Uterus ein. Mindestens müssen sie breit genug sein, die Form einer hohlen Halbkugel haben und mit der Konvexität noch oben eingeführt werden. Trotzdem bleiben sie unzuverlässig.

Kaum weniger unsicher sind die sogenannten Occlusivpessarien oder Verschlussringe aus Kautschuk, die das Weib jedesmal vor dem Beischlaf einführt und die vor den Muttermund gespannt werden. Es genügt eine falsche Einführung oder eine Verschiebung auf einer Seite, um ihre Wirkung illusorisch zu machen. Zudem entfernen sie den Samen nicht aus der Scheide (s. Anhang II).

Mit einem Wort, alle vom Weibe angewendeten Mittel sind

unsicher, weil man in der Tiefe einer Höhle, wie die Scheide, in der Dunkelheit operiert und nichts Sicheres einrichten kann. Ausserdem sind alle die genannten Mittel unvollkommen, was ein Blick auf unsere Figur 18 bereits begreiflich macht.

2.Vorkehrungen von seiten des Mannes. Ein sehr gebräuchliches Mittel ist der sogenannte Coitus interruptus (der unterbrochene Beischlaf), bei welchem der Mann im Augenblick vor der Samenergiessung sein Glied aus der Scheide zurückzieht und die Samenergiessung entweder gegen den Bauch oder zwischen den Beinen des Weibes sich vollenden lässt Diese Praxis ist höchst peinlich. Sie stört nicht nur den Genuss, sondern direkt die Samenentleerung und ist nicht einmal sicher, denn man kann sich zu spät zurückziehen und, besonders wenn die Entleerung zwischen den Beinen noch stattfindet, gelangt nicht selten trotzdem etwas Samen in den Scheideneingang und kann unter Umständen noch befruchtend wirken.

Statt dessen üben sexuell routinierte Männer vielfach die Paedicatio mulierum aus und führen ihr Glied in das Rectum des Weibes ein oder lassen sich auf andere Weise durch dasselbe reizen (mit dem Mund etc.). Abgesehen von der Abnormität und der Ekelhaftigkeit derartiger Prozeduren, gewähren sie der Frau die ihr zukommende sexuelle Befriedigung nicht und sind zu verwerfen.

Das einfachste und zweckmässigste Mittel ist, über das erigierte männliche Glied eine undurchlässige Membran von der Form eines Handschuhfingers zu ziehen. Der Same bleibt dann in dieser membranösen Hülle liegen, wenn man die Vorsicht gebraucht, an deren Basis (d. h. nahe an deren Öffnung) einen elastischen Ring zu befestigen (oder lose über dieselbe und über die Basis des Gliedes anzulegen). Dieser Ring presst die Membran fest an das Glied an und verhindert dadurch gleichzeitig ihr Rutschen während der Begattungsbewegungen und das Ausfliessen des Samens in die Scheide. Solche Membrane nennt man Condoms oder Präservativs.

Sehr gebräuchlich sind Kautschuk-Condoms, an deren Öffnung ein verdickter und verengender Ring schon angebracht ist Diese sind aber erstens sehr unangenehm, weil sie die Empfindungen der Eichel und dadurch das Zustandekommen der Wollustgefühle und der Eja-culation des Samens hemmen, indem sie sich hart und dicht und nicht wie eine Schleimhaut anfühlen.

Zweitens sind sie unsicher, weil sie plötzlich zerreissen können (s. Anhang II). Man hat daher besonders präparierte, sogenannte coecale Condoms angefertigt, die aus dem Blinddarm verschiedener Tiere gemacht werden und im Handel den Namen Fischblasen-Condoms oder -Präservativs tragen. Wenn dieselben stark genug und nicht dünn wie Spinngewebe sind, sind sie vortrefflich. Aber man muss folgende Vorsicht anwenden; Erstens einen Kautschukring nehmen, der dem Umfang des erigierten Gliedes angepasst ist und den man, wie eben erwähnt, an des Basis des Gliedes über den Condom legt, damit dieser bei den Coitusbewegungen nicht in Falten zusammenschrumpft oder rutscht Man zieht dann am besten das Glied aus der Scheide, bevor es ganz erschlafft ist und nimmt vorsichtig Condom und Ring mit hinaus. Letztere werden dann in einer Schüssel gewaschen. Man kann den gleichen Condom, wenn er solid ist, sehr oft brauchen, wenn man, nachdem er gewaschen und zwischen zwei Tüchern beiderseits getrocknet ist, Luft hineinbläst, die Öffnung an der Basis zudreht und den so aufgeblasenen Condom bis am Morgen, am besten auf einem Stück Wollstoff, trocknen lässt. Dann dreht man die Öffnung wieder auf, weitet sie gleich aus, bevor sie zu hart geworden ist, und der Condom ist von neuem gebrauchsfähig. Eine solche Prozedur erlaubt zugleich die Luftdichtigkeit des Condoms zu prüfen. Ist er nicht ganz luftdicht, so sinkt er bald, statt aufgeblasen zu bleiben. Da wo Luft oder Wasser, das man hineingiesst, nicht durch kann, kann aber auch kein Spermatozoon durch. Man muss sehr konsequent und sorgfältig sein, um sicher zu gehen. Hat man zu dünne Condoms, so kann man zwei solche übereinander anziehen. Im schlimmsten Falle soll das Weib, wenn nach dem Beischlaf eine Undichtigkeit entdeckt wird, oder sonst etwas passiert ist, sofort eine Ausspühlung von mit Essig angesäuertem Wasser vornehmen. Niemals darf man den Kautschukring weglassen oder anzuziehen vergessen. Beobachtet man die nötige Vorsicht und Konsequenz, so kann die Zeugung mit Sicherheit ausgeschlossen werden. Traut das Weib dem Manne nicht, so kann sie ausserdem noch für sich eines der oben angegebenen Mittel anwenden. Diese Details sind alle sehr wichtig, denn arme Leute können sich solche ziemlich teuern Dinge nicht jedesmal frisch kaufen. Ist der Condom nicht mehr luftdicht, so muss man einen neuen nehmen. Ein guter Condom kann aber sehr oft gebraucht werden. Adresse: E. Humbert. 27

rue de la Duee, Paris XX (Condoms baudruche).

Da der Coecal-Condom aus einer tierischen Membran besteht, stört er keineswegs den Genuss des Beischlafes. Schmiert man die Eichel vorher etwas mit Vaselin und befeuchtet man ausserdem den angezogenen Condom mit Wasser, so spürt man überhaupt nichts oder fast nichts von der zarten Membran.

Es gibt aber ein vielleicht noch einfacheres Mittel. Man holt sich beim Metzger einige ganz frische Blinddärme von Kälbern, reinigt und wäscht dieselben sofort gründlich ab, desinfiziert sie sicherheitshalber noch während 24 Stunden in einer Sublimatlösung (1 pro Mille) und benutzt dieselben genau wie käufliche, präparierte Coecal-Condoms. Sie sind fast noch angenehmer, da sie sich, frisch wenigstens, ziemlich genau wie Scheidenschleimhaut anfühlen. Man konserviert sie ganz einfach in einer etwas grossen, mit Glyzerin gefüllten Flasche mit weiter Öffnung und wäscht sie jedesmal vor und nach dem Gebrauch in Wasser. Auch solche kann man öfter brauchen; doch bekommen sie schliesslich Risse oder Löcher, und zwar ziemlich leicht und rasch, was sie unsicherer macht. Mit Ausnahme der Befruchtung geht auf diese Weise der Beischlaf ganz normal vor sich.

Ich halte es, es sei hier nochmals gesagt, für ausserordentlich wichtig, dass diese Massregeln in einer praktischen und billigen, zugleich aber exakten und konsequenten Weise durchgeführt werden können, denn sie erleichtern ungeheuer die Verhältnisse einer normalen Ehe oder eines sonstigen sexuellen Verhältnisses, erlauben dem Manne seine Frau mit unzeitigen oder vorzeitigen Schwängerungen zu verschonen, ohne den sexuellen Verkehr und die Liebe erkalten zu lassen, gestatten Kindererzeugungen unter schlimmen Verhältnissen überhaupt zu vermeiden und dadurch das ganze Zeugungsgeschäft rationell zu regulieren. Ich brauche kaum noch daran zu erinnern, dass da, wo die Zeugung gefährlich und für eine Frau auf immer vermieden werden muss, die ungefährliche Operation der Tubendislokation sich empfiehlt und Condome etc. unnötig macht.

Besonders Alex. Peyer hat ganz absurde Behauptungen über die angebliche Gefährlichkeit der Condome aufgestellt. Peyer schloss überall aus dem Nachweis einiger weniger, fast bei jedem Manne gelegentlich im Urin sich findender Spermatozoen auf eine vorhandene Spermatorrhoe und brachte damit nervöse Störungen in Zusammenhang, die mit der Sache nichts zu tun hatten und die er wohl sich und seinen Kranken zum grossen Teil mit vielen anderen Dingen suggerierte.

Die antikonzeptionellen Mittel erlauben aber ferner bedauernswerten pathologischen Menschen, die keine Kinder haben sollen, ihre sexuellen Bedürfnisse zu befriedigen, ohne fürchten zu müssen, dass sie damit die Welt mit unglücklichen, unbrauchbaren Krüppeln bereichern helfen. Sie erlauben ferner jungen Leuten zu einer Zeit zu heiraten, wo ihre pekuniären Verhältnisse ihnen noch nicht erlauben, eine Familie zu erhalten. Mit ihrer Hilfe kann man geradezu den Geburtsmonat ihrer Kinder voraus bestimmen, wenn das Weib normal und fruchtbar ist. Man wird zum Beispiel in warmen Ländern sich so einrichten, dass die Geburt im Herbst und nicht anfangs Sommer stattfindet. Kurz, man kann auf diese Weise die von mir gestellte Forderung erfüllen, die Zeugung von der Befriedigung des Geschlechtstriebes zu trennen. Wenn man fürchtet, dass dann egoistische und genusssüchtige Menschen infolgedessen sich ganz der Kindererzeugung enthalten, so sage ich noch einmal, dass es nichts schadet. Umsomehr werden sich dafür die lebens– und zeugungslustigen, sozial denkenden Menschen vermehren, von welchen ein munterer und kräftiger, brauchbarer Kindernachwuchs zu erwarten ist.

Die genannten Mittel erlauben auch, aus den erwähnten Gründen, der Prostitution aus dem Wege zu gehen, indem dem geschlechtlichen Verkehr durchaus nicht mehr notwendig Schwangerschaften und Geburten unmittelbar zu folgen brauchen, wodurch seine heute noch vielfach tragischen Konsequenzen vermieden werden können. Wird die Sache mit den Reformen verbunden, die wir im Kapitel XIII bei Besprechung der zivilrechtlichen Verhältnisse als Erfordernis aufstellten, so kann allmählich die wohltätige Sanierung unserer sexuellen Verhältnisse stattfinden. Endlich gewähren noch die Condoms einen relativen, wenn auch durchaus nicht sicheren Schutz gegen Ansteckung durch venerisch infizierte Individuen.

Das sicherste Mittel, die Zeugung bleibend zu verhindern, ist die Diskolation der Tuben (die Kastration ist, wie wir sahen, für die Gesundheit nicht indifferent und daher nur in ganz gefährlichen Fällen, wie Sadismus u. dgl., angezeigt). Diese leichte Operation ist überall da am Platze, wo das betrenende Weib überhaupt und für immer auf Kindererzeugung zu verzichten hat (enges Becken, Geisteskrankheit, Epilepsie etc.).

Es ist geradezu unglaublich, dass noch manche Ärzte, die sich gar nicht schämten, junge Männer der Prostitution in die Arme zu führen, fast wie junge Mädchen erröteten oder sich wenigstens entrüsteten, wenn ich ihnen von antikonzeptionellen Mitteln sprach. Gewohnheit und Vorurteil machen eben, dass das Schamgefühl am unrechten Ort sich regt, das Harmlose verpönt und die grosse Infamie samt dem grössten Schmutz rechtfertigt.

Hygiene der Ehe

Wir haben bereits in den Kapiteln VI, X und XIII B vieles darüber gesagt. Aus dem, was wir in den Kapiteln IV und V auseinandersetzten, geht auch das wesentlichste über die physiologischen und psychischen Bedingungen der Ehe hervor. Wird die Ehe auf Grund beidseitiger freier Entschliessung eingegangen, wissen beide Teile, was sie tun, macht sich der korrumpierende Einfluss des Geldes nicht mehr geltend, und sind alle unnatürlichen Zwangsbestimmungen und überflüssigen Einmengungen von Seiten der Religion und eines veralteten ungerechten Rechtes beseitigt, ist endlich das Weib dem Manne gleichberechtigt, so bilden gegenseitige Liebe und Achtung, verbunden mit dem Sexualtrieb, auf der einen Seite den persönlichen, inneren, und die gesetzlich vorgeschriebenen Pflichten gegenüber den erzeugten Kindern mit oder ohne entsprechende instruktive Gefühle auf der anderen Seite den äusseren, dauernden Kitt der Ehe. Bei gut gearteten Menschen verschmelzen jedoch beide mit einander, da bei ihnen das instinktive soziale Pflichtgefühl, das heisst das Gewissen, den Pflichten auch ohne äusseren gesetzlichen Zwang nachkommt. Es bleiben aber noch eine Reihe medizinischer Punkte zu besprechen.

Wir sahen bereits im Kapitel VI I B, dass der Ehemann etwas älter sein sollte als seine Frau, im Durchschnitt vielleicht sechs bis zwölf Jahre. Dieser Punkt ist für eine monogamische Dauerehe sehr wichtig. Das Weib ist sexuell und geistig früher reif, früher fertig, anderseits auch früher alt und früher zeugungsunfähig als der Mann. Polygamische Völker helfen sich dadurch, dass zwar blutjunge Knaben ebenso junge Mädchen heiraten, später aber dieselben auf die Seite schieben und sich wieder junge nehmen. Bei unseren jetzigen Verhältnissen hilft sich der Mann anders, nämlich mit der Prostitution. Er verfällt meistens in seiner Jugend der körperlichen und geistigen sexuellen Korruption, die sich sehr oft mit venerischer Infektion verbindet, und betrachtet dann vielfach die Ehe als eine Art Versorgungsanstalt, bei welcher die Frau mehr oder weniger die Rolle einer pflegenden Haushälterin spielt. Es ist nicht ganz leicht, zwischen diesen beiden Abwegen sich durchzufinden und das richtige ärztliche Rezept für eine dauernde Monogamie anzugeben. Die Polygamie nach altem System ist brutal und die Prostitution noch gemeiner. Hic Rhodus, hic salta, sagt uns hier mancher schadenfrohe, egoistische Mensch mit der Maxime:

„Nach mir die Sündflut." Der Mensch muss seine Leidenschaften im Zaum halten, antwortet darauf der moralisierende Sittenprediger. Wir schlagen einen Mittelweg ein und sagen: Der junge Mann, der entweder die Energie besitzt, seine sexuelle Begierde zu bemeistern oder dessen Sexualtrieb mässig genug ist, um ihm die Enthaltsamkeit leichter zu machen, sodass er, dächten wir bis zum fünf-undzwanzigsten Jahre keusch zu leben und sowohl die Prostitution wie vorübergehende sexuelle Verhältnisse, desgleichen die Onanie zu vermeiden imstande ist — —, dieser junge Mann, sagen wir, hat entschieden Aussicht, das grosse Los des Lebens zu gewinnen.

Ist er vorurteilsfrei und scheut er sich nicht, antikonzeptionelle Mittel im Notfalle eine zeitlang anzuwenden, so kann er auch dann heiraten, wenn er vollständig mittellos ist und sich ein Mädchen nehmen, das jung genug ist, um ihn dauernd zu fesseln, wenn die Charaktere zu einander passen. Ein Mädchen ihrerseits kann sehr gut mit siebzehn oder achtzehn Jahren, jedenfalls mit achtzehn bis neunzehn heiraten. Sie ist damit in der Regel sexuell durchaus reif und geistig genügend entwickelt, und so kann der wünschenswerte Altersunterschied eingehalten werden. Auch verehelicht können so junge Leute weiter studieren und Erfahrungen sammeln. Ihre Verbindung wird sie sogar ungemein zur Arbeit anregen, wenn sie bald eine Familie gründen wollen.

In der Ehe, wenn der Rausch der Flitterwochen vorbei ist, beruht, wie schon gesagt (siehe Kapitel Vb und VII B, Teil I) die Dauer des Glückes auf einer innigen geistigen, gemütlichen und sexuellen Anpassung, die die Liebe auf beiden Seiten läutert. Gemeinsame Arbeit, gemeinsame Ideale, gegenseitige liebevolle Zuvorkommenheit, die nicht zur Verziehung, und gegenseitige

Erziehung, die nicht zur Schulmeisterei oder Tyrannei wird, das sind die Bedingungen des Eheglückes. Alles, was irgendwie, auch nur äusserlich, entfremdet, muss vermieden werden. Die Trennung von Schlafzimmer und Bett ist, wir wiederholen es (s. Kap. V, Teil I und Beispiel Nr. 12), möge es auch manchen erhabenen Geistern kindisch und lächerlich erscheinen, ein sehr bedenklicher Schritt in der Ehe und führt, selbst wenn sie auf den edelsten Motiven beruht, leicht zur Entfremdung. Das gleiche gilt in noch höherem Masse von der sexuellen Enthaltsamkeit, selbst wenn sie nicht jahrelang dauert, abgesehen von den Fällen, wo sie durch eingetretene Altersimpotenz oder durch ernste Krankheit veranlasst wird. Man hat viel von längeren Schonungszeiten beim Weibe gesprochen und wir sahen im Kapitel VI, wie gewisse wilde Völker das Weib zwei Jahre und noch länger nach deren Entbindung (während der Stillungsperiode) unberührt lassen, weil sie „unrein" sei. Diese Fälle beweisen aber gar nichts, weil es sich um Polygamie handelt, und jene Wilden die Befriedigung, die sie sich bei der einen Frau versagen müssen, bei anderen finden. Soll unsere monogamische Ehe weder unnatürlich sein, noch zur Illusion werden, so muss der sexuelle Verkehr ein inniger und beständiger bleiben, das heisst er darf nur durch die kurzen Intervalle unterbrochen werden, die den Bedürfnissen beider Eheleute unter gegenseitiger Anpassung entsprechen. Davon abgesehen, bilden nur die Menstruation und das Wochenbett physiologisch, das heisst normal bedingte Unterbrechungen. Nach Gruber (Hygiene des Geschlechtslebens, Stuttgart bei Moritz) soll letztere Unterbrechung mindestens vier Wochen betragen; wir wollen sie sogar lieber auf sechs Wochen ausdehnen. Solange kann sich jeder Ehemann, selbst der ärgste Sexualheld halten, eventuell einige nächtliche Pollutionen dabei ertragen. Die Schwangerschaft bildet dagegen keinen Enthaltungsgrund. Während dieser Zeit wird nur der Mann seine Frau in Berücksichtigung ihres Zustandes noch schonender als sonst zu behandeln haben, vor allem, bei etwas vorgerückter Schwangerschaft, aus Schonung für das Kind, den Coitus von rückwärts aus vornehmen.

Um so wichtiger ist es dagegen, dass der Ehefrau zwischen je zwei Kindbetten eine längere Ruhe gegönnt werde. Mindestens ein Jahr sollte zwischen jeder Geburt und der nächsten Zeugung verstreichen, somit ungefähr zwei Jahre zwischen je zwei Entbindungen. Das alles kann, wie vorhin erwähnt, mit Hilfe der Coecalcondome sehr leicht reguliert werden. So bleibt die Frau gesund und bekommt man eine gesunde Nachkommenschaft. Es ist wahrhaft besser, nur sieben Kinder zu erzeugen, die am Leben und gesund bleiben, anstatt vierzehn Kinder, wovon sieben sterben, ohne von der armen Mutter zu sprechen, die die fortwährenden Schwangerschaften und Wochenbetten rasch welken lassen und die sich dabei halb, wenn nicht ganz zu Tode plagen muss.

Bezüglich der Häufigkeit des Beischlafes lässt sich keine Regel aufstellen; es ist Sache gegenseitiger Konvenienz. Wir erinnern an die Luther'sche Regel (zwei- bis dreimal in der Woche), als an einen Durchschnitt, der im kräftigen Zeugungsalter wohl das Richtige treffen dürfte.

Gewisse kalte Weiber, die zwar an Kindern Freude haben, welchen aber der Beischlaf ein Greuel ist, haben nach meinem Dafürhalten kein Recht, als Typus der normalen Ehefrau zu gelten und von ihren Männern Enthaltsamkeit von jedem Beischlaf, der nicht den Zweck der Kindererzeugung hat, zu fordern. Das Weib hat dagegen ein Anrecht darauf, bevor sie in die Ehe tritt, über die sexuellen Verhältnisse vollständig aufgeklärt zu werden. Noch mehr. Es sollten Mann und Weib, bevor sie eine Ehe eingehen, über ihre sexuellen Verhältnisse und Bedürfnisse einander aufklären, damit nicht schwere Enttäuschungen und dauernde unheilbare Unverträglichkeiten nachher eintreten.

Ohne einen eigentlichen wollüstigen Orgasmus durch Beischlaf oder Onanie empfunden zu haben, fühlt ein normales Mädchen, obwohl sie keusch gelebt hat, wenn sie über die sexuellen Verhältnisse einigermassen orientiert ist, in der Regel ganz gut, ob sie durch den Gedanken an den Beischlaf mit einem Manne, für welchen sie Zuneigung empfindet, abgestossen oder angezogen wird. Erst recht gilt dies vom Knaben. Eine medizinisch gebildete Frau, die völlig keusch gelebt hatte, aber durch ihre Studien über das Sexualleben genau orientiert war, gab mir präzis an, lange Zeit beim Anblick aller Männer vor dem Gedanken an den Beischlaf mit denselben Ekel empfunden zu haben, bis sie denjenigen kennen lernte, der ihre Neigung gewann. Dann aber wandelte sich die Unlust in Lust um. Dieser einfache Fall illustriert zugleich deutlich das monogamische Sexualgefühl des Weibes. Ich verweise hier auf das Kapitel XVII, wo die Art besprochen wird, wie die Jugend über die sexuelle Frage aufgeklärt werden soll. Bei unserem jetzigen Formalismus und der Unwissenheit wohlerzogener Mädchen über die Geschlechtsverhältnisse ist eine gegenseitige Verständigung darüber vor einer definitiven Verlobung meistens noch unmöglich.

Dank den Prostitutionsgewohnheiten der Männer leiden heute viele junge, gesunde Frauen darunter, dass sie bereits ältere, abgelebte Individuen mit geschwächter Potenz heiraten, sodass sie infolgedessen wohl sexuell angereizt, aber nicht dauernd befriedigt werden können. Diesem Übel kann erst durch eine gründliche Umwälzung der sexuellen Verhältnisse gesteuert werden.

Es gibt ferner eine Art pathologischer, hysterischer Liebe, die sich nur in der Phantasie abspielt, mit Sehnsuchtsphrasen und Koketterie einhergeht, sich jedoch beim ersten Beischlaf in Ekel oder Hass umwandelt. Wenn schon häufiger beim Weib, kommt diese Pseudoliebe auch bei hysterischen Männern vor. Dann kommt die Erklärung: „Ich habe mich getäuscht; ich habe ihn oder sie nie lieb gehabt." Oft kommt diese Selbsterkenntnis auch noch rechtzeitig und veranlasst die Aufhebung einer vorhandenen Verlobung. Für solche Fälle sind Probeehen und grosse Erleichterung der Scheidung sehr nötig. Auch andere unvorhergesehene Dinge können störend gleich im Beginn der Ehe einsetzen. Ich erwähne nur den höchst schmerzhaften Vaginismus des Weibes, der jedoch meist geheilt werden kann. Eine ärztliche Untersuchung vor der Ehe ist jedenfalls, auch aus allerlei anderen Gründen (ich nenne die zu grosse Enge des Bekkens, die Geburten höchst gefährlich macht), eine sehr empfehlenswerte Vorsicht.

Will ein Weib nach dem Rezept des alternden Tolstoi einzig und allein zum Zweck der Kindererzeugung den Beischlaf dulden, so soll sie zuerst einen dazu bereitwilligen Bräutigam finden. Findet sie keinen und will sie ihrem Ehemanne keine zweite Frau oder Konkubine gönnen, so soll sie entweder auf ihren Wunsch verzichten oder ihre gewünschten Kinder ausserehelich erzeugen. Diese meine Ansicht mag für viele Menschen äusserst unmoralisch klingen, ist aber doch natürlich und rationell, und daher ethisch richtig. Selbstverständlich will ich damit nicht behaupten, dass dem Mann ein Recht zukomme, sein Weib zum Beischlaf zu zwingen, so oft es ihm beliebt; ich habe ja sogar das

Gegenteil erklärt. Es ist dies im ganzen eine sehr heikle Frage. Doch lässt sich bei gutem Willen durch grössere Freiheit und Offenheit in den meisten Fällen zu einer befriedigenden Lösung in dem Sinne gelangen, den wir oben andeuteten. Hier wird gegenseitige Zuvorkommenheit und Liebe stets das Richtige finden. Man muss sich nur sowohl vor asketischen Übertreibungen und verschrobenem Idealismus, wie umgekehrt davor hüten, feige und schwächlich allen seinen Trieben und Leidenschaften nachzugeben. Wenn irgendwo im menschlichen Leben, so ist hier der goldene Mittelweg am Platz.

Ein weiterer wichtiger Punkt ist die Frage der Kindererzeugung. Da wir, wie wir sahen, dieselbe nach unserem Willen regulieren können, ist es unsere Pflicht, eine möglichst gute Qualität der Kinder zu erzielen. Dazu ist in erster Linie eine gute Qualität der Eltern nötig. Hier sind wieder sehr wichtig deren Erblichkeitsverhältnisse, das heisst die geistige und körperliche Qualität ihrer Aszendenz. Man soll nicht nur auf geistige Begabung und körperliche Gesundheit, sondern noch mehr auf gute Gemütsart, auf Gewissenhaftigkeit und auf eine ausdauernde Willensenergie Gewicht legen. Was nützt es, körperlich gesunde und kräftige, intelligente resp. schlaue Kinder zu erzeugen, die im übrigen willensschwach, egoistisch, impulsiv oder gar verbrecherisch angelegt sind? Solche Individuen (kräftige Kanaillen) sind die grössten Plagegeister der braven, arbeitsamen Menschen, wahre Unglückspilze für sich und die Gesellschaft.

Ich verweise auf das über Erblichkeit im Kapitel l Gesagte. Ferner dürfen die Eltern zur Zeit der Zeugung nicht krank und auch nicht alkoholisiert sein, sonst können ihre Produkte blastophthorisch (siehe Kapitel I, Teil I) verdorben sein. Auch kommt das Alter der Zeugenden in Betracht; Kinder zu alter Eltern sind gewöhnlich schwach.

Es ist dagegen ebenso einsichtslos als fatal, dass heutzutage die Kindererzeugung so vorwiegend von den Geldverhältnissen abhängig gemacht wird. Tüchtige, gute, gesunde Eltern sollten sich, auch wenn sie unbemittelt sind, nie von einer kräftigen Vermehrung abhalten lassen. Produkte guter Qualität erziehen sich sozusagen ganz von selbst und wissen sich prachtvoll durch die Welt zu schlagen. Was verkümmert und hinkt, war eben von erblich schlechter Qualität, blastophthorisch oder sonst verdorben. Freilich können zufällige Krankheiten oder Unfälle immer ein Kind schädigen, aber das sind nur Ausnahmen, die die Regel bestätigen, denn auch hier widersteht der von gesunden Eltern Stammende besser, wenn er nicht durch Alkohol, venerische Infektion u. dergl. künstlich seine Widerstandsfähigkeit schwächt. Bei Wilden, und heute noch bei vielen Bauernvölkern, sind die Kinder mehr ein Reichtum als eine Last, weil diese Leute einfache und gesunde Lebensbedürfnisse haben. Es sind unsere ungesunden künstlichen Bedürfnisse nach Tand, Luxus, raffinierten Genüssen, unsere künstlich erzogene Muskelschwäche. unsere verkehrte Angst vor Krankheiten und Bakterien, kurz unsere Verweichlichung, die uns so unfähig macht, grössere Familien einfach und billig zu erziehen. Hinzu kommen freilich berechtigte erhöhte Ansprüche auf gute Erziehung unserer Kinder, und dafür wird der Staat künftig aufzukommen haben.

Hier stellt sich nun die Frage ein, die heute noch heikel ist, die aber künftig, bei Verwirklichung unserer Wünsche, viel weniger heikel werden dürfte. Zwei Menschen lieben sich innig, wollen heiraten und fragen den Arzt, ob sie heiraten dürfen, weil sie an dieser oder jener Krankheit leiden, oder weil der eine oder beide stärker mit schlimmen Eigenschaften erblich belastet ist. War einer derselben bereits geisteskrank, oder ist er sogar noch nicht wieder geistig gesund, ist er schwer tuberkulös, oder von Syphilis oder Tripper nicht vollständig geheilt, so muss der Arzt rundweg seine Verehelichung als eine leichtsinnige, antisoziale Handlung bezeichnen. Ich habe es als Arzt stets pflichtgemäss getan.

Ist die Sache weniger schlimm, und handelt es sich namentlich nur um stärkere erbliche Belastung, so kann man, in den misslicheren Fällen, besonders, wenn mit Wahrscheinlichkeit Kinder zu erwarten wären, die körperlich oder geistig qualitativ unter dem Durchschnitt ständen, zwar die Ehe als ärztlich zulässig erklären, die Kindererzeugung dagegen vom ethisch-sozialen Standpunkte aus verbieten. Gerade hier zeigt sich die Wichtigkeit der antikonzeptionellen Mittel. Man wird den Leuten vorstellen, wie böse und geradezu verbrecherisch die Zeugung armer krankhaft angelegter Kinder ist und wird sie vor solchem Leichtsinn warnen. Lieber sollen sie dann gesunde arme Waisenkinder anderer adoptieren.

Man darf jedoch nicht allzu streng sein. Der Arzt hat eine pessimistische Tendenz, überall die Krankheit zu sehen und schwarz anzustreichen. Er darf nicht wegen jeder geisteskranken Mutter oder gar Tante, die in einer Familie vorgekommen ist, der nachfolgenden Generation die Kindererzeugung verbieten. Er muss die im Kapitel I erwähnte Wahrscheinlichkeitsrechnung der Vererbung aufstellen. Unter Berücksichtigung der geistigen und körperlichen Gesundheitsverhältnisse und des Charakters der beiden Ehekandidaten und ihrer sorgfältig zu ermittelnden Aszendenz, muss er sich fragen, welche Durchschnittsqualität von Kindern wohl zu erwarten wäre. Je nachdem er zu dem Schlusse kommt, dass dieselbe oberhalb oder unterhalb des Durchschnittsniveaus der Bevölkerung stehen dürfte, wird er den Rat geben, die Kindererzeugung mehr oder weniger einzuschränken. Er darf dabei das Durchschnittsniveau nicht zu hoch schätzen und soll stets an die geistige Beschränktheit, die Willensschwäche, die ethische Minderwertigkeit und die körperliche Unzulänglichkeit des grossen Haufens der Bevölkerung denken. Wenn dann gebildete und intelligente, aber leicht psychopathisch oder erblich belastete Menschen sich mit solchen Fragen an den Arzt wenden, weil sie besonders gewissenhaft und vorsorglich sind, wird man sie beruhigen, ihnen eine recht hygienische und alkoholfreie Lebensweise empfehlen, sich aber wohl hüten, ihnen die Sterilität zur Pflicht zu machen, denn man kann doch hoffen, dass ihre Produkte ethisch und geistig über dem Durchschnitt stehen werden und bei Vermeidung aller blastophthorischen Einwirkungen einer Regeneration entgegen gehen dürften. Kurz, der Arzt muss hier sehr individualisieren, alle Seiten des Problems genau prüfen und sich wohl hüten, sich von einseitigen Dogmen beeinflussen zu lassen. Nur so wird er einen richtigen Rat erteilen können.

Besonders wichtig und beruhigend ist aber für uns, zu wissen, dass wir, vom Standpunkt der sozialen Hygiene aus, nicht nötig haben, eine Ehe schon allein deshalb zu verbieten, weil deren Produkte schlecht sein könnten. Wir können armen Psychopathen und erblich Belasteten, dummen und schlechten Menschen, sogar Krüppeln, eine kinderlose Ehe gestatten, indem wir von ihnen nur verlangen, dass sie auf die eine oder die andere der angegebenen Arten für die Sterilität ihres sexuellen Verkehrs sorgen. Besonders mit einer operativen Tubendislokation kann in solchen Fällen definitiv geholfen werden. So schneiden wir ihnen nicht jedes Liebes- und Lebensglück von vorneherein ab und treiben sie nicht in die Arme der Prostitution oder eines lebensüberdrüssigen Pessimismus. Man darf nicht vergessen, dass grausame Massregeln sich auf die Dauer nicht durchführen lassen.

Ärztliches Geheimnis

Das ärztliche Geheimnis mit seinen Grenzen bildet eine ausserordentlich heikle Frage, die gerade im sexuellen Gebiet besondere Schwierigkeiten bereitet. Der Standpunkt wechselt sehr je nach den Ländern und den Individuen. Besonders in Frankreich ist das ärztliche Geheimnis fast zu einem Götzen geworden. Es kann zur Verweigerung des Zeugnisses vor Gericht berechtigen und sogar zur Verdeckung von Verbrechen usw. führen. Es gibt umgekehrt Länder, wo die Ärzte oft sehr leichten Herzens dasjenige weiter sagen, was ihnen ihre Kranken anvertraut haben; kurz, es ist das ärztliche Geheimnis ein dehnbarer Begriff, der namentlich in sophistischer Auslegung leicht zum zweischneidigen Schwert werden kann.

Wenn auch ein Einzelfall gelegentlich grosse Schwierigkeiten bereiten kann, so gibt es doch eine allgemeine ethische Richtschnur, die jedem gewissenhaften Arzt als Leitfaden dienen kann. Der Arzt hat die Pflicht, über alles, was seine Kranken ihm anvertrauen, zu schweigen, natürlich nicht, wenn die Kranken selbst öffentlich darüber sprechen oder dem Arzt darüber zu sprechen oder zu schreiben ausdrücklich gestatten. Diese Regel hat aber Ausnahmen. Erstens setzt sie die Zurechnungsfähigkeit des Kranken voraus und gilt daher bei Unzurechnungsfähigkeit nur bedingungsweise. Wenn ein Geisteskranker einem Arzt unter dem Siegel der Verschwiegenheit Mitteilungen macht, die auf Wahnideen beruhen und die Sicherheit Anderer gefährden, oder ein Einschreiten im Interesse des Kranken selbst erfordern, hat der Arzt, um Unglück zu vermeiden, die Pflicht, Anzeige zu erstatten, aber nur am zuständigen Ort. Das gleiche gilt gegenüber Kindern. Dass der Arzt dabei schonend vorzugehen und die Interessen des Kranken, ev. des Kindes, zu wahren hat, ist selbstverständlich. Im weiteren hat aber auch bei zurechnungsfähigen Menschen das ärztliche Geheimnis seine Grenzen. Es soll nach unserer Ansicht nur so weit gelten, als dadurch die Rechte anderer Menschen und in erster Linie der Gesellschaft, nicht ernstlich Gefahr laufen, verletzt zu werden. Gerade so gut, wie ein Arzt die Pflicht hat, einen Pocken- oder Cholera-Kranken gegen seinen Willen sofort anzuzeigen und isolieren zu lassen, um das Unglück einer Epidemie zu verhüten, somit hier kein Geheimnis gilt, ebenso sehr hat er die Pflicht, in anderen ähnlichen Fällen ähnlich zu handeln. Er darf mit einem Wort sich nicht durch Wahrung des Geheimnisses zum Mitschuldigen an Unglücksfällen und Verbrechen machen.

Wir wollen aus dem sexuellen Gebiet Beispiele nehmen:

Ein Arzt wird von einem Mann konsultiert, der ihm anvertraut, dass er an Sadismus oder an sexueller Neigung zu unreifen Kindern leidet. Es ist ja klar, dass er hier mit einem Gemeingefährlichen zu tun hat und sich in einer schwierigen Lage befindet. Hier ist extremes Handeln vom Übel. Der Arzt, der einfach den Kranken behandelt, ohne sich um dessen eventuelle Opfer zu kümmern, tut unrecht. Der Arzt jedoch, der, wie ich es in einem Fall zuverlässig erfuhr und bereits anführte, für den Kranken, der ihn um solch einer Perversion wegen kosultiert, nur den Bescheid hat: „Sie sind ein Schwein, machen Sie, dass Sie weiter kommen, oder ich zeige Sie an", tut vielleicht noch mehr Unrecht. Unrecht tut aber auch der, der einen solchen Menschen ohne weiteres anzeigt. Der Arzt hat zuerst diesen Kranken genau zu untersuchen, möglichst tief in sein Seelenleben einzudringen, den Grad der Perversion festzustellen und sich zu überzeugen, ob er es mit einem armen, ehrlichen Menschen zu tun hat, der mit Verzweiflung und Anwendung aller seiner Energie gegen eine krankhafte Neigung kämpft, oder im Gegenteil mit einem egoistischen und rücksichtslosen Individuum, der den Arzt nur darum konsultiert, damit dieser ihn aus einer momentanen unangenehmen Lage zieht, in die sein perverser Trieb ihn gebracht, und der im Übrigen seiner gefährlichen Neigung ohne Skrupel fröhnt und für die Gesellschaft eine Gefahr bildet. Letztere Fälle, leider die häufigsten, suchen gewöhnlich den Arzt auf, um ihn für ihre Zwecke zu missbrauchen. Redet sich der Arzt aus Bequemlichkeit etwa ein, auch in solchen Fällen das ärztliche Geheimnis wahren zu müssen, oder ist er sogar ehrlich von dieser Pflicht überzeugt, so wird er zum Mitschuldigen des Verbrechers. Natürlich gibt es allerdings Zwischenstufen zwischen den ehrlichen, guten und den ganz gewissenlosen Kranken. Was soll der Arzt da tun? Er wird zunächst genau untersuchen und mit seinem Urteil zurückhalten, bis er über den Fall ganz klar ist.

Ist er auf dem bezüglichem Gebiet zu wenig bewandert, so wird er einen Spezialarzt (Psychiater oder Neurologen) zuziehen. Dann wird sein Handeln sich nach dem Ausfall der Untersuchung zu richten haben. Hat er die Überzeugung gewonnen, dass der Kranke aufrichtige, gute Vorsätze hat, energisch gegen sein Übel ankämpft, bis jetzt auch der Versuchung Widerstand geleistet und niemandem geschadet hat, so wird er ihn in seinem Widerstand unterstützen, durch alle Mittel (mit Ausnahme der Heirat) ihn von seinem Leiden zu befreien suchen, ihn auf die Gefahren desselben aufmerksam machen, ihm eventuell gar (horribile dictu) die Onanie oder die Kastration empfehlen, um im Notfalle einem Verbrechen auszuweichen, und ihm das Versprechen abnehmen, sofort zu ihm zu kommen, oder sich freiwillig in eine Irrenanstalt zu begeben, falls er nicht mehr widerstehen könnte; im übrigen das ärztliche Geheimnis respektieren. Damit kann er oft seine Existenz retten und zugleich die Gesellschaft am besten schützen. Bei schlimmeren Fällen, wenn der Arzt die Überzeugung gewinnt, dass der Kranke sich entweder nicht halten kann oder nicht halten will, oder gar bereits Ausschreitungen, vielleicht sogar Verbrechen vorgekommen sind, wird er am besten tun, folgendermassen zu verfahren. Er erklärt dem Kranken, er könne die Mitverantwortung einer derartigen Sachlage nicht übernehmen und fordere von ihm, sich sofort in eine Irrenanstalt aufnehmen zu lassen, ansonst er gezwungen wäre, ihn gerichtlich anzuzeigen. Die Gesellschaft sei von ihm in einer Weise gefährdet, die die Grenze des Zulässigen überschreite. Wenn aber der Kranke sich einer rationellen Behandlung und Sicherstellung unterziehe, wolle er dafür sorgen, dass die Sache keine weiteren gerichtlichen Folgen habe. Man kann je nach den Fällen schärfer oder weniger scharf vorgehen. Niemals aber darf, wie gesagt, die Pflicht der Wahrung des ärztlichen Geheimnisses so weit ausgedehnt werden, dass der Arzt dadurch zum Mitschuldigen gemeingefährlicher Verbrecher wird. In derartigen Fällen ist die Irrenanstalt die einzige Zufluchtsstätte für den Kranken und die beste Hilfe für den Arzt, genau, wie das Pockenhaus oder das Cholera-Lazarett bei Pocken und Cholerafällen.

Ich habe als erstes Beispiel gerade eine der schlimmsten Kategorien von Kranken gewählt, bei denen immer mit der Wahrscheinlichkeit, dass sie gemeingefährlich sind oder werden können, zu rechnen ist. Es kommen aber noch andere Fälle vor, solche z. B. wie sie von Brieux in „Les Avariés" dramatisch behandelt worden sind. Ein Syphilitiker will heiraten, ist nicht geheilt und fragt seinen Arzt. Darf der Arzt nun wirklich sich hier darauf beschränken, dem Kranken davon abzuraten? Darf er, oder muss er sogar, wenn der Kranke auf ihn nicht hören will, schweigen und das Unglück aus Ehrfurcht vor dem ärztlichen Geheimnis geschehen lassen? Hat er nicht vielmehr die Pflicht, dem Kranken zu sagen: „Nehmen Sie sich in Acht, wenn Sie nicht auf mich hören wollen, werde ich rückhaltlos Ihre Braut oder deren Eltern über Ihren Zustand aufklären". Ich denke doch, dies ist seine Pflicht. Nur darf hier der Arzt nicht wie beim Unzurechnungsfähigen hinter dem Rücken des Kranken vorgehen. Er muss ihm nach meiner Ansicht direkt mit der Denunziation drohen und etwa folgendermassen zu ihm sprechen:

„Sie haben sich mir anvertraut. Ich habe allerdings die ärztliche Pflicht, über Ihr Übel gegen Dritte so lange zu schweigen, als Sie niemanden damit gefährden. Sollten Sie aber trotz meiner Aufklärungen und Warnungen versuchen, in Ihrem gegenwärtigen Zustande zu heiraten, damit ein armes Mädchen und dessen Familie infam zu betrügen und des ersteren Gesundheit zu gefährden, in der Zuversicht, dass die Pflicht des ärztlichen Geheimnisses mir die Zunge binde, so habe ich eine höhere Pflicht, als diejenige des Arztes gegenüber dem Kranken, nämlich meine soziale Pflicht, und dieser werde ich nachkommen. Nehmen Sie sich in Acht! Ich werde Ihre Schritte überwachen und zu verhüten wissen, dass eine Unschuldige das Opfer Ihrer strafbaren Rücksichtslosigkeit werde."

So und nicht anders verstehe ich die Pflicht eines gewissenhaften Arztes, der der hohen Würde seines Berufes sich bewusst ist. Etwas ähnliches passierte mir mit einem durch und durch tuberkulösen Jüngling, der sich mit Gewalt verloben wollte. Trotzig und frech widerstand er mir, als ich ihm erklärte, er mache sich dem Mädchen gegenüber eines Verbrechens schuldig. Darauf erklärte ich ihm kühl und bestimmt, ich werde das Mädchen darüber aufklären und tat es auch, so dass die Heirat nicht zustande kam. Es gelang ihm freilich nachher, ein anderes Mädchen an sich zu fesseln, das zwar ebenfalls von mir gewarnt wurde, ihn aber trotzdem heiratete. Ich hatte wenigstens meine Pflicht getan.

Man hat nach meiner Ansicht die gleiche Pflicht gegenüber

Leuten mit ungeheilten chronischen Trippern, gegenüber Geistesgestörten, konstitutionell sexuell Perversen etc.

Früher, als man die Homosexualität der Urninge für ein erworbenes Laster hielt, suchte man sie mit Heirat zu kurieren. Heute noch kommt diese soziale Ungeheuerlichkeit vor und wird selbst noch von unwissenden Ärzten empfohlen. Gewisse Urninge sind sogar raffiniert genug, um sich kleine Urninge als Kinder zu wünschen. Da sie selbstverständlich zu solchen durch den Verkehr mit den von ihnen allein geliebten Männern nicht gelangen können, heiraten sie, um mit Mühe, Not und Ekel mit dem armen Weibe, das ihr Opfer geworden, einige Kinder zu zeugen, ohne sich dadurch abhalten zu lassen, ihrer abnormen Leidenschaft mit Männern zu fröhnen. Ihre Frau spielt dann die Rolle einer Haushälterin oder Hauptmagd, die als Nebenbeschäftigung gelegentlich ein paar Kinder auf die Welt setzt. Niemals darf sich ein eventuell zugezogener Arzt zum Mitschuldigen an einer solchen Ehe machen. Auch hier hat er die Pflicht, dem Urning mit Anzeige an seine Braut zu drohen, falls er die Missetat wirklich vollbringen will.

Ein weiterer Fall ist derjenige, wo der Arzt von einer Person konsultiert wird, die ihm gewisse Fehler oder Gebrechen, vielleicht auch nur eine starke erbliche Belastung anvertraut, um ihn dann zu fragen, ob eine Heirat trotzdem zulässig sei. Es gibt Fälle, wo die Sache zweifelhaft sein kann und wo es darauf ankommt, wie der andere Teil sich dazu stellt, ob er durchaus darauf besteht, Kinder zu haben, ob er vielleicht an ähnlichen erblichen Belastungen oder Fehlern leidet. Dann hat der Arzt die Pflicht, zunächst volle Ehrlichkeit zu fordern und zu sagen: „Gut; unter diesen und jenen Umständen oder Bedingungen dürfen Sie vielleicht heiraten, aber unter keinen Umständen darf die Wahrheit Ihrer Braut (ev. Ihrem Bräutigam) verschwiegen werden. Es liegt ja in Ihrem eigenen Interesse, denn eine auf Betrug gegründete Ehe kann nicht glücklich werden. Gestatten Sie mir, mit Ihrer Braut (oder Ihrem Bräutigam) von der Sache zu sprechen. Wir werden dann sehen, was das Beste ist.“ In der Regel wird dies auch gestattet und kann der Arzt viel Gutes tun und manches Unglück verhüten. Man kann hier keine allgemeine Regel aufstellen. Je nach dem Grad der erblichen Belastung oder der Art der Gebrechen wird eine Ehe ohne, eventuell sogar mit Kindern, zulässig sein oder nicht. In solchen Fällen ist die Drohung mit der Anzeige an die Braut (ev. an den Bräutigam) selten nötig, immerhin bei rücksichtslosen, schlechten Menschen am Platz.

Ich erlebte mehrmals die Freude, dass Braut und Bräutigam gemeinschaftlich zu mir kamen, mich in offenherzigster Weise über ihre Verhältnisse aufklärten und mich dann um Rat baten, ob sie unter solchen Umständen heiraten dürften. So sollte es in derartigen Fällen immer geschehen, wenn die Menschen in sexuellen Dingen ehrlicher wären und ihre eigenen Interessen besser verständen. So wird es auch dem Arzt am leichtesten gemacht, einen rationellen Rat zu erteilen. Es steht übrigens zu hoffen, dass die wachsende Einsicht und Aufklärung des Publikums in der ganzen Frage es ihm immer leichter machen wird, auch ohne Arzt das Richtige zu treffen.

Eine weitere Frage, die dem Arzt sehr oft gestellt wird, haben wir schon besprochen; es ist diejenige des künstlich einzuleitenden Abortus. Ich komme nicht darauf zurück und verweise auf das im Kapitel XIII unter C (Strafrecht) Gesagte. In jedem derartigen Fall wird der Arzt gewissenhaft alle Verhältnisse abzuwägen haben. Ich betone nochmals, dass er auch das soziale Interesse hier berücksichtigen und nicht unter allen Umständen, das heisst so lange nur der Zustand der Mutter nicht dagegen spricht, für das Zustandekommen eines Kindes eintreten sollte, selbst wenn dasselbe ein unglücklicher Krüppel zu werden droht Mit einem Wort, es sollte das Interesse der mütterlichen Gesundheit nicht einzig und allein wie bisher, sondern auch dasjenige der Frucht massgebend sein. Man mag geborene Krüppel am Leben erhalten; man sollte aber wenigstens soweit möglich verhindern, dass überhaupt welche geboren werden. Freilich wird man mir entgegnen, dass die Qualität der Frucht viel leichter nach als vor der Geburt zu erkennen ist. Das ist richtig. Solange jedoch die Gesetze das Leben selbst des krüppelhaftesten Neugeborenen schützen, muss man sich helfen, wie man kann.

Die Behandlung sexueller Leiden

Es kann nicht unsere Aufgabe sein, hier auf Details einzugehen, da es sich um eine rein medizinische Frage handelt. Nur einige allgemeine Punkte wollen wir berühren. Die venerischen Krankheiten werden ganz besonders häufig deshalb mangelhaft behandelt, weil die Kranken sich, wie wir im Kapitel X sahen, schämen, sich einer Behandlung deswegen zu unterziehen. Nach meiner Ansicht sollte man mit allen Mitteln suchen, eine Behandlung dieser Krankheiten unter Schonung des Geheimnisses und des Schamgefühles zu fördern. Es sollten dafür eigene Spitäler für nur je ein Geschlecht und mit getrennten Abteilungen existieren und es sollte den Kranken dort gestattet sein, sich unter Wahrung der Anonymität behandeln zu lassen. Die Kranken könnten ja das Spitalgeld im Voraus entrichten, eventuell sogar Dominos anziehen dürfen, damit ihre Identität nicht verraten wird. Nichts hindert sosehr, besonders venerisch angesteckte Frauen daran, sich behandeln zu lassen, als die Angst, erkannt zu werden. Während freches, schamloses Gesindel sich nichts daraus macht, und die öffentlich gebrandmarkten Dirnen der Staatsprostitution die Behandlung höchstens darum hassen, weil sie sie hindert, ihrem Verdienst nachzugehen, sind es gerade die anständigeren Elemente (besonders Frauen), wenn sie das Unglück einer Ansteckung trifft, die der Behandlung aus respektablen Gründen ausweichen. Furchtbar ist es ihnen, sich entdecken zu müssen und ebenso furchtbar, in die scheussliche Gesellschaft der Bordelldirnen in den üblichen venerischen Abteilungen der Spitäler zu geraten. Diese ehrbaren Gefühle sollen geschont werden. Ich sehe keinen anderen Weg dazu, als die Schaffung von Gelegenheiten zu einer diskreten, anständigen, anonymen Spitalbehandlung an allen grösseren Plätzen und zwar auch für mittellose Menschen. Man würde dadurch nicht nur für die Kranken, sondern für das ganze Volk durch Verminderung der Infektionen ein humanitäres Werk verrichten.

Freilich bleibt noch die Behandlung durch einen Privatarzt übrig. Diese kann aber nicht leicht anonym sein und kostet ausserdem armen Leuten zuviel. Krankenkassen versagen hier meistens ebenfalls. Umso notwendiger wäre es daher im allgemeinen Interesse, derartige Institute zu schaffen, die zur sozialen Sanierung viel mehr beitragen dürften, als die verfehlte Regulierung der Prostitution, von der wir sprachen.

Ebenso wichtig ist die Behandlung der sexuellen Perversionen.

Hierfür gibt es wichtige allgemeine Regeln, die ich angeben möchte. Ganz im allgemeinen beruhen die sexuellen Perversionen hauptsächlich auf ererbter Anlage des Gehirns, oder sie sind dann die Folge von Autosuggestionen oder von schlechten Angewöhnungen. In beiden Fällen gibt es eigentlich nur ein Mittel, das durch Erlangung guter Gewohnheiten direkt dem Übel entgegenwirken kann und dieses Mittel ist die hypnotische Suggestion. Andere Mittel wirken nur indirekt suggestiv, zum Beispiel Ablenkung durch Arbeit, körperliche Strapazen und dergleichen, oder auch Massage, Elektrizität etc. Bei den durch Gewohnheit oder Autosuggestion erworbenen Perversionen, vor allem bei der Onanie, sollte die hypnotische Suggestion stets angewendet werden. Bei diesem letzteren Übel kann, sofern der normale Trieb zum anderen Geschlecht vorhanden ist, und nur die Not, der Mangel an Gelegenheit, seinen normalen Geschlechtstrieb zu befriedigen, die schlechte Gewohnheit entstehen liess, ein normales sexuelles Verhältnis, eine Ehe, bleibend Heilung verschaffen.

Man muss sich aber wohl hüten, zu rasch angewöhnte oder autosuggestiv erworbene Perversionen anzunehmen. Mit Ausnahme der sehr gewöhnlichen Not-Onanie und Päderastie, die eigentlich keine Perversion, sondern nur Notbehelfe sind, sind die nur angewöhnten Perversionen durchaus nicht so häufig als man glaubt, und dazu gewöhnlich autosuggestiv. Vor allem aber sind die Personen, die nur aus Notbehelf onanieren, päderastieren und dergleichen Manipulationen vornehmen, sich selbst ganz klar darüber, dass es nur ein Notbehelf ist, dass sie sonst normal sind und am liebsten den normalen Beischlaf ausüben würden, wenn sie dazu die Gelegenheit oder die Mittel hätten, kurz wenn nicht äussere Verhältnisse sie daran hinderten. Oder es sind bewusste Wollüstlinge, die ihre naturwidrigen Exzesse aus Abwechslungssucht oder berechnet, um Zeugung oder Infektion zu verhüten, begehen. Solche Individuen hüten sich wohl, den Arzt zu konsultieren. Sie fühlen sich normal und nicht krank, wie wir schon sagten.

Diejenigen Fälle, die zum Arzt kommen, sind fast immer pathologische Fälle und gehören ganz oder teilweise zu den erblich angeborenen (eventuell autosuggestiven) Perversionen. Für die ersten vor allem muss man sich daher in der Regel vor Eheempfehlungen wohl hüten. Besonders bei männlichen Urningen ist es v. Schrenk-Notzing (auch mir einmal) gelungen, Umkehrung der Homosexualität in sexuelle Begierde nach Weibern durch hypnotische Suggestion zu erzielen. Während es aber v.

Schrenk nach etwas längerer Dauer des Erfolges riskierte, eine Ehe zu empfehlen, habe ich dies nicht über mich bringen können, weil ich keine genügende Garantie für bleibenden Erfolg bei einem so tief konstitutionell eingewurzelten Übel besass. Ich suchte soviel wie möglich bei solchen Menschen den Sexualtrieb zu dämpfen und sie dazu zu bringen, sich mit spontanen nächtlichen Pollutionen zu begnügen. Ich riet dem Urning stets dringend vor der Ehe ab, erklärte ihm, es sei dies für ihn geradezu ein Verbrechen; er soll lieber im Notfall onanieren oder schliesslich wilde Verhältnisse anknüpfen, die wenigstens keine ernsteren Folgen hätten. Vor Kindererzeugung müsse er sich auf alle Fälle hüten wie vor dem Feuer. Leider hindern es noch unsere heutigen Gesetze und Anschauungen, dass man den Urningen ruhig empfehlen darf, sich mit ihresgleichen zu verheiraten, wie sie es so leidenschaftlich gern täten. Das wäre doch eigentlich, wie wir sagten, sozial sehr harmlos. Die armen Teufel hätten Ruhe und die normalen Menschen wären auch vor ihnen eher geschützt. Daher schliesse ich mich unbedingt, wie im Kapitel XIII gesagt, denjenigen Ärzten an, welche die Abschaffung der Bestrafung der homosexuellen Liebe und der Päderastie zwischen Erwachsenen bei beiderseitigem Einverständnis verlangen. Solange sie sexuell normal fühlende Menschen nicht belästigen oder ihnen nicht schaden oder Minderjährige nicht verführen, sollte man, wie bereits erwähnt, alle solche ungefährliche sexuell Perverse (Sodomiten, Urninge, Masochisten, Fetischisten etc.) in Ruhe gewähren lassen. Wünscht aber ein solcher Kranker die ärztliche Behandlung, weil er sich schämt und nervös aufgeregt wird, so soll man ihn hypnotisieren, ablenken und nützlich beschäftigen. Die psychische Behandlung kann da sehr viel. Wenn eine Perversion ganz sicher eine zugleich rein erworbene und leicht heilbare ist, wird man aber erst nach gänzlicher Heilung eine Ehe, im besten Falle sogar die Erzeugung von Kindern gestatten können. Ich spreche hier nicht von den bereits erwähnten sterilen Ehen zwischen Perversen oder Psychopathen, die man immer ärztlich gestatten kann, wenn beide Teile genau wissen, was sie tun.

Man kann ebenfalls übermässige Pollutionen, Onanie, sexuelle Hyperästhesie und psychische Impotenz mit hypnotischer Suggestion erfolgreich behandeln. In solchen Fällen, wenn der Sexualtrieb sonst normal ist, ist die Ehe durchaus nicht immer zu untersagen und man wird zu individualisieren haben.

Bei sexueller Anästhesie dagegen ist die eigentliche Ehe ein Nonsens, der auf einem schweren Missverständnis beruht. Sie kann selbst bei partieller Anästhesie des Mannes ein Unding sein. Das Gesagte betrifft freilich nur den Mann, da die meisten Mädchen vor der Ehe insofern sexuell anästhetisch sind, als sie den Orgasmus venericus nicht kennen lernen, solange sie keusch leben. Sie können schwerlich genau wissen, wie stark der in ihnen schlummernde Sexualtrieb sich entwickeln wird. Immerhin wird durch sexuelle Aufklärung der Mädchen soviel gewonnen, dass solche, die einen förmlichen Ekel vor dem Gedanken des Beischlafes empfinden, sexuelle Verhältnisse vermeiden werden, sobald sie wissen, worauf es ankommt, und das wird gut sein. Doch ist die Folge der sexuellen Anästhesie beim Weib viel harmloser als beim Mann, da sie den Beischlaf nicht hindert. Allerdings können trotzdem sexuell kalte, halb oder ganz anästhetische Mädchen mit sexuell anästhetischen Männern, wenn nur beide Teile sich darüber klar sind, lediglich auf Grund geschwisterlicher Freundschaftsgefühle sehr gut eine „Ehe" eingehen, die damit entweder gar nicht oder fast nicht sexuell wird, sondern nur eine geistige und wirtschaftliche Vereinigung zweier gleichfühlender und gleichgesinnter Seelen darstellt. Das ist dann die wahre platonische Liebe, wie sie in der Theorie geschrieben steht. Gerade sehr häufig ist sie nicht und man darf sie vor allem nicht mit homosexuellen Neigungen verwechseln. Sie hat ihre Berechtigung, denn sexuell Anästhetische können doch das Bedürfnis nach geistiger und gemütlicher Liebe und nach einem eigenen Heim haben. Leider sind die total Anästhetischen so absolut unfähig, über die sexuellen Gefühle zu urteilen, wie Blinde über die Farben. Sie können sich sexuelle Gefühle gar nicht vorstellen, merken dieselben bei den anderen nicht und stehen immer in grosser Gefahr, eine Ehe mit einem sexuell fühlenden Partner einzugehen, was dann zu grossem Unglück führt. Diese Verhältnisse müssen die Ärzte kennen.

Die spezielle Behandlung der Krankheiten der männlichen und weiblichen Sexualorgane gehört nicht hierher. Ich will aber noch ganz im allgemeinen bemerken, dass Spezialärzte sehr häufig den grossen Fehler begehen, Zustände lokal an den Geschlechtsteilen zu behandeln, deren Ursache einzig in den Gehirnfunktionen liegt und daher nur durch psychische Behandlung, speziell durch hypnotische Suggestion beseitigt werden können. Ich nenne zum Beispiel einen grossen Teil der Menstruationsstörungen der Frauen, die psychische Impotenz, übermässige Pollutionen, die Onanie, wenn sie nicht durch Phimose oder Würmer verursacht ist, und dergleichen mehr. Diese Bemerkung soll freilich nicht den gegenteiligen Fehler rechtfertigen, der darin besteht, die lokale Untersuchung zu vernachlässigen oder wirklich vorhandene lokale Übel nicht zu behandeln.

KAPITEL XV
SEXUELLE ETHIK ODER SEXUELLE MORAL

Die Grenzen der Moral und des Rechtes sind schwer zu ziehen. Bei der alten Auffassung der Rechtes, und besonders bei der Auffassung der gerichtlichen Strafe als einer Sühne, waren die Grenzen scheinbar leichter zu bestimmen. Dennoch hat gerade das alte Recht auf Grund religiös metaphysischer Dogmen die meisten Übergriffe in das ethische Gebiet dadurch verbrochen, dass es Verstösse gegen herrschende religiöse und moralische Anschauungen und Vorurteile zu Verbrechen stempelt, wie wir dies im Kapitel XIII bereits gesehen haben, und umgekehrt auch direkt unmoralische und ungerechte Handlungen und Gesetze sanktioniert, weil sie auf religiöse Glaubenssätze sich stützen, sogar durch sie geboten werden.

Anderseits, wenn wir nun das Recht nur als Schutzeinrichtung für die Gesellschaft und die Individuen gegen schädigende Übergriffe betrachten, so ist es innig mit der Ethik verknüpft und nicht scharf von ihr abgegrenzt, wie eine ganze dogmatische Schule es haben will, denn was ist eigentlich die Ethik, die wahre, menschliche Moral?

Man hat freilich eine dogmatische Ethik aufgebaut, die aus einer Sammlung angeblicher göttlicher Gebote besteht. Die Religionen haben darunter vielfach Gebote gegen Gott aufgestellt und diese Gebote sind zum Teil recht unmenschlich. Dadurch ist vielfach ein direkter Widerspruch zwischen der angeblich von Gott geoffenbarten Ethik und der rein menschlichen Ethik entstanden. Jede Religion hat wieder andere göttliche Gebote. Wenn der Gott gewisser Malayen ihnen befiehlt, das Herz ihrer Feinde zu essen; wenn Jehova rachsüchtig und eifersüchtig ist, zur Prüfung Abrahams seinen Sohn als Opfer fordert, ganze Völkerschaften durch die Waffen seiner Bevollmächtigten morden lässt und sogar alle Menschen durch die Sündflut ertränkt, während der Gott der Christen milder und versöhnlicher wird; wenn Allah dagegen fatalistisch herrscht und Christenmord sowie Alkoholabstinenz anordnet, während Christus Feindesliebe vorschreibt, dagegen den Wein gestattet (sogar Wein aus Wasser macht), während der Gott der Inder der Witwe vorschreibt, ihrem Manne ins Grab zu folgen, und während so und so viel andere Götter Menschenopfer fordern, so muss man zugeben, dass es kaum möglich ist, auf Grund der verschiedenen religiösen Ethiken ohne weiteres etwas Gereimtes und Zusammenhängendes darzustellen. Speziell in der sexuellen Frage stehen sich angeblich göttliche Gebote der Polygamie und der Monogamie direkt einander entgegen.

Aus diesem sehr einfachen Grunde wollen wir die religiöse Offenbarungsmoral den Priestern der verschiedenen Religionen und Konfessionen überlassen, die dieselbe direkt von Gott erhalten zu haben behaupten, und uns hier auf die rein menschliche Moral beschränken. Diese darf aber nun ihrerseits nicht auf irgend einer formellen Dogmatik beruhen, wie jene auf einer religiösen, sondern muss aus den natürlichen Lebensbedingungen des Menschen sich ergeben. Wir sahen soeben, wie sie mit dem Recht verknüpft ist. Ebenso innig berührt sie sich mit der Hygiene (Medizin). Wo sich ein Widerspruch zwischen Ethik und Hygiene zu ergeben scheint, so kommt er daher, dass man nur die individuelle und nicht die öffentliche oder soziale Hygiene ins Auge fasst. Wir haben aber bereits gesehen, dass der Arzt die Pflicht hat, die soziale Hygiene über die individuelle zu stellen, das heisst, das hygienische Wohl des Einzelnen dem hygienischen Wohl der Gesellschaft unterzuordnen. Zwischen dieser sozialen Hygiene und der menschlichen Ethik darf und kann aber kein innerer Widerspruch bestehen.

Fragen wir uns nun, was wir unter Moral oder Ethik zu verstehen haben. So weit als möglich von allen Hypothesen befreit, ist die Ethik theoretisch das Studium dessen, was in den Handlungen der Menschen gut und schlecht ist, und praktisch, als Moral, die Pflicht, das Gute zu tun und das Schlechte zu lassen. Doch heisst dies sehr wenig; denn was hat man unter gut und schlecht zu verstehen? Nicht nur betrachten die einen als gut, was andere für schlecht halten, sondern auch die Worte, die Goethe seinem Mephistopheles in den Mund legt:

> („Ich bin) ein Teil von jener Kraft,
> Die stets das Böse will und stets das Gute schafft",

behalten stets ihre tiefe Wahrheit. Sagen wir: „die oft das Gute schafft, wenn sie das Böse will", so werden wir ein getreues Bild davon haben, wie wenig die guten oder die bösen Folgen unserer Taten mit der Güte oder der Schlechtigkeit unserer Motive in Einklang stehen. Der umgekehrte Satz ist ebenso wahr; denn die Mächte, die das Gute wollen, verrichten bekanntlich dabei nicht selten das Schlechte. Wir müssen daher das ethische Motiv von den guten oder schlechten Folgen einer Tat sorgfältig auseinanderhalten.

Analysieren wir weiter, so finden wir sogar, dass die gleiche Tat für den einen gut und für den anderen schlecht sein kann. Frisst ein Wolf ein Lamm, so ist es gut für den Wolf und schlecht für das Lamm. Wir selbst können nicht leben, ohne andere pflanzliche oder tierische Leben zu zerstören. Das Geld, das ich verdiene, kommt aus der Tasche anderer, ohne dass es denselben immer nützt u. s. f. Die Moral ist also relativ, und nirgends lässt uns unser Erkennungsvermögen etwas absolut Gutes oder absolut Schlechtes erkennen. Alles, was wir dadurch erreichen, dass wir Menschen, Weisheit und guten Willen unter einander austauschen, ist, dass wir einander möglichst wenig Schlechtes und möglichst viel Gutes zufügen, d. h. dass wir das Mass unserer physischen und geistigen Leiden verringern, indem wir durch unsere Anstrengungen unsere gegenseitigen Lebensbedingungen nach Kräften verbessern, wodurch wir zugleich das Gute allgemein steigern. Selbst dies ist nur möglich, wenn wir die Begriffe gut und schlecht so ziemlich auf die Menschheit beschränken und im grossen und ganzen uns um die Lebens– und Entwicklungsbedingungen der andern Wesen nicht kümmern, sondern vielmehr uns dieselben rücksichtslos dienstbar machen. Es ist sogar praktisch, wie wir sahen, ausserordentlich schwer, den Begriff des sozialen Wohles auf alle heute lebenden Menschenrassen auszudehnen, denn einige derselben sind zugleich so fruchtbar und von so minderwertiger Qualität, dass, wenn man sie gutmütig und friedlich ohne Vorsicht sich unter uns vermehren liesse, sie uns bald ausgerottet haben würden. Dann aber würde die grausamste Barbarei, die in ihren Instinkten ruht, wieder die Oberhand gewinnen, resp. allgemeiner werden, wie das Beispiel der Negerrepublik Haïti zeigt. Ein Übermass eines auf falscher Basis beruhenden und in die Praxis übersetzten ethischen Gefühles unsererseits würde somit praktisch später die allerschwerste Schädigung der Moral herbeiführen. Fügen wir noch der Vollständigkeit wegen hinzu, dass das gleiche Ding mir zuerst weh und dann wohl, oder zuerst wohl und dann weh tun kann; so z. B. eine peinliche Belehrung und umgekehrt die übertriebene Befriedigung meiner Naschhaftigkeit.

Aus diesen sehr einfachen Überlegungen geht hervor, dass unsere moralischen Pflichten nur relative sein, und dass sie uns nicht in gleichem Umfange und in gleicher Höhe allen lebenden Wesen, und nicht einmal allen menschlichen gegenüber verbinden können, wenn nicht das Höhere dem Minderwertigen geopfert werden soll. Theoretisch bestände dann die Definition der menschlichen Moral in der richtigen, d. h. wissenschaftlichen Definition des sozialen Wohles und seiner Anforderungen an die einzelnen Individuen, und praktisch in dessen Weiterentwicklung und siegreichen Durchführung durch individuelle und soziale Anstrengungen. Jenes soziale Wohl fordert in erster Linie die Erziehung des guten Willens und der altruistischen Gefühle eines jeden. Nicht durch Lehrsätze und Predigten, sondern nur durch die Tat, das Beispiel, das Leben selbst, kann eine solche Erziehung gefördert werden.

Die höchste Aufgabe der ethischen Tat ist die Arbeit für das Wohl der künftigen Generationen.

Richtig verstanden sind Altruismus und Egoismus keine oder wenigstens nur relative Gegensätze. So falsch es wäre, die soziale Ordnung auf eine uneingeschränkte Anerkennung und auf ein rücksichtsloses Waltenlassen aller unserer selbstsüchtigen Triebe begründen zu wollen, so sinnlos ist es ebenfalls, den letzteren die Forderung eines übertriebenen und widernatürlichen Asketismus entgegen zu stellen, der nur ein ganz verfehltes Ideal des Altruismus vorspiegelt. Wenn eine Biene oder eine Ameise aus ihrem Vormagen ihren Gefährtinnen Honig herausgibt, ist es für sie ein Genuss. Opfert sie ihr Leben für die Gemeinschaft, so befriedigt sie einen altruistischen Instinkt, der für sie zur Leidenschaft geworden ist. Kann nun nicht auch den Menschen das Geben ebenso beglücken wie das Nehmen? Wie wäre irgend eine freie Opfertat überhaupt denkbar, wie würde man den Märtyrer, der für sein Vaterland, seine Familie oder die Wissenschaft leidet oder stirbt, erklären, wenn nicht Begeisterung — ein Lustgefühl — den Menschen dazu triebe, oder sonst ein innerer Drang zum Guten darin seine Befriedigung fände? Suchen wir die Mittel, die uns befähigen können, unseren noch zugleich so raubtierähnlichen und so apathischen menschlichen Egoismus durch soziale Anpassung zu veredeln, auf sein berechtigtes, d. h. notwendiges Mass zu reduzieren und ihm durch einen tätigen, opferwilligen Altruismus, durch gute soziale Gewohnheiten, immer mehr die Wage halten zu lassen, so werden wir ein wenn auch noch sehr relatives Paradies für das Leben unserer Nachkommen auf der Erde vorbereiten, das dem heutigen anarchistischen Interessenkampf weitaus vorzuziehen sein dürfte.

Was nun vor allen Dingen fehlt, das ist die gute erbliche Qualität der menschlichen Individuen, welche Qualität gegenwärtig noch fast ganz durch den Zufall einer miserablen Zuchtwahl bestimmt wird; und was uns weiter fehlt, ist die Erziehung des Willens und des Charakters unserer Kinder. Unsere Schule und unsere Religion haben es nicht vermocht, die Masse des Volkes aus der Barbarei, d. h. aus der Apathie, aus der Gefühlsroheit, aus der Willenslosigkeit und aus dem Schlendrian der Unwissenheit und des Vorurteils zu ziehen. Die Kultur und die Ethik haben freilich gewisse sittliche Fortschritte gezeitigt. Die Methoden und Lehren der Kirchen und auch der Schulen haben sich aber überlebt und sind unseren gegenwärtigen Bedürfnissen und Kenntnissen, sowie besonders den Erfordernissen der Zukunft nicht mehr angepasst.

Auf der eben dargestellten Grundlage einer natürlichen menschlichen Moral haben wir die sexuelle Ethik oder sexuelle Moral aufzubauen und es ist nicht schwer, über dieselbe ins Klare zu kommen, wenn man die in den dreizehn ersten Kapiteln besprochenen Tatsachen und Verhältnisse in solchem Licht betrachtet. Unbekümmert um ihre Motive können wir eine Tat als sozial positiv, das heisst nützlich, sozial neutral, das heisst gleichgiltig, und sozial negativ, das heisst schädlich erklären. In einem kleineren Kreise jedoch kann eine Tat bereits einem anderen oder wenigen anderen Menschen gegenüber gut (positiv), schlecht (negativ) oder indifferent sein. Es handelt sich aber, wie gesagt, bei der Ethik nicht nur um die Tat an und für sich, sondern vor allem um ihre inneren Beweggründe. Es ist im ganzen schwer für einen Menschen, sozial positive Taten zu vollbringen, wenn ihm das ethische Gefühl, d. h. das Gewissen, das Pflichtgefühl, abgeht. Anderseits kann ein dummer, ungeschickter, falsch urteilender Mensch aus moralischen Beweggründen sozial sehr negative Handlungen begehen, während umgekehrt gelegentlich ein Mensch aus moralisch perversen Gründen zufällig oder nebenbei sozial positive Taten vollbringen kann. Aus Eitelkeit oder Rachsucht kann man z. B. ein „grossmütiges“, gemeinnütziges Legat vermachen, das eine Person schädigt und der Allgemeinheit nützt. Ohne pervers zu sein, können auch die Motive rein egoistisch, ehrgeizig sein und das Gute nur aus berechnendem Egoismus anstreben.

Unter Altruisten versteht man Menschen, die starke ethisch positive Gefühle besitzen und dieselben in gute soziale Taten umzusetzen bestrebt sind. Unter reinen Egoisten versteht man solche Individuen, deren Sympathiegefühle ausschliesslich auf das liebe eigene Ich gerichtet sind. An und für sich ist der Egoist ethisch indifferent, solange er andere nicht schädigt, und wiederum kann ein Altruist ohne eine genügende Dosis Egoismus nicht existieren. Somit besteht das Ideal des Sozialgefühls in einer den Bedürfnissen der Gesellschaft und ihrer Glieder völlig adaptierten Wechselwirkung des Egoismus mit dem Altruismus. Wie bei den Ameisen sollte eine völlig kompensatorische Regelung zwischen den egoistischen und den sozialen Gefühlen und Trieben stattfinden. Der Gegensatz zum Altruisten ist der ethisch perverse oder in aktiver Weise ethisch negative Mensch. Freilich treibt der Egoismus den Menschen so unwiderstehlich zur Schädigung anderer, um sich selbst zu befriedigen, dass ein reiner Egoist selten ethisch ganz indifferent bleiben kann. Aus diesem Grunde allein schon ist es unmöglich, die soziale Ordnung auf reinem Egoismus aufzubauen, wie es manche wollen.

Aus solchen Betrachtungen ergibt sich die sexuelle Ethik von selbst. Der Sexualtrieb ist an und für sich ethisch indifferent. Es ist eine schwere, auf Grund religiöser Missverständnisse entstandene Begriffsverwirrung, die dazu geführt hat, die Ausdrükke „Sittlichkeit“. Moralität überhaupt, und moralisches (d. h. je nach dem bezüglichen Dogma einwandfreies) Verhalten auf geschlechtlichem Gebiet beinahe als gleichbedeutend zu erklären und sich decken zu lassen. Ein sexuell anästhetischer Mensch ist selbstverständlich ausserordentlich „sittlich“ in sexueller Beziehung, kann aber dabei der grösste Schuft sein. Seine sexuelle Kälte und Gleichgültigkeit hat nicht den mindesten ethischen Wert. Wenn ein Urning kein Mädchen verführt, so ist das sicher von ihm kein moralischer Vorzug, und dergleichen mehr. Doch führt der Geschlechtstrieb aus dem Grund zu grossen Konflikten mit der Ethik, weil er andere Menschen als Genussobjekt fordert. Höchstens der Fetischismus (allenfalls noch die Sodomie), bei welchem der Sexualtrieb auf leblose Gegenstände oder Tiere gerichtet ist, kann kaum zu Konflikten mit der Moral in unserem Sinn führen. Wie verschieden die Anschauungen über die sexuelle Ethik sind, zeigt zum Beispiel die Vorstellung vieler Menschen, dass die Anwendung antikonzeptioneller Mittel unmoralisch sei, während man sehr häufig die gleichen Leute die Prostitution verteidigen hört. Der gleiche Mann, der die Erzeugung eines unehelichen Kindes für höchst unmoralisch hält, findet es moralisch, durch ununterbrochene Erzeugung von ehelichen Kindern die Gesundheit seiner Frau zu gefährden. Einige andere Moralprediger, sogar Geistliche, verurteilen einen jungen Mann, der seine Geliebte heiraten will und veranlassen ihn, dieselbe samt unehelichem Kind mit einer Geldsumme abzuspeisen und so fort. Wir wollen uns nicht wiederholen. Die Inkonsequenz der Menschen in der Art, wie sie ihre angeblich ethischen Begriffe in die sexuellen Verhältnisse hineintragen, ist einfach unglaublich und doch alltäglich. Hier spukt ein Gemisch von Heuchelei, Mystik, Zopf, Vorurteil, Mode, Anbetung herkömmlicher, sogenannter guter Sitten, Geldsucht und weiss Gott, was alles noch, in den Köpfen, und verwirrt vollständig den Begriff einer gesunden sexuellen Ethik. Man soll nur die Entrüstung der Eltern sehen, wenn ihre. Kinder sich mit Personen verloben, die angeblich unter ihrem Stand sind oder die zu wenig Geld besitzen und dergleichen mehr. Und die Leute sind sich dabei ihrer unter der Flagge der Moral segelnden Unsittlichkeit durchaus nicht bewusst. Was sollen wir nun in sexuellen Angelegenheiten vom ethischen Standpunkt aus erstreben? Das ist die einzige Frage, die sich ein vorurteilsloser und zugleich wahrhaft ethisch fühlender Mensch stellen kann.

Sein erster Grundsatz muss der bekannte ärztliche sein: „Vor allem nicht schaden"; und sein zweiter: „Soviel wie möglich individuell und sozial nützen." Das Gebot der sexuellen Moral wird somit ebenfalls sein: „Du sollst durch deinen Sexualtrieb und durch deine sexuellen Taten weder den Einzelnen, noch vor allem die Menschheit wissentlich schädigen, sondern das Glück beider fördern."

Mit Geschlechtstrieb und mit der Fähigkeit zu lieben ausgestattet. muss ein sozialer Mensch beide zum Wohl des Ganzen wie zu seinem eigenen möglichst ausnützen. Geht er dabei ehrlich vor, so wird er sich keine leichte Aufgabe stellen, dafür aber umsomehr Befriedigung empfinden, denn die gute Tat trägt in sich selbst ihren Lohn. Er muss zum Beispiel etwa folgende Bilder sich vor Augen führen:

l. Ein qualitativ schlechter Mensch verführt in momentaner sinnlicher Leidenschaft ein Mädchen, schwängert es und läuft davon. Hier schadet er dem Mädchen und nützt sich selber nichts, sondern schadet auch sich. Seine Tat ist sowohl ethisch wie egoistisch negativ und verwerflich.

2. Ein schwärmerisch gutes Mädchen heiratet aus religiös ethischen Motiven einen verkommenen Trunkenbold, um ihn zu retten. Eine solche Rettung gelingt selten oder unvollkommen. Diese Rettung ist egoistisch negativ, altruistisch dagegen in ihren Motiven zwar sehr positiv, in ihren Folgen aber sozial um so negativer. Vielleicht gelingt es ihr, im allerbesten Falle, den Trunkenbold zu bessern; aber wenn Kinder erzeugt werden, so hat dieses Weib unwissentlich denselben gegenüber schwer gesündigt und ihre Tat rächt sich selbst dann an ihren Nachkommen.

3. Ein schwer erblich belasteter, impulsiv psychopathischer Mann, der einen starken Sexualtrieb besitzt, findet es sehr angezeigt und angemessen, ein recht braves Mädchen aus guter Familie als Frau heimzuführen, und mit ihr Kinder zu erzeugen. Diese Tat ist egoistisch positiv, denn der Mann nützt unbedingt seinem lieben Ich, ethisch dagegen sehr negativ, den er macht eine brave Frau unglücklich und erzeugt (wenigstens sehr wahrscheinlich) zum Teil unglückliche, schlecht geartete Kinder.

4. Ein tüchtiger, arbeitsamer, ideal gesinnter und körperlich gesunder Mann sucht sich eine ebenbürtige Lebensgefährtin und findet sie. Beide machen sich das Leben nicht leicht, sondern belasten sich mit recht viel Arbeit, besonders mit sozial nützlichen Aufgaben und erzeugen in angemessenen Zwischenräumen soviel Kinder, als sie ohne Gefährdung der Gesundheit des Weibes tun können. Hier haben wir das Ideal der Verbindung eines positiven Altruismus mit einem positiven Egoismus.

Es hat freilich nicht jeder das Glück, letztere Kombination erfüllen zu können. Doch ist auch unter weniger günstigen Bedingungen eine positive sexuelle Ethik nicht ausgeschlossen.

Nervöse Psychopathen und körperlich gebrechliche Menschen können in der weiter oben angedeuteten Weise kinderlose Ehen eingehen und sich dadurch entschädigen, dass sie sich einerseits umsomehr sozialen Aufgaben widmen, anderseits dadurch, dass sie verlassene Waisenkinder anderer aufziehen. Ich würde es für eine spätere Zukunft mit einer positiven Ethik vereinbar finden, wenn in einer Ehe zwischen einem tüchtigen und einem untüchtigen Menschen letzterer es dem Ermessen des ersteren überliesse, Kinder nur mit einem tüchtigen dritten Menschen zu erzeugen.

Mit einem Wort, wer die wahre sexuelle Ethik begriffen hat, wird stets Mittel und Wege finden, dieselbe zu verwirklichen, das heisst einerseits positiv Gutes zu schaffen, anderseits negativ Schlechtes zu vermeiden und dabei doch seine natürlichen Triebe zu befriedigen, wenn er nicht gerade schlimme perverse Triebe hat.

Er wird sich vor allem niemals mitschuldig machen an einer sozialen Gemeinheit und Niedertracht, wie die Kuppelei, samt Prostitution und was drum und dran hängt, sondern dieselbe bekämpfen. Er wird sich hüten, ein anderes menschliches Wesen sexuell zu schädigen, und wenn die Leidenschaft ihn zu einer unbesonnenen Tat geführt hat, wird er alles tun, um ihre Folgen wieder gut zu machen.

In den zehn Geboten des Moses wird die sexuelle Ethik zweimal berührt:

Sechstes Gebot: Du sollst nicht ehebrechen.

Zehntes Gebot: Du sollst dich nicht lassen gelüsten deines Nächsten Weib, Knecht, Magd, Vieh oder alles, was sein ist.

Im elften Gebot Christi vertritt aber der Satz „Du sollst deinen Nächsten lieben wie dich selbst“, annähernd den Standpunkt, den auch die moderne Ethik vertreten muss. Immerhin fordert die heutige soziale Erkenntnis eine vollständigere Formulierung, wie etwa folgt: „Du sollst die Menschheit lieben mehr als dich selbst und dein Glück in ihrem zukünftigen Glück suchen“. Aus diesem Satz ergibt sich unser oben angeführtes Gebot der sexuellen Ethik.

In den Geboten des Moses wird dagegen das Weib vor allem als Eigentum betrachtet und die Lüsternheit nach der Frau des Nächsten als Lüsternheit nach dessen Besitz mit Gottes Strafe bedroht. Solche Begriffe bedürfen selbstverständlich einer gründlichen Revision, sobald das Weib als freies, dem Manne ebenbürtiges Wesen betrachtet und geachtet wird. Wir haben gesehen, wie sogar gewisse Formen eines beiderseitig zugestandenen Ehebruches ethisch positiv werden können.

Trotzdem aber wird es immer eine Hauptaufgabe der sexuellen Ethik eines Menschen bleiben, seine erotischpolygamischen Gelüste im allgemeinen zurückzudrängen, weil dieselben im hohen Grade dazu geeignet sind, das Glück anderer zu schädigen. Spezielle Fälle, in welchen niemand geschädigt wird, bleiben, wie gesagt, ausgenommen (siehe z. B. Anhang: Guy de Maupassant „Mouche“ und Couvreur „La Graine“).

Unsere Romanliteratur neigt dazu, sahen wir, ganz aussergewöhnliche, meist tragische und fatale erotische Konflikte zu behandeln, sehr oft nur, um die Sinnlichkeit ihrer Leser anzureizen. Man darf seine sexuelle Ethik nicht auf Grund solcher Lektüre aufbauen. Der Durchschnittsmensch und selbst der höher angelegte Normalmensch pflegt durchaus nicht so leidenschaftlich zu sein, wie die Persönlichkeiten der Romane. Er bringt sich wegen verschmähter Liebe allein nicht um, sondern findet (selbst die Weiber) nach einiger Zeit einen Ersatz und tröstet sich. Die Eifersucht überwindet er schliesslich auch. Es ist ebenfalls eine Übertreibung und beruht teilweise auf Suggestion und Autosuggestion, dass die Ethik der Liebe fordere, zwei Leute sollen ihr Ich lebenslänglich und selbst bis über das Grab hinaus vollständig eines im anderen aufgehen lassen. Wir haben bereits gesehen, dass diese Art Ethik auf einen Egoismus zu Zweit hinausläuft und nichts weniger als das Ideal des menschlichen Glückes darstellt. So schön die eheliche Treue an und für sich ist, so schlimm ist sie in einer Übertreibung, die nur noch den dem Götzendienst gleichen Kultus eines Einzigen, Lebenden oder Toten, kennt und der übrigen Welt mit ablehnender Gleichgültigkeit oder gar mit Hass gegenübersteht.

Wir zeigten früher, dass die altruistischen Gefühle des Menschen direkte oder indirekte[6] phylogenetische Abkömmlinge des

---

[6] Man kann freilich sagen, dass freundschaftliche Vereinigungen von Individuen des gleichen Geschlechtes vielfach an der Basis der phylogenetischen Entwicklung tierischer, und auch der menschlichen Gesellschaften standen; dies wollen wir keineswegs leugnen. Aber die Sympathiegefühle, auf deren Grundlage allein sich freundschaftliche

Sexualtriebes und spezieller der sexuellen Liebe sind. Das wahre Geheimnis der sexuellen Ethik besteht also im Kultus des Altruismus auf sexuellem Gebiet. Dieser Kultus soll aber nicht in ethischen Phrasen, sondern in ethischen Taten bestehen. Ein trauriger Beweis menschlicher Schwäche liegt in jener modernen Art der Ethik, die in Salongesprächen oder unendlichen öffentlichen Reden und Vorträgen aufgeht. Dieselbe verträgt sich gar zu gut mit dem reinsten Egoismus. Ohne soziale Arbeit keine Ethik.

Der Lebenskampf wurde früher gegen Natur, Tiere und besonders gegen menschliche Feinde geführt. Heute sind erstere bezwungen und treten vielfach die Kriege als derartige Riesenkämpfe zwischen einzelnen grossen Reichen auf, dass sie bald durch sich selber ad absurdum geführt werden dürften. Aus diesem Grunde allein schon verliert, wie wir schon sagten, die Ethik des Kriegsgottes und des vaterländischen Chauvinismus den Boden unter den Füssen. Die wahre heutige Ethik ist bereits zur internationalen sozialen Menschheits-Ethik geworden und muss es immer mehr werden. Geradeso, wie ein Held der alten Zeit, ein Hektor oder ein Winkelried, die Liebe zu seinem Weibe und zu seinem Vaterlande vereinigte, um Kraft für sein Ideal, für den Kampf zu gewinnen, muss heute unser Liebesideal durch den sozialen Kampf für das Gute gestählt werden. Seite an Seite müssen hier Mann und Weib zusammen kämpfen. Dies erfordert von beiden eine angestrengte Arbeit des ganzen Lebens. Aber gerade diese Arbeit gereicht auch ihnen selber zum Segen. Sie erhält und stärkt nicht nur den Körper, sondern vor allem den Geist, die Gehirnkraft. Der soziale Kampf für das Gute bereitet die höchsten und idealsten Freuden. Er lehrt den Menschen, sich selbst zu bezwingen, d. h., seine natürliche Faulheit, seine Genusssucht, seine Abhängigkeit von allerlei minderwertigen Gewohnheiten und niedrigeren Trieben zu überwinden. Er erzieht den Willen, unterdrückt die schwachen, schlechten und egoistischen Regungen und züchtet dagegen die Fähigkeit, Gutes und Nützliches zu schaffen. Durch diesen Kampf wird selbst ein mässig angelegtes Gehirn ein immer brauchbareres soziales Instrument.

Vergesellschaftungen entwickeln können sind selbst immer nur Abkömmlinge des auf sexueller Anziehung beruhenden primitivster Sympathiegefühls eines Individuums zum andern.

Ich frage nun, ob der Mensch bei einem derartigen Leben noch Zeit und Lust finden wird, solche sexuellen Liebesdramen aufzuführen, wie sie in unserer heutigen Dutzendromanliteratur als tägliches geistiges Futter unseren Weibern und Männern geboten werden, und darauf antworte ich: „Wenn er normal ist, nein!“ Nur pathologische Naturen, mit krankhaft gesteigerter Empfindlichkeit und krankhaften Leidenschaften, bleiben trotz energischer Arbeit für das Gute an und für sich unfähig, ihre Leidenschaften einzudämmen oder mit der Zeit zu überwinden. Andere, ganz bis halb Normale, werden durch Müssiggang, durch schlechte, den Geschlechtstrieb und die Sentimentalität reizende Romanlektüre, sowie vielfach durch einseitige Tätigkeit und andere Abnormitäten des Stadtlebens künstlich zu solch übertriebener Schwärmerei im sexuellen Gebiet getrieben.

Wir sagten auch schon, dass die Arbeit allein nicht genügt, sondern dass soziale Arbeit dabei sein muss. In der Tat wird das Gehirn durch die beständige monotone Beschäftigung mit einem speziellen Erwerbszweig, sogar mit einer ausschliesslichen wissenschaftlichen Spezialität, selbst auch einseitig. Die ethischen Gefühle werden dadurch atrophisch. Einseitigkeit in der Erwerbsarbeit geht ferner gern mit Ausschliesslichkeit in der Liebe (nicht im Sexualtrieb) einher. Da arbeiten dann sehr oft zwei Egoisten (manchmal auch mehrere, familienweise), zusammen zur Ausbeutung der Gesellschaft. Sie mögen sich gegenseitig treu und relativ glücklich sein. solange beide leben und gesund bleiben, das Geschäft gut geht, keine missratenen Kinder oder kein Eingreifen egoistischer Pläne anderer ihre Berechnungen stören. Aber dann? Wer dagegen zeitlebens mit seiner ehelichen Liebe werktätige Menschenliebe verbunden hat. findet selbst nach den herbsten Schicksalsschlägen in denselben einen tröstenden Ersatz. Er wird nicht bitter, er verzagt nicht, er überwindet seinen Schmerz, er bleibt versöhnt mit den Menschen, ohne von ihnen etwas zu erwarten, weil er sich sein Leben lang daran gewöhnt hatte, unpersönlich zu arbeiten.

Wendet man mir ein, ich schwärme von unerreichbaren Idealen, so muss ich dies entschieden bestreiten. Gute Gewohnheiten sind nicht unerreichbar und man findet solche altruistisch lebende Individuen unter den schlichtesten Menschen, wie Arbeitern und Bauern, die das eben geschilderte Ideal tatsächlich verstehen und verwirklichen. Wir werden im Kapitel XVII sehen, wie man die natürliche Anlage des Kindes in diesem Sinn entwickeln kann und soll. Selbstverständlich werden aber solche reine Egoisten und ethisch aktiv negative, das heisst, gemeinschädliche Naturen, die es durch tiefe erbliche Anlagen sind, niemals altruistisch zu erziehen sein. Solche bilden aber nicht die Mehrheit. Der grosse Haufe der mehr trägen und gleichgültigen Menschen kann noch durch soziale Arbeit und durch passende Erziehung zum relativ Guten gewöhnt werden, wenn die äusseren Mächte, die ihn zum Schlechten treiben, wie die Alkoholgewohnheiten und die Geldherrschaft, resp. deren Quellen, beseitigt und dafür diejenigen, die ihn zum Guten erziehen, gezüchtetwerden.

Endlich muss, wie gesagt, die ganze Aufmerksamkeit der Menschheit auf die eigene Zuchtwahl gerichtet werden, damit die Zahl der gut und brauchbar angelegten Menschen wächst und diejenige der schlecht und kraftlos angelegten immer mehr schwindet. Das ist aber eine Arbeit von Jahrhunderten der Aufklärung und des Aufbaues, eine Arbeit, mit der wir heute erst beginnen können. Hier begegnen wir einer Hauptschwäche der menschlichen Natur, die darin besteht, nur für diejenigen Fortschritte sich zu erwärmen und einzutreten, deren Verwirklichung das liebe Ich in seinem kleinen egozentrischen Leben erreichen zu können glaubt. Sieht dann dieses kleine Ich nicht sehr bald die Erfolge, so wird es lahm, entmutigt, kehrt der Reform unter faulen Ausreden den Rücken und behauptet: „es sei doch nichts zu machen, die Menschen seien doch zu schlecht“. Nur ein Beispiel: Ein junger Gymnasiast hatte sich für die Alkohol-Abstinenzreform begeistert. Während ein paar Jahren arbeitete er eifrig dafür, wirkte bei allen möglichen öffentlichen Anlässen mit und trat überall wie ein Apostel der Abstinenz, als einer Sozialreform auf. Er wurde dann Student. Eines Tages, nach einigen Misserfolgen, wandte er sich plötzlich von der Sache ab mit der Erklärung: „Er sehe ein, dass die Abstinenzbewegung keine Zukunft habe“. Nun war es vorbei. Freilich schritt die Bewegung ohne ihn vorwärts. Nochmals einige Jahre später wurde er aufs Gewissen gefragt, warum er eigentlich die Sache verlassen habe und schliess-lich gestand er, dass er nicht als Original habe gelten wollen. Er gab zu, als Abstinent sich vortrefflich befunden zu haben, schien ziemlich erstaunt, zu erfahren, dass die Bewegung ohne ihn so schöne Fortschritte gemacht habe, sah schliesslich seinen Irrtum ein und versprach, der Abstinenz wieder beizutreten. In derartigen alltäglichen, ich möchte sagen banalen, kleinen Vorfällen, liegt das Geheimnis der Langsamkeit, mit welcher gute Sozialreformen vorzudringen pflegen. Die Menschen, die sich momentan dafür begeistern, glauben immer, alles müsse in der Wirklichkeit so schnell gehen, wie in ihrer Phantasie; sie erlahmen und verzagen, sobald sie sehen, dass man die Mehrheit nicht so schnell gewinnt, und weil sie nicht den persönlichen Mut und die persönliche Ausdauer haben, in der Minderheit zu bleiben.

Denselben Mangel an Ausdauer und Einsicht, dem wir bei unserem jungen Abstinenten begegneten, treffen wir unter anderem, auch in der Kindererziehung. Nur sehr langsam wird man die Menschen zu einer besseren und klareren Erkenntnis darin führen können.

Wir sind scheinbar von unserem Gegenstand abgeschweift, weil wir uns mit derjenigen Liebesausstrahlung (siehe Kapitel V, Teil I) beschäftigt haben, die den Gegenstand der sozialen Gefühle, d. h. der Ethik im allgemeinen, bildet. Aus dieser richtig verstandenen und betätigten sozialen Ausstrahlung der Liebe besteht jedoch der Damm, der die sozial schädlichen Verirrungen des normalen Sexualtriebes verhindert und denselben in die richtige ethische Bahn leitet. Nicht der äussere Zwang strenger, sogenannter Sittengesetze, nicht die Drohungen von Höllenstrafen und die Versprechungen des Paradieses, nicht die Moralpredigten der Priester und auch nicht asketische Schwärmerei sind imstande, eine richtige sexuelle Ethik aufzubauen. Ich will hier nicht wiederholen, was ich in den Kapiteln X, XI, XII und XIII gesagt habe. Nicht nach ihrem Wortlaut, sondern nach ihren Früchten muss man den Wert der moralischen Lehren beurteilen. So viel steht fest, dass das sexuelle Leben des Menschen sich nur dann höher gestalten wird, wenn es nicht mehr auf der Grundlage einer mystischen, religiös-dogmatischen, sondern auf derjenigen einer wahrhaft menschlichen Ethik sich aufbaut, die den normalen Bedürfnissen der Menschheit Rechnung trägt und dabei vor allem das Glück unserer Nachkommen ins Auge fasst.

Man soll die Ehe zugleich als Mittel einer normalen Befriedigung des Geschlechtstriebes und als ethische, soziale Lebensschule betrachten, aber nicht als das eine von beiden allein. Teilung der Arbeit, Teilung der Pflichten, völlige Gleichberechtigung und gemeinsame soziale Arbeit sind dazu angetan, das sexuelle Band zwischen beiden Ehegatten immer fester zu gestalten. Durch erhöhte sozial-menschliche Einsicht werden in denselben die egoistischen Gefühle, wie vor allem die Eifersucht, leichter überwunden. Durch das Mitarbeiten an dem Glück und auch speziell an dem sexuellen Glück anderer, werden solche Ehegatten immer mehr die sexuellen Schwächen anderer Menschen zu entschuldigen und zu verzeihen lernen. Sie werden nicht mehr hochmütig und verachtend auf das Mädchen mit dem unehelichen Kind, auf die geschiedene Gattin, auch nicht mehr auf das Konkubinat, selbst nicht auf den armen Urning und auf andere sexuelle Schwächen und Misslichkeiten ihrer Mitmenschen herabschauen, sondern sich einfach bestreben, das Schicksal derselben glücklicher zu gestalten, d. h. denjenigen zu helfen, bei welchen eine Hilfe noch wirksam sein kann. Darin werden sie auch ihre grösste Freude finden und sollte der eine von ihnen selbst einer sexuellen Schwäche unterliegen, so wird ihm erstens eher verziehen werden und wird er zweitens dieselbe leichter überwinden. Man wird keine Zeit mehr haben, durch üble Laune und kleinliche Ehestreitigkeiten einander das Leben sauer zu machen. Der Mann wird sich nicht mehr als despotischer Herr und Gebieter aufführen und das Weib nicht mehr durch Falschheit sich zugleich retten und erniedrigen müssen. Religiöse Dogmen werden nicht mehr trennend und entfremdend zwischen Mann und Weib treten; man wird keine priesterliche Einmischung in die Ehe mehr gebrauchen. Endlich wird man den Tod nicht mehr fürchten, sondern denselben als willkommene Ruhe nach der vollendeten Arbeit und der erfüllten Pflicht eines gut ausgenützten Lebens betrachten.

Ich kann den Vorwurf der Beschränktheit, ja geradezu der Dummheit denjenigen Menschen nicht ersparen, die ein solches Lebensideal als eine für alle Zeit unerreichbare Schwärmerei, als Schrulle unpraktischer Träumer bezeichnen. Für verbildete, schlecht geartete, in Faulheit, Laster und Genusssucht verkommene Menschen, die die Elastizität und Bildungsfähigkeit ihres Gehirns bereits eingebüsst haben, oder niemals eine solche besassen, ist es freilich unerreichbar. Bessere Menschen haben es aber bereits öfters schon erreicht. Man muss daher auf die Kinder wirken (siehe Kapitel XVII) und eine immer besser geartete Jugend, durch Erziehung sowohl als durch Zuchtwahl, zu erzeugen sich bestreben:

„Allah braucht nicht mehr zu schaffen, wir erschaffen seine Welt!"

Anhang zu Kapitel XV
„Ein Fall"

In einer Kritik der ersten Auflage dieses Buches (Schmidts Jahrbücher der Medizin, 1905) schreibt der Misogyn Dr. P. J. Mœbius, Verfasser des „Physiologischen Schwachsinnes des Weibes" Folgendes:

„Manchmal erheben sich Bedenken, so bei Forels Eifern im Sinne der Abolitionisten, bei seiner Schwärmerei für „Gleichberechtigung" der Geschlechter. Einzelnes ist geradezu wunderlich, so die Psychologie der Geschlechter: die Intelligenz des Mannes sei grösser, die Gefühle der Geschlechter seien anders, aber etwa gleich stark; der Wille jedoch des Weibes sei stärker (weil es im Hause konsequent seinen Willen durchsetzt)!"

Abgesehen von der gar naiven Motivierung, die mir Mœbius für meine bezügliche Ansicht über den Willen beim Weibe zuschreibt, und die der aufmerksame Leser dieses Buches in demselben kaum erkennen dürfte, will ich mich gegen diese Kritik gar nicht verteidigen, sondern als Antwort nur die folgende Begebenheit erzählen, für deren wahrheitsgetreue Wiedergabe Herr Julius V. Ed. Wundsam in Zürich bürgt. Ich danke Herrn Wundsam herzlich für die Mitteilung dieses lehrreichen Falles und für seine Erlaubnis ihn hier mitzuteilen. Man kann aus demselben ersehen, welchen inneren Wert unsere heutige sexuelle Moral besitzt.

„Ein Vetter von mir, damals ein junger, österreichischer Marineoffizier, kam mit mehreren Kameraden in Tunis in ein Bordell. Bei seinem Eintritt stiess eines der Mädchen einen Schrei aus und floh in sein Zimmer, wo es sich einschloss und erst wieder hervorkam, nachdem es die Herren sicher fort glaubte. Mein Vetter, über die seltsame Szene verwundert, suchte die Ursache zu ergründen und blieb, sich verborgen haltend, allein zurück, bis sich das Mädchen völlig sicher glaubte und wieder im Saal erschien. Er näherte sich unbemerkt und erblickte zu seinem nicht geringen Erstaunen in dem Mädchen die

Tochter einer guten Bürgersfamilie seiner Vaterstadt.

Ein nochmaliges Entfliehen war unmöglich und er bat das in Tränen ausbrechende Mädchen um eine Unterredung. Erst nach langem Zögern und nachdem er das Versprechen gegeben, das Geheimnis zu wahren, gelang es ihm, das Mädchen zum Geständnis seines Schicksals zu bewegen.

Die Tochter erzählte, sie habe ein Liebesverhältnis mit einem Oberleutnant gehabt, der in ihrer Vaterstadt in Garnison lag und schliesslich in ihrer Liebe sich demselben ganz hingegeben. Als sie merkte, dass das Verhältnis Folgen gezeitigt, gestand sie dies zuerst ihrem Geliebten, — der kurz darauf seine Versetzung nach Triest erwirkte! Die Eltern wurden erst nach einiger Zeit den Zustand ihrer Tochter gewahr, denn in ihrer furchtbaren Angst vor dem Zorn des Vaters suchte sie durch Schnüren das Geschehene zu verbergen.

Nach Entdeckung des Sachverhaltes, vom Vater misshandelt und von der Familie ausgestossen, wandte sich die Unglückliche nach Triest, wo sie glaubte, in ihrem Geliebten und Verführer eine Stütze zu haben. Dort traf sie die erste und härteste Enttäuschung, die wohl auch den ersten Tropfen Gift in ihr Herz träufelte. — Ihr Geliebter erklärte, sie weder heiraten noch für sie sorgen zu können und suchte sie durch einen Geldbetrag zu bewegen, Triest zu verlassen und ihm weiter keine „Schwierigkeiten“ zu bereiten! Trotz ihrer Lage wies sie das angebotene Geld zurück, denn sie erkannte, dass der Mann, dem sie in blinder Liebe und in unbegrenztem Vertrauen Gehör geschenkt, sich jetzt durch die dargebotene Summe von weiteren Verpflichtungen loskaufen wolle.

Ihre eigenen Geldmittel waren sehr bescheiden, nach Hause durfte und wollte sie nicht, — so sah sie sich gezwungen, eine Stelle anzunehmen. Durch ihren Zustand, die vorgeschrittene Schwangerschaft, wurde ihr dies sehr erschwert. Sie schrieb einer früheren Köchin ihrer Eltern, die in Fiume an einen Wirt verheiratet war, gestand ihre Lage und bat, dorthin kommen zu dürfen. Sie wurde aufgenommen und wartete dort, in der Wirtschaft tätig, ihre Niederkunft ab. Es war eine Frühgeburt, — das Kind tot, — sie selbst mehrere Monate nachher kränklich. Obwohl sie diese Familie in ihrer grössten Notlage aufgenommen und auch während der Krankheit sich ihrer angenommen hatte, war ihr ein dauerndes Verbleiben dort unmöglich; die Stellung einer Kellnerin in einer Matrosenkneipe erfüllte sie mit Abscheu. Durch Vermittlung eines Agenten, der viel in der Wirtschaft verkehrte, glaubte sie eine gute Stelle in einer deutschen Familie in Genua zu bekommen, wo ihr auch Gelegenheit geboten wäre, französisch und italienisch zu lernen. Die „deutsche Familie" war ein Bordell, — von wo aus sie nach einigen Monaten nach Tunis kam.

Dort sass sie bereits ein Jahr, stumpfsinnig, mit ihrem Schicksal halb ausgesöhnt, da sie keine Hoffnung hatte, wieder auf einen anderen Lebensweg zu kommen. So traf sie mein Vetter. Die Begegnung erweckte in der Unglücklichen die Erinnerung an das Durchlebte, das ihr, wie sie selbst sagte, wie ein Fiebertraum vorkam und mein Vetter schilderte mir die Verzweiflung des Mädchens. das durch dieses unerwartete Zusammentreffen voll zum Bewusstsein der Lage kam, als eine fürchterliche.

Er sprach ihr Mut zu und bot sich an, mit Hilfe des Konsulats sie aus ihrer jetzigen Lage zu befreien. Dies wies sie auf das Entschiedenste zurück, sie fürchtete die Rückkehr, weil sie die Schande fürchtete!

Ohne ihr Wissen wandte sich mein Vetter an den Verführer und machte es ihm zur Ehrenpflicht, sich des Mädchens anzunehmen. Er bereute später diesen Schritt, denn die völlige Ignorierung seines Briefes liess auch ihn erfahren, welcher Sorte jener „Kavalier" sei. — Ohne dem Mädchen vorher etwas zu sagen, wandte er sich nun an eine bekannte Familie in Wien und es gelang ihm zu erwirken, dass sie als besseres Kindermädchen Aufnahme zugesagt erhielt. Mein Vetter hatte die Familie nur insoweit mit dem Schicksal des Mädchens bekannt gemacht, als er erzählte, dasselbe sei infolge eines unglücklichen Liebesverhältnisses von zu Hause weggegangen und befinde sich nun, vom Geliebten verlassen, in grosser Notlage. Wie tief die Arme gesunken, hat er verschwiegen; er hat dies, wie er mir auf meine Einwände erklärte, deshalb getan, weil er einerseits fürchtete, bei der Familie einem nicht zu brechenden Vorurteil zu begegnen und anderseits im Schandgefühl des Mädchens selbst ein Hindernis zur Annahme der Stellung zu finden.

Anfänglich weigerte sich das Mädchen auch diese angebotene Hilfe anzunehmen, denn es fühlte sich selbst schon zu tief gesunken, um wieder als ehrliches Mädchen zu gelten. Mein

Vetter schilderte mir den Seelenkampf des Mädchens, das aufkeimende Hoffen — und die drückende bleierne Last des Bewusstseins der gegenwärtigen Lage in ergreifenden Worten.

Es gelang ihm nur schwer, dem Mädchen neues Vertrauen in die Zukunft einzuflössen und die Arme zu überzeugen, dass ein Umkehren noch möglich sei.

Seine Bemühungen, das Mädchen aus dem Bordell zu befreien, wurden dadurch sehr erschwert, weil er dem Bordellbesitzer gegenüber seine Absicht verbergen musste, um einer Verschickung nach einem anderem Hause vorzubeugen, falls der Zweck seiner häufigen Besuche vorzeitig erkannt würde. Er wurde argwöhnisch beobachtet. denn man pflegt, wie er sagte, in diesen Häusern tunlichst zu verhindern, dass die Mädchen zu häufig mit ein und demselben Herrn zusammen kommen. Besonders wenn die Besitzer merken, dass sich der Besuch nicht in den gewohnten Bahnen der Sinnlichkeit bewegt, wird ihr Misstrauen geweckt.

Die Freilassung aus dem Bordell konnte er, selbst nachdem er erklärt hatte, ihre Schulden bezahlen zu wollen, nur dadurch erwirken, dass er sich als österreichischer Marineoffizier zu erkennen gab und drohte, im Widersetzungsfalle die Hilfe der Behörden in Anspruch zu nehmen.

In Wien wurde das Mädchen freundlich aufgenommen und gut gehalten. Mein Vetter sah sie nie wieder. Er war nach seiner Abreise von Tunis, wo er bloss als Gast eines ehemaligen Marine-Arztes seinen Urlaub verbrachte, lange Zeit auf See.

Anfangs schrieb das Mädchen öfters und schilderte in dankbaren Worten ihr neugefundenes ruhiges Glück; man war mit ihr zufrieden und hielt sie wie eine eigene Tochter. Auch auf gelegentliche briefliche Erkundigungen über das Befinden des Mädchens erhielt mein Vetter von der Frau des Hauses freundliche Nachrichten, die die volle Zufriedenheit aussprachen.

Durch die grosse Entfernung von der Heimat erlahmte der Briefverkehr und die letzten Monate vor seiner Rückkehr nach Europa war mein Vetter ganz ohne Nachricht. Auch er hatte nicht geschrieben und als er nach Pola zurückkam, beschloss er einen kurzen Besuch in Wien zu machen und durch sein unerwartetes Kommen alle zu überraschen. Er kam hin, fand jedoch das Mädchen nicht mehr in der Familie. Ihm selbst wurde ein ziemlich „kühler" Empfang zuteil und auf seine Frage, warum das Mädchen nicht mehr im Hause sei, machte ihm die Hausfrau Vorwürfe, ihr eine Dirne empfohlen zu haben, die — wie er wusste — bereits in einem öffentlichen Hause gewesen sei.

Man habe ihr volles Vertrauen entgegen gebracht, sie wie eine eigene Tochter gehalten, — auch nie über sie zu klagen gehabt. Sie habe ihr Vorleben gut zu verbergen gewusst, bis dasselbe durch einen Zufall an den Tag kam, nachdem man sie mehr als ein Jahr im Hause gehabt habe.

Der „Zufall" war folgender: Bei Verwandten in Triest zu Besuch, lernte die Tochter des Hauses den Hauptmann N. kennen und verlobte sich nach kurzer Bekanntschaft mit ihm. Als der Hauptmann nach Wien kam. um sich seinen zukünftigen Schwiegereltern persönlich vorzustellen, traf er im Hause das Mädchen und erkannte es. Auch sie schien ihn erkannt zu haben, denn sie benahm sich auffallend erregt und bat wegen Unpässlichkeit in ihrem Zimmer bleiben zu dürfen. Hauptmann N. blieb nur einen Tag in Wien und traf mit dem Mädchen nicht mehr zusammen. Wenige Tage nach seiner Abreise kam ein Brief von ihm, der Aufklärung brachte.

Er fühle sich verpflichtet, über das Mädchen, das er im Hause getroffen habe, einige Erklärungen abzugeben, da er annehme, es sei die gegenseitige Befangenheit bei der kurzen Begegnung beobachtet worden. Er kenne das Mädchen flüchtig von früheren Jahren her, dasselbe sei zwar aus guter Familie, jedoch früh gefallen und auf Abwege geraten. Er selbst habe es in Triest in einem Tingeltangel getroffen und später habe er durch einen Freund die zuverlässliche Nachricht erhalten, dass Frl. X. aus P. in Tunis in einem öffentlichen Hause sei! Er sei überzeugt, dass man das Vorleben des Mädchens nicht kenne, sonst hätte man dasselbe jedenfalls nicht engagiert. Doch nach seiner Begegnung über den wahren Sachverhalt zu schweigen, verbiete ihm die Ehre als Bräutigam der Tochter, denn es sei doch nicht gleichgültig, mit wem ein junges Mädchen täglich verkehre.

Mein Vetter bekam den Brief selbst zu lesen. Hauptmann N. war jener Oberleutnant, der das Mädchen verführt und verlassen hat.

Auf den Brief hin hat man sie sofort, — der Bitte des Hauptmanns entsprechend — in Frieden und unter Ausbezahlung eines Monatslohnes entlassen.

In seinem Briefe begründete der ehrenhafte Herr seine Bitte, wie mir mein Vetter besonders hervorhebend erzählte, damit, dass „so ein Geschöpf schliesslich doch ein armes Ding sei, mit dem man schliesslich Mitleid haben müsse!“

„Die Kündigung hat das Mädchen, — ohne nach dem Grund zu fragen — angenommen. Schuldbewusst vermied sie jede Erörterung, — aber den angebotenen Monatslohn wies sie „aus Stolz und Hochmut“ zurück. — “

Man habe seither nichts von ihr gehört und wisse nicht, was aus ihr geworden sei.

Auch alle Nachforschungen meines Vetters blieben resultatlos. Es war ihm nicht gelungen, das arme Mädchen aus dem Unglück zu retten, — wohl aber gelang ihm die Rettung der Tochter des Hauses, — vor der Verheiratung mit dem sauberen Hauptmann.“ Soweit die Erzählung des Herrn Wundsam. Wir fügen hinzu:

„Möge das Martyrium jenes unglücklichen, edlen Mädchens dazu helfen, dass unsere schmähliche offizielle Heuchlermoral in der sexuellen Frage bald eine andere Orientierung nimmt!“ Für unsere landläufige sexuelle Ethik bildet dieser Fall ein Pendant zum Falle der Frieda Keller in der sexuellen Rechtsfrage.

KAPITEL XVI
DIE SEXUELLE FRAGE IN DER POLITIK UND NATIONALÖKONOMIE

Macht und Geld waren leider stets die Hauptziele der Politik. Die Nationalökonomie ist ihrerseits eine Wissenschaft, die den Volkshaushalt und seine Existenzbedingungen studiert. Sie sucht auf Grund der Geschichte, der Statistik und der Beobachtung Gesetze festzustellen über die Verhältnisse von Produktion, Verbrauch und Verteilung der Güter, über Arbeit und Arbeitsertrag, über soziale Organisation der Völker, Volksgesundheit, sowie über die numerischen Verhältnisse der Bevölkerung, Zuwachs und Abgang, Geburts- und Todesziffer etc. Auf volkswirtschaftliche Details kann ich hier nicht eingehen und es fehlt mir auch die Kompetenz dazu. Infolge ihrer traditionellen Verbindung mit der Politik hat diese Wissenschaft von jeher zu wenig Rücksicht auf die Naturgeschichte genommen. In neuerer Zeit fängt es an, damit besser zu werden. Tille schrieb 1894 folgendes: „Das letzte Jahrfünft hat eine ganz überraschende Entdekkung gebracht, von der sich weder Adam Smith, noch Malthus, noch Cobden hat träumen lassen, dass nämlich ein Volk weder aus Gütern besteht, noch aus Ländern, sondern aus Menschen. Das ist in der Tat etwas neues, obgleich nun, wo es gefunden, jeder es schon vorbei gewusst haben will". Der Rassenhygiene wird endlich eine gebührende Aufmerksamkeit geschenkt. Cognetti de Martiis (Le forme primitive nella Evoluzione economica 1881) hatte bereits versucht, die Evolutionslehre auf die Nationalökonomie anzuwenden. Neuerdings tut es wieder Prof. Eug. Schwiedland in Wien, in einer interessanten Studie über Bedürfnis und Begier in der menschlichen Psychologie. „Die psychologischen Grundlagen der Wirtschaft" (Zeitschrift für Sozialwissenschaft, 1905; Sept. bei G. Reimer, Berlin). Man hat früher fast nur mit der Quantität und nicht mit der Qualität der Menschen gerechnet, von der falschen Ansicht ausgehend, der Mensch, als Ebenbild Gottes, könne nur gut auf die Welt kommen; seine Sünden, die Missetaten seines verantwortlichen freien Willens, seien allein schuld, an seiner vielfach zu beobachtenden körperlichen und geistigen Missgestaltung. Selbst die erbliche Entartung „bis in das dritte und vierte Glied" wurde als göttliche Strafe für die Sünden der Väter betrachtet.

Die Despoten der früheren wie der heutigen Zeit haben stets die Menschen als Instrumente zur Erreichung ihrer Ziele, gelegentlich sogar nur als Kanonenfutter, betrachtet. Wenn Napoleon I. eine Prämie auf kinderreiche Frauen aufstellte, so dachte er dabei wohl besonders an die Quantität Soldaten, die daraus für seinen Sohn entstehen würden. Er hatte allen Grund, rechtzeitig für Ersatz zu sorgen. Auf die geistige Qualität kam es ihm dabei, nach unten wenigstens, weniger an. Die Kriege sind ein verderblicher Faktor in der menschlichen Zuchtwahl. Sie zerstören und verstümmeln im brauchbarsten Alter geradezu das Beste an Qualität, und lassen die Krüppel, die Kranken und die alten Leute am Leben. Ausserdem, wie wir bereits sahen, wird der Soldat vielfach durch venerische Krankheiten und Alkohol in seiner Zeugungsfähigkeit, besonders qualitativ, aber auch quantitativ, beeinträchtigt. Die männliche Bevölkerung war nach gewissen langen Kriegen derart dezimiert, dass man ohne die Polygamie nicht ausgekommen wäre. Es ist also nicht zu bezweifeln, dass die Kriege den sexuellen Verhältnissen der Menschen und infolgedessen nicht nur der Quantität, sondern auch der Qualität einer Nation schwer schaden.

Wichtiger ist jedoch noch für uns die Nationalökonomie. Wir bezweifeln keineswegs die Richtigkeit der Zahlen, die da sagen, dass die Bevölkerung unter diesen und jenen ökonomischen Verhältnissen zunimmt und unter den entgegengesetzten abnimmt u. dergl. m. Doch sind dies nur summarische Ergebnisse, deren wahre Ursache dunkel bleibt. Man muss dabei die Faktoren der Ein-und Auswanderung und der Lebensgewohnheiten der Völker, die oft die Zahlen ausser-ordentlich beeinflussen, sehr genau in Betracht ziehen. Post hoc ist bekanntlich durchaus nicht immer propter hoc. Es stellen sich da immer mehr eigentümliche Dinge heraus:

Alles andere gleichgesetzt, findet man, dass sehr nüchterne oder ganz abstinent lebende Bevölkerungen fruchtbarer sind, als solche, die dem Alkoholgenuss mehr oder weniger unmässig fröhnen. Gerade in Russland kann man dies bei den abstinenten

Dissidenten beobachten, Da der Alkohol, wie wir sahen, durch Blastophthorie die Qualität der Menschen ungemein herabsetzt, muss man mit grossen Männern wie Gladstone, Darwin, Cobden, A. Comte u. a. m. entschieden daran festhalten, dass die Alkoholtrinksitte der Menschheit mehr schadet, als Krieg, Hungersnot und Pest zusammen. Hier liegt ein nationalökonomischer Faktor ersten Ranges vor, den die meisten Nationalökonomen in wirklicher Blindheit verkannt haben. Es liegt in der Tat eine bedenkliche Kurzsichtigkeit darin, in den Produkten der Alkoholindustrie eine Quelle des Wohlstandes zu sehen. Wieviel Arbeit, wieviel brauchbares Ackerland, wie viele menschliche Kräfte überhaupt werden dazu verwendet, diese verderbliche Substanz zu erzeugen, die weder ernährt, noch sonst zu irgend etwas gut ist, ausser etwa in der Apotheke und in der Industrie, und deren einzige Wirkung auf den Organismus geistige und körperliche Verderbnis ist. Es wäre zum lachen, wenn es nicht so traurig wäre, den Ernst zu beobachten, mit welchem hochgestellte Beamte und sogar Gelehrte, mit dem Ertrag der Alkoholsteuern, des Alkohol-Importes und -Exportes, der Fabrikationsmonopole u. s. w. rechnen und wieder rechnen. Sonderbar ist es anzusehen, wie man das Staatsbudget mit Hilfe der alkoholischen Vergiftung des Volkes im Gleichgewicht hält und immer wieder den Leuten vormacht oder gar sich selbst einbildet, damit nationalökonomische Grosstaten zu leisten, während man in Tat und Wahrheit nichts anderes tut, als Kraft und Gesundheit der Nation einem Moloch zu opfern, der dann allerdings dafür, dass er sich vom Marke des Volkes füttern lässt, den Fiskus mit dem vielen in leichter und leichtsinniger Weise erschwindelten Gelde zum Danke speist. Diese Art der Nationalökonomie verdient eine einzige Bezeichnung:

„Lüge und Schwindel“. Ihre furchtbare Einwirkung auf die sexuellen und erblichen Verhältnisse der Menschheit kann nicht oft und stark genug betont werden.

Mit Bezug auf die Bevölkerungsquantität stehen sich diametral entgegengesetzte Ansichten einander gegenüber. Gewisse Menschen sehen das Heil des Volkes in einer unbegrenzten Vermehrung und glauben mit Bebel, man könne durch richtige Ausnutzung aller Ecken und Enden der Erde noch eine ungemessene Zahl Menschen mit deren Produkten ernähren. Dieses sonderbare chinesische Ideal, das die ganze Erdoberfläche in ein mit

Mist gedüngtes Kartoffel- und Getreidefeld umwandeln möchte, um darauf so zu sagen eine Art menschlicher Kaninchenzucht anzulegen, will uns nicht einleuchten.

Übrigens steht im hohen Grade zu befürchten, dass, wenn die Chinesen genügend zivilisiert sein werden, um sich den andern Völkern beizumischen, sie ohne unsere Hülfe den Erdball in einen solchen menschlichen Kaninchenstall umwandeln werden, wenn wir uns nicht rechtzeitig dagegen vorsehen.

Auf der anderen Seite finden wir eine Art Idealisten, die sich Neomalthusianer nennen, die überall eine zu grosse Zahl Menschen finden und dem Bevölkerungszuwachs einen Vernichtungskrieg erklärt haben. In einer Korrespondenz, die ich mit einem berühmten Vertreter englischer Neomalthusianer (Dr. Drysdale) hatte, erklärte mir derselbe z. B. rundweg, es sei ein Verbrechen von mir, dass ich mehr als vier Kinder erzeugt habe. Solche Neomalthusianer rechnen auch nur mit Quantitäten und nicht mit Qualitäten und stellen merkwürdig naive Rechnungen auf. Sie empfehlen, wie wir es auch tun, die Verwendung von antikonzeptionellen Mitteln. Sie tun es aber leider sehr kritiklos. Sie wenden sich vor allem an den gebildeteren und geistig höher stehenden Teil der Bevölkerung, veranlassen gerade dadurch die bessere Qualität, die unsere Gesellschaft am notwendigsten hat, sich möglichst wenig zu vermehren und merken nicht, dass bei der Art ihres Vorgehens nicht nur die Neger und die Chinesen, sondern auch unter unseren eigenen Völkern die blödesten und rohesten Schichten sich am wenigsten um ihre starren Maximen kümmern, sodass sie genau das Gegenteil schliesslich von dem erreichen werden, was sie beabsichtigen. Die Nord-Amerikaner und die Neuseeländer, bei welchen der Neomalthusianismus sehr verbreitet ist, lassen infolgedessen ein bedenkliches Sinken der Geburtszahl und der besseren Arbeitskräfte wahrnehmen, während bei den Ersteren Neger und Chinesen wuchern. Ähnliches geschieht, wie wir sahen, in Frankreich aus kurzsichtigen Sparsamkeitsgründen.

Es ist hohe Zeit, dass zwischen diesen beiden einseitigen Extremen, deren Vernunftslosigkeit auf der Hand liegt, eine rationelle und wohlüberlegte Zuchtwahl Platz greift. Den Kranken, den Unfähigen, den Blöden, den Schlechten, den inferioren Rassen, muss man den Neomalthusianismus konsequent beibringen. Den Kräftigen, Guten, Gesunden und geistig höher Stehenden dagegen muss man, wie schon mehrmals hier gesagt, eine kräftige Vermehrung ans Herz legen. Darin liegt, indirekt, ein nationalökonomisches Moment ersten Ranges, ja, ich gehe so weit, zu behaupten, dass es weitaus das Wichtigste von allen ist. Freilich ist seine Wirkung ausserordentlich langsam und kann nur im Lauf von Jahrhunderten zu einem klaren, erspriesslichen Resultat führen. Verschafft es sich Geltung, so können wir aber auch mit Zuversicht auf eine bessere Zukunft für unsere Nachkommen hoffen. Es muss einst eine Zeit kommen, da die menschliche Bevölkerung der Erde einen relativ stationären Stand erreichen wird. Ist es bis dahin gelungen, ihre Qualität erheblich zu erhöhen, und die heutige, mit Hunger und Elend einhergehende Verblödung des körperlichen und geistigen Proletariats durch dessen definitive Beseitigung selbst zu zerstören, dann erst werden die heutigen Lehren der Neomalthusianer auch für den besseren Teil der Menschheit eine gewisse Geltung haben. Wenn die Menschheit nicht chinesisch verblödet und verkommt, werden unsere einstigen Nachkommen sich von selbst wohl hüten, die rationelle Zuchtwahl einzustellen. Ein tüchtiger Mensch leistet für die Gesellschaft viel mehr, als er von ihr nimmt, und ist daher nationalökonomisch ein Wert. Ein geistiger oder körperlicher Krüppel nimmt dagegen meist mehr als er leistet, und bedeutet daher nationalökonomisch ein Defizit.

Wir sahen im Kapitel VI, wie gewisse, auf sehr menschliche Weise entstandene Sitten allmählich zu Religionsbestandteilen werden. Zum Unglück der Menschheit haben sich bekanntlich Religion und Politik von jeher verbunden, gewöhnlich um Unheil zu stiften. So hat z. B. das Priesterzölibat, das auf einer Art Politik der Religion beruht, ungemein dazu beigetragen, den intelligenteren Teil der Bevölkerung katholischer Länder zu sterilisieren und dadurch diesen Ländern zu schaden.

Eine andere scheussliche Einrichtung ist das von Napoleon I. eingeführte Verbot der Vaterschaftsnachforschung. Wir sprachen bereits davon. Solche Gesetze führen zur Kinderabtreibung und bevorzugen im höchsten Grade die Liederlichkeit der Männer, während wir im Gegenteil das Heil der Familien und der sexuellen Verhältnisse in der Pflichterfüllung der Eltern den erzeugten Kindern gegenüber gesucht und gefunden haben.

Die Hauptaufgabe der Nationalökonomie, sowie einer Politik, die das wirkliche Wohl der Menschen im Auge halten, sollte sein die Erzeugung glücklicher, brauchbarer, gesunder und sehr arbeitsamer Menschen zu fördern. Es ist zwar sehr schön und spricht laut von Aufklärung und Menschenliebe, wenn man Spitäler. Irrenanstalten, Idiotenanstalten, Versorgungshäuser und dergleichen mehr in immer wachsender Zahl baut und nach allen Regeln der Wissenschaft vorzüglich ausstattet und leitet. Dass man aber bei einseitiger Fürsorge für menschliche Ruinen, für diese Produkte unserer sozialen Unsitten, die Kräfte der noch gesunden und arbeitsfähigen Bevölkerung allmählich aufreibt und vernichtet, das übersieht man. Es ist noch viel humaner und viel schöner, wenn auch diese Art Humanität weniger in die Augen springt, die Wurzeln des Übels anzugreifen und der Erzeugung der geistigen und körperlichen Krüppel ein Ende zu bereiten. Mit dieser Aufgabe haben sich jedoch leider unsere Politiker und Nationalökonomen früher so gut wie nicht befasst. Das trägt eben nichts ein, denn die Früchte solcher Bestrebungen kann man selbst nicht ernten. Derjenige, der nach solchen Reformen strebt, wird höchstens als Schwärmer, Grillenmensch oder gar als Verrückter verschrieen. Man begnügt sich daher lieber mit der üblichen, in die Augen fallenden, wohlangesehenen Humanität, die vor allem dem Gefühlsdusel der Massen Rechnung trägt und dem direkt sichtbaren und hörbaren Leiden eine milde Hand entgegenstreckt. Mit einem Wort, man flickt die Trümmer, scheut sich aber, an die Zertrümmerer Hand anzulegen.

Es hat einst der grosse Gesetzgeber Spartas, Lykurgus, versucht, eine Art Zuchtwahl gesetzlich einzuführen. Lykurgus wollte aus den Spartanern ein kräftiges Volk machen, weil damals die körperliche Kraft noch ziemlich allein das Ideal der Völker war. Er hatte den Wert der Abhärtung, aber nicht denjenigen der Arbeit verstanden. Er hatte die Ausmerzung der Kranken und Schwachen bereits begriffen, doch kannte man zu seiner Zeit die Naturgesetze nur sehr mangelhaft. Indessen gelang es trotz ihrer grossen Mängel den lykurgischen Gesetzen, bis zu einem gewissen Grad aus den Spartanern ein starkes Volk zu machen.

Nach den lykurgischen Gesetzen durften die Spartaner keinen Grundbesitz erben und keinen Luxus treiben. Sie mussten höchst einfach und gemeinsam ihre schwarze Brühe essen und sich beständig in Kraft- und Geschicklichkeitsproben üben. Alle mussten heiraten und die Ehesitten waren sehr streng. Dagegen wurden alle schwächlichen oder missgestalteten Kinder beseitigt, resp. ausgesetzt. Die spartanische Organisation krankte aber, wie eben angedeutet, an zwei Hauptfehlern:

Erstens war der Spartaner ein Krieger, aber kein Arbeiter, und, wenn auch bieder und abgehärtet, ein Aristokrat. Verachtungsvoll überliess er die Arbeit den Sklaven oder Heloten. Dadurch stärkte er die Heloten und schwächte sich selbst in vielen Hinsichten. Den Stärkungswert der Arbeit für das Gehirn und den ganzen Körper verstand man damals noch nicht und auch Lykurgus, resp. diejenigen, die die lykurgischen Gesetze ausbauten, begriffen ihn nicht. Zweitens waren alle spartanischen Bemühungen auf Erziehung von Muskelkraft, körperlicher Gewandtheit, Mut, Biederkeit und Bedürfnislosigkeit, nicht aber auf die Erhöhung des Intellektes, des Gefühlslebens und idealer Ziele gerichtet. Wegen der Einseitigkeit, womit er fast nur die körperliche Entwicklung des Menschen förderte, die geistige aber vernachlässigte, somit seine harmonische Ausbildung hemmte, ferner wegen seiner Missachtung der Arbeit, mit einem Wort wegen seiner auf Unkenntnis beruhenden Vernachlässigung der organischen Entwicklungsgesetze musste das lykurgische System schliesslich scheitern. Der spätere Verfall Spartas wurde übrigens nicht durch die lykurgischen Gesetze, sondern mugekehrt durch ihre Vernachlässigung und ihre Preisgabe herbeigeführt. Immerhin hatten die Spartaner nur nach Macht gestrebt, was sie zu Neid und Missgunst führte. Darin rächte sich indirekt die Einseitigkeit ihrer Gesetze. Dennoch bedeuten diese für alle Zeiten einen bemerkenswerten und genialen Versuch, eine Art menschlicher Zuchtwahl zustande zu bringen.

Wir sind heute angesichts der betreffenden Frage unvergleichlich besser ausgerüstet. Dafür fehlt es jetzt hauptsächlich an Initiative und Willen bei denjenigen Menschen, die mit der Leitung ihrer Mitmenschen betraut sind. Dieselben sind durch ökonomische Interessen und Machtfragen derart in Anspruch genommen, dass ihnen der Sinn für höhere soziale Ideale dadurch verkümmert wird. Nur eine starke soziale Aufrüttelung kann Wandel zum Besseren schaffen.

Où est la femme? fragt bekanntlich der Franzose, wenn in der Politik oder sonstwo etwas Unerklärliches sich ereignet. Man sollte die Frage etwas erweitern und vielleicht forschen: „Wo liegt der sexuelle Beweggrund?“ Die Handlungen der Menschen, folglich auch der Machthaber, im Kleinen wie im Grossen, werden leider viel mehr durch ihre Gefühle und Leidenschaften, als durch ihre intellektuellen Überlegungen, das heisst durch Vernunft und Logik bestimmt. Keine Gefühle sind aber an Macht den direkten oder abgeleiteten sexuellen Liebes-, Eifersuchts- und Hassgefühlen überlegen. Daraus ergibt sich eine Tatsache, die von den sozialistischen Systemen viel zu wenig beachtet wird, nämlich diejenige, dass in allen Gebieten der menschlichen Tätigkeit die sexuellen Leidenschaften und ihre psychischen Ausstrahlungen, direkt oder indirekt, und oft sehr verderblich, mitspielen. Die Frau eines Professors kann eventuell aus Eifersucht eine tüchtige Kraft von einer Hochschule fernhalten oder sie kann umgekehrt einen unfähigen Günstling hineinbringen. Maitressen und Courtisanen haben stets eine bedeutende Rolle in der Politik, besonders bei allen Autokratien gespielt. Es braucht nicht gerade immer bis zur Höhe eines tragischen Skandals, wie dem des ermordeten serbischen Königspaares zu kommen. Die kleinsten, verborgensten, alltäglichsten Einflüsse sind oft die wirksamsten und weittragendsten. Zu allen Zeiten sah man sexuelle Intrigen der Grossen die Geschicke ganzer Völkerschaften mit beeinflussen und lenken. Die offizielle Geschichte enthält bereits viel davon, viel mehr aber noch die ungeschriebene, wirkliche Geschichte der Völker. Es genügt, diese Tatsache anzudeuten und jeder denkende Mensch wird Beispiele genug als Illustration dazu finden, sowohl in der Geschichte der Vergangenheit, wie in der Politik der Gegenwart, an den Höfen mächtiger Monarchen, wie in den Lokalgeschichten eines kleinen Ländchens, in seiner eigenen Gemeinde und endlich unter den nächsten Bekannten und Angehörigen. Der Sozialist, der gesagt hat, die soziale Frage sei lediglich eine Magenfrage, hat daher ihre Tragweite und die menschliche Psychologie arg verkannt. Man mag die ökonomischen sozialen Verhältnisse auch noch so schön regeln, niemals wird man die oft perfide Einmischung der sexuellen Leidenschaften in das soziale Leben beseitigen können. Das einzige, was man tun kann, ist, durch eine Erziehung beider Geschlechter, die ihr soziales Gewissen erhöht, die schlimmeren Beeinflussungen sozialer Handlungen durch persönliche sexuelle Gefühle abzumildern. Hier zeigt sich also ein wichtiges Eingreifen der sexuellen Frage in die Politik und in das ganze Sozialleben. Wir geben übrigens zu, dass, wenn der missliche Einfluss des Geldes und seine Anziehungskraft zum grössten Teil beseitigt werden könnten, diejenigen antisozialen Handlungen, die nur indirekt auf sexuellen Leidenschaften beruhen, nicht unbeträchtlich an Gefährlichkeit und Niedertracht verlieren würden.

Auch hier muss von einer richtigen und harmonischen Emanzipation der Frauen und von ihrer gleichberechtigten Mitarbeit an den sozialen Fragen sehr viel erwartet werden. Eine rastlose und harmonische Zusammenarbeit der Frauen und der Männer wird beiden Geschlechtern den Ernst ihrer sozialen Lebensaufgabe immer mehr vor Augen führen. Dann wird auch das sexuelle Leben mehr fördernd als hindernd auf die soziale Entwicklung wirken, indem es nicht mehr bloss als Selbstzweck oder besser gesagt als Mittel zu einem egoistischen Genuss betrachtet, sondern ein Stimulus zu einem arbeitsfreudigen Dasein werden wird. Es zeigt sich bereits da und dort, wo die Frauen das Stimmrecht besitzen, dass sie dasselbe recht wohl zu sozialen Fortschritten zu benutzen verstehen. Mag man einwenden, dass die Frauen konservativer und routinenhafter sind als die Männer, so erwidere ich, dass dieses dadurch aufgewogen wird, dass sie sich eher von edeldenkenden, sozial fühlenden und arbeitenden Männern als von anderen im ganzen und grossen begeistern und mitreissen lassen (siehe Kapitel Vb, Teil I). Ihre grössere Ausdauer und ihr Mut sind ferner unschätzbare Eigenschaften für eine aufwärtsstrebende soziale Arbeit.

In seinem oben erwähnten Aufsatz macht Schwiedland mit Recht darauf aufmerksam, wie nötig es ist, in der Nationalökonomie zwischen Bedarf und Begier zu unterscheiden. Es ist freilich schwer, in der Praxis genau festzustellen, was Bedürfnis und was Luxus ist. Was unsere Ahnen für Luxus hielten (Matratze, komfortable Wohnung, Reinlichkeit etc.) halten wir heute für Bedürfnis. Die Begierde des Menschen ist grenzenlos, unersättlich in ihrer Sucht nach Genuss und Abwechslung. Es war ein grosser Fehler gewisser Sozialisten, besonders aber der Anarchisten, das Recht auf Befriedigung einer jeden Begierde zu proklamieren. Dies ist die Proklamierung der Korruption und der Entartung. So berechtigt es ist, das Recht auf Befriedigung natürlicher Bedürfnisse zu fordern, so unrecht und schädlich ist es, jede Begierde heilig zu sprechen.

Man muss daher, wie ich es schon am andern Orte (Hygiene der Nerven und des Geistes) getan habe, zwischen guten und schlechten „Bedürfnissen" und Begierden unterscheiden. Gut sind alle die zur Förderung eines gesunden Lebens notwendigen Bedürfnisse, vor allem aber alle Triebe zur sozialen Arbeit, schlecht dagegen alle, die dem Leben und der Gesundheit des Einzelnen schaden oder die Rechte, resp. das Wohl der Gesamtheit beeinträchtigen. Letztere gehören meistens zum Luxus, d. h. zur Begier, wenn nicht zur Korruption. Dazwischen liegen an sich indifferente Begierden, wie z. B. solche nach dem Besitz schöner Sachen. Manche Gegenstände menschlicher Begierde sind an und für sich überhaupt schädlich; so der Genuss des Alkohols und der narkotischen Mittel. Andere werden nur durch das Übermass zum schädlichen Luxus, so die Schlemmerei im Essen, die sexuellen Exzesse, das Geld, der Schmuck etc. Unter den Gegenständen der Begierde spielen sexuelle Objekte eine ungeheure Rolle. Wenn ein Sultan oder Pascha sich eine enorme Anzahl Frauen hält, so ist dies z. B. ein sozial schädliches Übermass, ein Übergriff in die Rechte anderer. Diesen Gegenstand haben wir zur Genüge an anderen Orten besprochen. Ich wollte hier nur mit Schwiedland andeuten, wie notwendig es ist, die, wenn auch so relativen und subjektiven Grenzen zwischen Begierde und Bedürfnis vom nationalökonomischen Standpunkte aus zu ziehen und zu betonen.

KAPITEL XVII
DIE SEXUELLE FRAGE IN DER PÄDAGOGIK

Wenn wir die Tatsachen der Kapitel IV, VI, VII und VIII zusammenfassen, so unterliegt es keinem Zweifel, dass das sexuelle Empfinden und der sexuelle Trieb eines jeden Menschen aus zwei Elementengruppen besteht: l. aus den ererbten oder als Anlage mit auf die Welt gebrachten phylogenetischen Elementen (erblichen Mneme), und 2. aus den durch die Einwirkung äusserer Reize, der Gewohnheit und der Übung im Lauf des Lebens erworbenen Elementen. Die ersteren schlummern im Kinde als Keimesenergien oder Anlagen und gehören zu seinem Grundcharakter. Erst bei der Geschlechtsreife geschieht das tatsächliche Ausschlüpfen der meisten derselben und ihre weitere Entwicklung auf Grund der Einwirkung äusserer Reize und derer Verarbeitung durch das Individuum und seinen Willen, d. h. durch das Gehirn. Die zweiten sind das Produkt der Einwirkung erotischer Reize und der Gewohnheit oder Übung auf die ersten. An den ersten kann die Pädagogik nichts andern. Sie liegen einmal vorgebildet da und bilden die Grundlage für die Erziehungskunst. Die Aufgabe der letzteren kann also nur die sein, die genannten erblichen sexuellen Anlagen in möglichst zweckmässige, gute und gesunde Bahnen zu leiten. Wenn ganz perverse Anlagen vorhanden sind, wie ausgesprochene homosexuelle Triebe, Sadismus oder dergleichen, wird höchstens die ethische Erziehung im allgemeinen etwas für den Charakter tun und das, was den Trieb reizt, bekämpfen können. An seiner Qualität jedoch wird sie nichts andern. Man darf sich hier keinen Illusionen hingeben. Überall, wo normale Durchschnittsanlagen vorhanden sind, kann dagegen die Erziehung sehr viel dazu tun, dass pathologische Abwege und Gewohnheiten vermieden und der Trieb normal entwickelt und in normale Bahnen gelenkt werde.

Wir haben besonders im Kapitel VII gesehen, dass die Angewöhnung an gewisse Sinneseindrücke die erotische Einwirkung derselben stetig mindert, und dass umgekehrt der

Erotismus, die Libido sexualis, durch ungewohnte Anblicke und sonstige Sinnesreize oder Vorstellungen, die das andere Geschlecht betreffen, besonders angeregt wird. In der Erziehung seiner Kinder pflegt der Mensch immer wieder den gleichen Fehler zu machen, nämlich seine Gefühle (die Gefühle des Erwachsenen) in das Kind hinein unbewusst zu verlegen. Dasjenige, was einen Erwachsenen sexuell reizt, lässt ein sexuell unreifes Kind vollständig indifferent. Man kann daher in einer gewissen Weise sehr gut mit ihm darüber sprechen, und es ihm bekannt geben, ohne es sexuell zu reizen. Im Gegenteil, dadurch, dass das Kind sich daran gewöhnt, in harmloser Weise sexuelle Verhältnisse und Dinge als etwas Natürliches zu betrachten, werden seine Neugierde und sein Erotismus später viel weniger dadurch erweckt, weil sie den Reiz der Neuheit verloren haben. Ist das Kind an den Anblick des nackten Körpers Erwachsener gewöhnt, so findet es an dessen Geschlechtsorganen nichts besonderes und wird z. B. ganz selbstverständlich finden, wenn es in einem gewissen Alter die sogenannten Schamhaare bekommt. Man sieht dagegen Kinder, die mit grösster Prüderie und in voller Unwissenheit über sexuelle Dinge erzogen wurden, sich über das Wachsen der Schamhaare furchtbar aufregen und schämen, und zugleich dadurch erotisch gereizt werden. In noch erhöhterem Masse gilt dies von dem Eintritt der Menstruation bei den Mädchen und von den ersten Samenentleerungen bei den Knaben. Das Geheimnis, mit dem alle diese Dinge und überhaupt alles umgeben wird, was mit den sexuellen Funktionen einhergeht, ist nicht nur für viele Kinder ein Gegenstand der Angst und der Qual, sondern es reizt ausserdem ihre Neugierde und ihren beginnenden Erotismus, sodass sie schliesslich in den meisten Fällen von sehr unlauterer Seite durch schlechte Menschen oder verdorbene Kinder, durch Beobachtungen von Tierbegattungen, durch schmutzige Bücher und dergl. mehr in höchst ungeeigneter Weise aufgeklärt werden. Das allerschlimmste ist, dass dann diese Aufklärung sehr gewöhnlich mit onanistischen Manipulationen oder gar mit Verführung zur Onanie oder zu sexuellen Perversitäten, oder auch mit der Einführung in die Prostitution einhergeht. Die Unschuld, wie man sie nennt, d. h. die naive Unwissenheit eines reifenden Kindes, besitzt einen besonders anziehenden Reiz für Wollüstlinge beider Geschlechter, indem sie in der Verführung des jungen Wesens einen raffinierten Genuss erster Ordnung finden. Die Eltern sind sich leider selten der Tragweite ihrer Unterlassungssünde bewusst, wenn sie ihre Kinder mit Ausflüchten, Ausreden und Lügen über ihre naiven Fragen bezüglich sexueller Dinge abspeisen. Ich bin glücklich, hier die Ansicht einer aufgeklärten Familienmutter, der Frau Schmid-Jäger (De l'éducation sociale de nos filles, Lausanne, Maison du Peuple, 1904) erwähnen zu können, mit welcher ich vollständig übereinstimme. Im folgenden gebe ich ungefähr ihren Gedankengang wieder:

Alle, oder wenigstens fast alle Mütter, erziehen ihre Töchter für die Ehe; darf man behaupten, dass sie dieselben so gut wie möglich vorbereiten? Gewiss nicht; heute noch vernachlässigt man die elementarste Kenntnis, die eine zukünftige Gattin und Mutter haben muss, und seit Jahrhunderten heiraten junge Mädchen in mehr oder weniger vollständiger Unwissenheit ihrer natürlichen Funktionen und Pflichten. Freilich lehrt man sie, öfters wenigstens, kochen, nähen und haushalten; aber man sagt ihnen nichts über ihre sexuellen Funktionen und deren Folgen. In Zürich hat man neulich eine Schule für solche Wärterinnen gegründet, die Wöchnerinnen zu pflegen haben. Diese Schule öffnet auch ihre Türen denjenigen Mädchen, die, ohne Wärterinnen werden zu wollen, eine praktische Spitalschule durchzumachen wünschen, um in ihrer Familie die Kranken und speziell die Neugeborenen und Wöchnerinnen pflegen zu können. Das ist eine höchst lobenswerte Neuerung und sollte überall in erweitertem Masse eingeführt werden. Wie ungeschickt, einfältig und unfähig zeigt sich nicht die junge Ehefrau, die von diesen Dingen nichts versteht, und wie teuer muss sie oft diese Unwissenheit bezahlen. So einfach liegen die Dinge heute beim Menschen nicht, wie bei den Tieren, deren Instinkt genügt, um ihre Jungen zu pflegen. Neuerdings hat in Zürich Frau Dr. med. Hilfiker einen viel weiter gehenden Vorschlag entwickelt, der jedoch die Hilfe des Gesetzgebers erfordert. Sie sagt, die Männer besässen zur Trainierung ihrer Muskelkraft die Pflicht des Militärdienstes. Nun sollte man für alle gesunden Mädchen, die noch durch kein Gewerbe daran gehindert werden, als Ersatz für den Militärdienst, nach vollendetem 18. Jahre einen einjährigen Dienst in Spitälern, Asylen, Frauenkliniken, Krippen oder Volksküchen einführen. Man würde dadurch zugleich die Frauen sozial nützlich bilden und den bezüglichen Instituten brauchbare Kräfte zuführen.

Warum sollten die Männer allein einen obligatorischen sozialen Dienst verrichten müssen?

Natürlich wird eine so revolutionäre Idee grosse Entrüstung und Opposition hervorrufen. Vor allem werden die Mütter des Bürgertums, in ihren intimsten Gefühlen verletzt, erklären, sie können nicht zugeben, dass ihre Töchter da Dinge zu hören und zu sehen bekommen, die ihnen bis zur Heirat verborgen bleiben müssen. O heilige Einfalt! Warum verbergen? Wäre es nicht logischer, unsere Töchter dadurch zur Ehe vorzubereiten, dass wir ihnen sagen, was die Ehe ist, was sie fordert und wozu sie verpflichtet? Wenn auch ein unbewusstes, ist es doch ein wahres Verbrechen von seiten der Eltern und Pädagogen, sich den sogenannten Aufklärungspflichten zu entziehen. Die jungen Männer wissen eher, was sie tun, wenn sie heiraten. Ebenso grausame, wie unnatürliche Sitten fordern dagegen von unseren jungen Mädchen eine wahnsinnige Unwissenheit, die für ihre ganze Zukunft oft ungeheuer gefährlich ist. Wer mag diese lächerliche und verderbliche Idee zuerst ausgeheckt haben, dass ein reines Mädchen bis zum Augenblick, wo sie sich für ihr ganzes Leben bereits verpflichtet hat ihre sexuellen Pflichten zu erfüllen, rein nichts über ihre bezügliche natürliche Rolle und über ihre bezüglichen Obliegenheiten wissen darf? Das Strafgesetz bestraft diejenigen, die andere Leute überreden, Verpflichtungen auf sich zu nehmen, deren wahre Natur und Konsequenzen sie ihnen absichtlich verheimlichen. Sollte man nicht diejenigen Eltern ähnlich bestrafen, die ihre unwissenden Töchter an Männer vergeben, die sogenannte unschuldige Bräute fordern? Einige Frauen erwidern darauf, die Ehe wäre zu traurig und zu wenig reizend, wenn keine Illusionen vorangingen. Es wäre schlimm genug, wenn man mit zwanzig oder fünfundzwanzig Jahren keine Illusionen hätte. Man hat in der Jugend immer viel Illusionen in allen Gebieten. Solche, die mit der Natur der Jugend selbst zusammenhängen, sind gesund und gut; nicht dagegen phantastische Träume, die mit der Wirklichkeit in krassem Widerspruch stehen, sodass ihnen eine jähe Enttäuschung folgen muss. Wer in idealen Wolken bis zur Ehe lebt, riskiert in der Regel, arge Erschütterungen zu erfahren. Eine richtigere, mit sexueller Aufklärung verbundene Erziehung würde den jungen, allzu vertrauensseligen Weibern nicht nur plötzliche und grausame

Enttäuschungen ersparen, sondern zugleich das ethische Niveau der Ehemänner heben. Weiss die zukünftige Gattin genau, was sie tut, wenn sie heiratet, so wird sie von ihrem Bräutigam festere Zukunftsgarantien resp. Vergangenheitsbelege fordern.

Übrigens wird alle Opposition gegen die neuen Anschauungen in diesem Gebiete nichts nutzen. Schon jetzt sind unsere jungen Mädchen nicht mehr so blind zu leiten; sie werden sich selbst mehr und mehr zu befreien suchen. Wäre es nicht besser, ihnen hierin entgegenzukommen und sie rechtzeitig zu warnen? Mit unglaublicher Gleichgültigkeit entlassen viele Eltern ihre Töchter weit weg in einen Beruf, ohne weiter daran zu denken, welchem herz- und gewissenlosen Don Juan sie als Beute zufallen können, wenn man sie unwissend und naiv vertrauensselig ziehen lässt. Wir sprechen hier nicht einmal von den Fallen, die durch die Kuppler gestellt werden (siehe Kapitel IX, Teil I). Ein sexuell aufgeklärtes Mädchen könnte ausserdem um sich herum viel weibliches Unglück lindern. Statt mit hochmütiger Verachtung oder ängstlicher Scheu auf unverheiratete Mütter und ähnliche Unglückliche mehr herabzusehen, würde sie dieselben mit Verständnis trösten und ihnen beistehen; statt mit Illusionen ins Leben zu treten, würde sie die herbe Wirklichkeit durch edlere, soziale Regungen milder zu gestalten suchen.

Womit und wann soll man nun beginnen? Durchaus nicht erst unmittelbar vor der Hochzeit, sondern womöglich in der Kindheit. Theoretisch gibt man zu, dass man die Kinder nicht anlügen darf, wie man will, dass sie ein unerschütterliches Vertrauen zu ihren Eltern haben und selbst die Wahrheit sagen sollen. Selbstverständlich kann man einem kleinen Kinde nicht alle Details der sexuellen Frage erklären, aber man kann seine Fragen seinem Alter entsprechend wahr beantworten und wenn das Kind weiss, dass man so tut, wird es gelegentlich die folgende Antwort gern annehmen: „Du bist noch zu klein, um dies zu begreifen, ich werde es dir sagen, wenn du grösser bist.“

Jedes Kind fragt einmal seine Mutter, wenn es offen mit ihr sprechen darf, wie die Kinder zur Welt kommen. Darauf kann diese um so leichter antworten, als das Kind dies selber bei Haustieren, Insekten etc. zu beobachten Gelegenheit hat. Warum soll ihm nun die Mutter verheimlichen, dass es bei den Menschenkindern sich gleich oder ähnlich verhält wie bei den Tierkindern? Es legt darin keinen der bösen Nebengedanken, die unser Erotismus nachträglich damit verknüpft hat. Die Kinder sehen viel besser, als wir glauben. Ein kleines Mädchen, das man mit der lächerlichen Storchgeschichte abgespeist hatte, sagte einmal zu ihrer Mutter: „Mama, ich freue mich so, Grossmama bekommt gewiss ein Baby." Die Mutter erschrak. „Aber ja", sagte die Kleine, „sie hat gerade so einen grossen Bauch, wie unsere Katze, wenn sie bald Junge kriegt." Frau Schmid garantiert die Authentizität dieses Geschichtchens. Sie fügt hinzu, dass sie mit zehn Jahren durch eine Schulkameradin darüber aufgeklärt wurde, dass ihre damals eben geborene Schwester nicht durch den Storch gebracht, sondern von ihrer Mutter geboren wurde. Diese natürliche Tatsache erregte bei ihr keinen Anstoss, wohl aber wurde ihr Vertrauen zu den Eltern an jenem Tag stark erschüttert.

Zuerst begnügen sich die Kinder damit, zu wissen, woher die kleinen Brüder und Schwestern kommen. Nach und nach aber denken sie nach und fangen an, sich darüber bei Vertrauenspersonen zu erkundigen, wie solche kleine Wesen sich im Mutterleibe entwickeln können. Nun soll man eine Gelegenheit abwarten, um ihnen so einfach wie möglich die Begattung zu erklären. Frau Schmid erzählt, wie sie ihren eigenen Kindern die erste derartige Erklärung abgab. Ihr achtjähriger Sohn und seine zwei älteren Schwestern stritten lebhaft über den Hühnerhof. Die zwei Mädchen fanden den Hahn sehr bös und vollständig überflüssig, da er keine Eier lege. In seinem männlichen Stolz verletzt, nahm der Knabe den Hahn in Schutz und erklärte, er müsse entschieden zu etwas nützlich sein, nur wisse er nicht wozu. Die Streitfrage wurde nun vor den mütterlichen Gerichtshof gebracht. Die Mutter erklärte alsdann den Kindern ganz offen, dass die Hühner freilich ohne Hahn Eier legen könnten, dass aber diese Eier sich dann nicht entwickeln; der Hahn müsse den Hennen den Samen dazu geben; ohne einen Vater Hahn gäbe es niemals junge Hühnerkinder. Darüber war der Junge sehr stolz und erwiderte sofort mit einfacher und reinster Kinderlogik: „Nicht wahr, Mama, es gäbe auch bei uns keine Kinder ohne Papa?" was die Mutter natürlich sofort bestätigte. Darauf kehrten die Kinder vergnügt zu ihrem Spiel zurück. Man kann auch die Botanik und die Zoologie zu dieser zweiten Einweihung benutzen, die, wie Frau Schmid zugibt, weniger leicht als die erste ist. Sie meint auch, man könnte den Kindern in der Schule ebensogut über die

Fortpflanzung des Menschen sprechen, als über diejenige der Pflanzen und der Tiere. In der Tat wäre das der beste Weg, vorausgesetzt, dass der Lehrer und die Lehrerin dies taktvoll anzugreifen verstehen. Ich füge hinzu, dass die Aufklärung der Kinder über die sexuelle Frage naturgemäss so zu geschehen hat, dass der Vater oder der Lehrer die Knaben und die Mutter oder die Lehrerin die Mädchen aufklärt, soweit es wenigstens möglich ist. Mit vollem Recht sagt Frau Schmid, dass die Eltern meistens weniger aus Überlegung, als aus feiger Angst vor der Schwierigkeit, sich mit ihren Kindern anständig auseinander zu setzen, davor zurückschrecken, dieselben rechtzeitig aufzuklären. Manche Mütter würden nie mit einem ganz unwissenden Kind davon beginnen, fangen aber sofort an, über sexuelle Dinge mit ihren Kindern und zwar durchaus nicht immer im ernsten und würdigen Tone zu sprechen, sobald sie merken, dass sie bereits mehr oder weniger viel von anderer Seite davon gehört haben.

Es ist zu bedauern, dass so wenig Pädagogen sich mit dieser Frage befasst haben und dass man es den unlautersten Quellen, den schlechten Dienstboten, den verdorbenen Kameraden, den schlechten oder pornographischen Büchern etc. überlässt, seine eigenen Kinder über die sexuelle Frage aufzuklären. Dadurch entsteht eine sehr schädliche, das Vertrauen beiderseits erschütternde Entfremdung zwischen Eltern und Pädagogen auf der einen und den Kindern auf der anderen Seite. Auch früh erworbenen sexuellen Perversionen oder frühzeitiger Entfaltung eines ungesunden Sexualtriebes wird man nicht durch Prüderie, vage Moralpredigten, grosse strenge Augen, wenn das Kind irgend etwas davon verrät und dergleichen mehr, sondern nur durch Offenheit und Liebe wirksam entgegenarbeiten. Mit Ausflüchten und sogenannter moralischer Strenge erreicht man nur Entfremdung, Unwahrheit und Heuchelei, und das ist vom Übel.

Soweit Frau Schmid. Im weiteren aber betont sie, genau wie wir, die Notwendigkeit, die Mädchen arbeiten und sie einen Beruf lernen zu lassen, damit sie den Lebenskampf, komme was wolle, zu bestehen imstande sind und sich nicht blindlings in die erstbeste Ehe oder gar in die Prostitution werfen, um nicht zu darben oder zugrunde zu gehen. Hierbei betont auch sie mit vollem Recht, dass die Haus- und Mutterarbeit einer Ehefrau ebensogut als Erwerbsarbeit taxiert zu werden verdient, wie die speziellere Berufsarbeit des Mannes ausserhalb des Hauses.

Ich brauche nicht zu sagen, dass die sexuelle Aufklärung der Knaben ebenso nötig ist, wie diejenige der Mädchen. Sie laufen zwar nicht wie letztere die Gefahr, infolge ihrer Unwissenheit in schwere Abhängigkeit durch Ehe oder Schwängerung zu geraten. Umso grösser dagegen sind die Versuchungen und Verführungen, die ihnen auf den Weg gelegt werden. Sind sie einmal sexuell, sei es durch Onanie, sei es auf andere Weise missleitet, so schaden sie sich sehr viel, selbst von den venerischen Leiden abgesehen, und ist es sehr schwer, sie wieder auf den rechten Weg zu bringen. Deshalb richte ich an alle Väter und Erzieher die gleiche Aufforderung, die Frau Schmid an die Mütter und Erzieherinnen stellt: Seht euch rechtzeitig vor und wartet nicht ab, bis die Knaben von unlauterer Seite aufgeklärt werden oder gar durch erotische Neugierde bereits verleitet und verführt sind. Solche Verführung geschieht meistens durch schlechte Kameraden, nicht selten aber auch durch erwachsene erotische Weiber.

Einige wichtige pädagogische Leitsätze müssen wir noch voranschicken.

Im Gehirn des Menschen sind Intellekt und Gefühle innig verbunden und aus beiden zusammen entstehen die Willensentschlüsse, die wiederum, je nach ihrer Festigkeit und Dauer, gewaltig auf das Gehirnleben zurückwirken. Es ist daher eine schwere Illusion, zu glauben, man könne dogmatisch und theoretisch diese drei Hauptgebiete der menschlichen Seele, Intellekt, Gefühl und Wille, separat jeden für sich behandeln. Es ist vor allem ein Fehler, wenn die Schule den Intellekt allein bilden zu können sich einbildet und glaubt, die Pflege des Gemütes und des Willens den Eltern überlassen zu müssen. Es ist ein noch grösserer Unsinn, auf die Gefühle und zwar spezieller auf die ethischen Gefühle, auf das Gewissen, durch sogenannte Moralpredigten und Strafen einwirken zu wollen. O diese Moralpredigten, o dieser theoretische Sittenunterricht; was sind das für Missgeburten des menschlichen Geistes. Als ob Gewissen und altruistische Gefühle mittelst abstrakter dogmatischer Sätze dem nur für Konkretes empfänglichen Kindergehirn eingetrichtert werden könnten! Täglich kann man in fast jeder Familie sehen, wie die in ärgerlichem, gereiztem oder auch in pathetischem Tone gehaltenen Vorwürfe, die die Eltern in ewig gleicher Wiederholung des Inhaltes und des Tonfalles ihren Kindern machen, von denselben überhört oder mit verdutzter Miene, eventuell mit

Tränen in den Augen entgegengenommen oder öfters noch mit nachgeahmten gereizten Gegenreden beantwortet werden, im übrigen aber spurlos wie der Wind an einer Mauer an ihrer Seele vorüberziehen. Die ganze Sache macht einem guten Beobachter den kläglichen Eindruck einer Drehorgel, deren Melodie sich beiderseits sozusagen automatisch abspielt. Wenn das die Moral sein soll, die auf Kinder einzuwirken hat, kann man sich über ihre Erfolglosigkeit und selbst über ihre Schädlichkeit nicht wundern. Was die Eltern dabei nicht merken, ist, dass sie ihren eigenen Schwächen und Launen unter der Firma „Kinderzanken" freien Lauf lassen. Die Kinder merken es aber umso besser, bewusst oder unbewusst, und reagieren danach. Das Böseste ist, dass sie selbst diese schlechten Gewohnheiten annehmen, indem sie einander in gleicher Weise die „Moral" dadurch predigen, dass sie, wie kleine Affen, ihre Eltern nachahmen.

Der wahre ethische Unterricht, die wahre ethische Beeinflussung der Kinder, liegt in der ganzen Art und Weise, wie man zu ihnen spricht, wie man mit ihnen verkehrt, wie man sie behandelt. Warmes Gefühl, Wahrhaftigkeit, Überzeugung und Festigkeit müssen darin zum Ausdruck kommen, und sie allein können in der kindlichen Seele Sympathie und Vertrauen für denjenigen erwecken, der auf sie zu wirken hat. Nicht das kühle moralische Wort, sondern das warme altruistische Gefühl, das sich in allem äussern soll, was man spricht und tut, wirken ethisch erziehend auf das Kind. Ein Gelehrter, der in trockenem, langweiligen Ton sehr gründliche und gute Worte herunter leiert, lehrt seine Schüler bekanntlich nichts oder sehr wenig. Sie gähnen und sagen mit Recht, das könnten sie ebenso gut oder besser im Buche lesen oder im Lexikon nachschlagen. Wer dagegen mit Feuer und Überzeugung spricht, und zu begeistern versteht, fesselt die Aufmerksamkeit und das, was er sagt, prägt sich den Gehirnen ein. Warum? Eben deshalb, weil im ersten Falle die Intelligenz ohne Gefühlsbetonung sich äussert, im zweiten dagegen die suggestive, ansteckende Kraft der Begeisterung die Zuhörer mit fortreisst, sie gewinnt, und dadurch indirekt ihren Intellekt viel mehr und nützlicher bereichert, als wenn ihnen nur tote Wissenschaft geboten wird, die das Gedächtnis füllt, das Herz aber leer lässt. Was nicht vom Herzen kommt, geht nicht zum Herzen, sagt das deutsche Sprichwort. Es geht aber auch viel schwerer in den Kopf. Ganz ähnlich wird der Wille durch die ausdauernde Tätigkeit erzogen.

Schon das Kind muss für soziales Wirken begeistert werden; es muss angefeuert werden, uneigennützig, edel, aufopfernd zu handeln, ohne durch Aussicht auf Belohnung oder die Furcht vor Strafe dazu angespornt zu werden. Dieses erreicht ein Erziehungssystem wie dasjenige der Landerziehungsheime, die, von Reddie in England zuerst gegründet, von Lietz in Deutschland und neuerdings von Frey und Zuberbühler in der Schweiz eingeführt, endlich die Ideen eines Rousseau, eines Pestalozzi, eines Owen, eines Froebel praktisch verwirklicht haben. Es ist für den psychologisch gebildeten Pädagogen eine wahre Erquickung, der Erziehung der Landerziehungsheime in Haubinda (Thüringen) oder in Glarisegg bei Steckborn am Bodensee, beizuwohnen. Die Kinder begeistern sich für ihre Schule; sie werden die Kameraden und Freunde ihrer Lehrer. Körperliche Abhärtung, Bildung der Vernunft, des Urteils und des Wissens gehen mit der Erziehung des Gemütes und des Willens einher. Nicht trockene Lehrbücher werden den Kindern in die Hand gegeben, sondern mit den Werken unserer grössten Schriftsteller werden sie vertraut gemacht, aus denen sie nicht nur Wissen, sondern gemütliche Anregung und Begeisterung schöpfen. Nicht durch drückende Schulaufgaben und die drohende Aussicht auf Examina wird ihnen die Freude am Leben verkümmert, sondern dadurch erhöht, dass man sie, was sie lernen sollen, so viel wie möglich zugleich erleben lässt. So wird das Gelernte wirklich ihr Eigenes und zu einem lebendigen Teil ihrer Persönlichkeit, anstatt als tote Gelehrsamkeit, als Fremdkörper, vielmehr denn als nützlicher, assimilierter Besitz, Gehirn und Gedächtnis zu belasten. Strafen kommen in den Landerziehungsheimen nur in der Art vor, wie sie sich als natürliche Folge der begangenen Fehler ergeben.

Nackt baden Knaben und Lehrer zusammen. Die sexuelle Frage wird dort anständig, offen, als etwas Natürliches, Selbstverständliches behandelt. Vor allem bildet der vertrauensvolle, offene Verkehr zwischen Knaben und Lehrern in Verbindung mit ungezwungener körperlicher und geistiger Arbeit bei vollständiger Verbannung der alkoholischen Getränke das beste und radikalste Heil- und Vorbeugungsmittel gegen Onanie, sexuelle Frühreife und sonstige sexuelle Perversitäten, sofern sie nicht etwa angeboren sind. Selbstverständlich können auch solche

Schulen angeborene, pathologische Sexualtriebe nicht kurieren und angeborene, sexuelle Frühreife nicht verhindern. Immerhin gibt es keine Internate, die in dieser Beziehung gleich günstige Verhältnisse darbieten, denn, wenn ein Knabe eine sexuelle Perversion merken lässt, kommt die Sache bald an den Tag. Ich verweise hier auf das Buch von Wilhelm Frey: Landerziehungsheim (Leipzig 1902 bei Julius Klinkhardt), sowie auf meine Hygiene der Nerven und des Geistes (Stuttgart, bei Ernst Heinrich Moritz 1903), wo ich auch diese Frage besprochen habe.

Was unsere Pädagogie und unser Unterricht bisher nicht verstanden haben, das ist, den Menschen richtig zu werten. Der soziale Wert eines Menschen besteht aus zwei Faktorengruppen: Die erblichen Anlagen (geistige und körperliche) und die anerzogenen oder angelernten Fähigkeiten. Ohne genügende erbliche Anlage in einem gewissen Gebiet scheitern die bezüglichen Lehr- und Lernbemühungen meistens kläglich. Ohne entsprechenden Unterricht und Übung verkümmern oft die besten Anlagen, oder tragen wenigstens keineswegs die Früchte, die sie hätten tragen können. Die erblichen Anlagen beziehen sich aber nicht nur auf sogenannte Wissensgebiete, wie die herkömmliche Schulmeisterei oft anzunehmen scheint, sondern auf alle Gebiete des menschlichen Lebens, vor allem der Seele. Gute Anlagen im Gebiet des Willens, des Gefühls, des Urteils, der Phantasie, wie vor allem die Ausdauer, das Pflichtgefühl, die Gewissenhaftigkeit, die Strenge gegen sich selbst, die Fähigkeit, logisch zu denken und das Wahre vom Falschen zu unterscheiden, die Kombinationsgabe mit Bezug auf Denken und ästhetisches Fühlen bedeuten viel höhere menschliche Werte, als eine rasche, rezeptive Auffassungsgabe und ein gutes Gedächtnis für Worte und Sätze. Letztere sind jedoch nahezu die einzigen Fähigkeiten, welche bei unseren massgebenden Schulprüfungen, von der Primarschule bis zur Hochschule, letztere mit Inbegriffen, in Betracht kommen. Soll man sich da wundern, wenn bei einem so grundfalschen resp. einseitigen Massstabe die trockensten Früchte, die gewöhnlichsten Streber, Echogehirne und Autoritätenanbeter alle hohen offiziellen, und auch die meisten hohen nichtoffiziellen Gesellschaftsstellungen erklettern? Mit gutem Gedächtnis und Auffassungstalent kann man dies sogar ohne die Protektion des Senioren-Konvents, des Klerus- oder Freimaurerordens! Ohne die genannten Gaben werden die tüchtigsten und sogar oft die genialsten Menschen auf die Seite geschoben, oder kommen nur auf Umwegen, nach unsäglicher Mühe und Zeitverlust, durch (s. Anhang II). In den Landerziehungsheimen hat besonders Herr Dr. Hermann Lietz ein wirklich mustergültiges System der sozial-psychologischen Wertung der Schüler eingeführt. Alle Resultate werden zuerst nach zwei Massstäben gewertet: a) individuell: Entsprechen die Leistungen immer und vollkommen den Fähigkeiten des Schülers? b) objektiv: Nach dem menschlichen Normalmassstab, d. h. sind die Leistungen sehr gut, gut, mittelmässig, schlecht? Dann aber werden die verschiedenen Gebiete der Psychologie und der menschlichen Tätigkeit durchgenommen, was in derartigen Schulen möglich ist, denn dort wird der ganze Mensch erzogen:

I. Körperliche Resultate: Gesundheit, Krankheiten, Körpergewicht, Geschicklichkeit, Wandern, Laufen, Schwimmen, Radfahren, Spiel, Ski, Turnen, Ringen.

II. Betragen: Ordnung, Reinlichkeit, Pünktlichkeit; Sauberkeit in den Schulheften. Nach aussen, etc.

III. Ethische und religiöse Resultate:

a) Betragen gegenüber l. den Eltern (Korrespondenz), 2. den Lehrern, 3. den anderen Schülern, 4. dritten Personen, 5. sich selbst.

b) Wahrheitsliebe; Eifer und Pflichtgefühl; Treue in der Verwaltung seines eigenen und des ihm anvertrauten Eigentums; vertrauenswürdig? gewissenhaft? Gefühle der Solidarität und der Uneigennützigkeit.

c) Kraft: l. des ethischen Gefühles, 2. des ethischen Verständnisses, 3. des ethischen Willens.

IV. Intellektuelle Resultate:

a) Praktische Arbeiten: Gärtnerei, Landwirtschaft, Tischlerei, Drechslerarbeiten, Schlosserei, Schmiedearbeiten.

b) Kunst: Modellierarbeiten, Zeichnen, Schrift, Redefähigkeit, Deklamation, Instrumentalmusik.

c) Kenntnisse: l. literarisch-humanistische, 2. Physikalisch–mathematische und naturwissenschaftliche. (Hier übergehe ich das allbekannte Detail.)

V. Allgemeine Resultate:

a) Kraft: l. des Charakters, 2. des Körpers, 3. der Intelligenz, 4. der Beobachtungsfähigkeit. 5. der Phantasie, 6. des Urteiles.

b) Wert: l. der praktischen, 2. der künstlerischen, 3. der wissenschaftlichen Leistungen.

Mit derartigem Massstabe gemessen, gewinnt der menschliche Wert eines Schülers ein total anderes Gepräge als mit demjenigen der üblichen Schulprüfungen. Man wird auch auf solche Weise mit ganz anderer, obwohl noch relativer, Zuversicht voraussagen können, was aus einem Menschen werden wird, möge man auch in einzelnen Punkten das Lietz'sche Schema etwas andern. Ich brauche nicht hinzuzufügen, dass in den Landerziehungsheimen keine Prüfungen stattfinden, denn das ganze Leben ist dort eine ständige Prüfung.

Erst auf der Basis einer richtigen Wertung der Menschen wird man auch eine richtige bewusste menschliche Zuchtwahl begründen können.

Einige historische Beispiele werden uns am besten zeigen, wie schlecht die herkömmliche Schule über menschliche Werte geurteilt hat. In seinem „Self Help", dessen Lektüre ich jedem dringend empfehle, zeigt uns Samuel Smiles, wie die Maler Pietro di Cortona und Thomas Guidi, der erste als „Eselskopf", der zweite als „Thomas der Schwerfällige" in ihrer Jugend bezeichnet wurden. Newton war einer der letzten seiner Klasse. Jean Swift fiel in seinem Hochschulexamen in Dublin durch. Sheridan war in der Schule ein „unverbesserlicher Faullenzer". Über Walter Scott sagte Professor Dalzell von der Universität Edinburgh: „Dumm ist er, und dumm wird er bleiben!" Chatterton wurde seiner Mutter als „Dummkopf, aus welchem niemals etwas werden könne" aus der Schule zurückgeschickt. Der Dichter Burns und Stephensen, der Erfinder der Dampfmaschinen, glänzten in der Schule „nur als Athleten". Napoleon und Wellington waren „ziemlich traurige Schüler". Ulysses Grant hiess als Kind „useless Grant" (der unbrauchbare Grant). James Watt war ein schlechter Schüler, u. s. f. Diese Tatsachen erklären sich nicht so sehr, wie Smiles glaubt, durch eine verspätete Entwicklung, als durch den Ekel, den unser Schulunterricht bei selbständig denkenden, kombinierenden Geistern hervorruft, deren Aufmerksamkeit versagt, wenn man das Gehirn mit dem öden Ballast eines trockenen, auswendig zu lernenden Gedächtniskrames überladen will, das oft dazu missverständlich ist oder zu Widerspruch reizt.

Auf allen Seiten fängt man jetzt auch an, zu begreifen, dass die gemeinschaftliche Erziehung beider Geschlechter in allen

Schulen nicht nur nichts schadet, sondern umgekehrt, sexuell wie ethisch von Vorteil ist. In den Hochschulen hat sie sich bereits eingebürgert; in den Kleinkinderschulen und in vielen Primarschulen war sie von jeher üblich; am meisten jedoch sträuben sich die Mittelschulen. In Holland, in Italien, in Winterthur (Schweiz) ist sie jedoch auch in Gymnasien ohne jeden Nachteil, vielmehr mit bestem Erfolg durchgeführt worden. In neuester Zeit hat sich wieder Frl. Maikki Friberg aus Finnland auf Grund guter Erfahrungen jenes Landes sehr warm zugunsten der Coedukation beider Geschlechter ausgesprochen. Man fürchtet sexuelle Reizung. Das ist aber ein Irrtum, denn gerade die Gewöhnung, in tägliche Berührung mit einander zu kommen, neben einander zu sitzen etc., stumpft dieselbe, wie wir sahen, ab. Die verbotene Frucht verliert ihren Reiz, wenn sie nicht mehr verboten zu sein scheint und häufig aus der Nähe gesehen wird.

Selbstverständlich wollen wir damit nicht sagen, dass man Mädchen und Knaben in Internaten in gleichen Räumen schlafen lassen oder zusammen ins Bad führen soll. Soweit sind unsere Sitten noch nicht, dass wir auf den Standpunkt der jungen Indianerin angekommen wären, von der wir im Kapitel VI gesprochen haben und die es als unanständig empfand, vor anderen in Kleidern zu erscheinen, weil sie nackt zu gehen gewohnt war. Es handelt sich jedoch hier nicht um die Internate, sondern um die gemeinsame Erziehung in öffentlichen Schulen.

Wenn man von Coedukation spricht, bekommt man gewöhnlich noch als Antwort, Wesen und Beruf des Weibes seien von denjenigen des Mannes verschieden, weshalb auch der Unterricht ein anderer sein müsse. Darauf ist folgendes zu erwidern: Die Gegenstände der Welt, die Objekte des menschlichen Wissens und Könnens, mit einem Wort, die Lehr- und Lerngegenstände, sind die gleichen. So wenig es eine katholische und eine protestantische Chemie, katholische und protestantische Pflanzen, Tiere, Berge und Seen gibt, so wenig lassen sich diese Gegenstände in solche „für Mädchen“ oder „für Knaben“ einteilen. Was wechselt, ist die Art, wie der Mensch sie aufnimmt oder auffasst und ausnutzt. In diesem Sinne allein spricht man z. B. von einer katholischen oder französischen Kunst, von einer protestantischen Literatur etc. Auch die Sprachen sind Lernobjekte; ein in Deutschland geborener

Franzose wird sich die deutsche Literatur, ein in Paris geborener Deutscher die französische aneignen. Der Lernstoff steht also beiden Geschlechtern einheitlich zur Verfügung. Es ist somit zugleich eine Kranvergeudung und eine Ungerechtigkeit, eine minderwertige Ausgabe dieses Stoffes und einen ebenso minderwertigen Unterricht für das weibliche Geschlecht zu organisieren.

Für jeden Lernstoff, unbekümmert um die Geschlechter, muss man den Unterricht möglichst gut und adeaquat veranstalten. Dies gilt auch für Gegenstände, die man als spezifisch weiblich zu betrachten pflegt, wie Nähen, Damenschneiderei, Küche, Haushaltung und dergl. Es soll dann jedes Geschlecht den einheitlichen Lernstoff nach seinen spezifischen Fähigkeiten, nach seinem Genius, aufnehmen, verarbeiten und verwerten. Es wird stets ein Teil des Unterrichts, das soziale Minimum, für alle obligatorisch, ein anderer Teil, die weitere individuelle Ausbildung betreffend, fakultativ (je nach Fähigkeit und Willen) sein und bleiben. Schon im obligatorischen Teil kann man, trotz der Coedukation, gewisse Branchen für das eine Geschlecht obligatorisch und für das andere fakultativ erklären (z. B. das Nähen und die Geometrie). Alles, was überhaupt über den obligatorischen Schulunterricht hinausgeht, bleibt aber fakultativ, und so kann jedes Geschäft frei wählen, wie heute in der Hochschule. Ganz von selbst, wie in der freien Natur, wird dann jeder Mensch, Mann wie Weib, seinen Weg zu suchen haben, denselben auch finden und die Gegenstände des Wissens nach seinem Genius verarbeiten.

Frau Professor Fuchs, geb. v. Wolfring, welche Russland genau kennt, teilt mir folgendes mit: „In Russland (und Russisch-Polen), wo die Mittelschulen für Mädchen ungefähr seit 40 Jahren auf dem gleichen Niveau stehen wie die Knabengymnasien, beobachtet man zwei Erscheinungen, die mit den westeuropäischen stark kontrastieren. Erstens bewirkt die billige und gute Mittelschule, dass die meisten Frauen des Mittelstandes eine viel ernstere Lebensauffassung haben, viel mehr ideale Bestrebungen auf sozialem und wissenschaftlichem Gebiet und mehr Initiative aufweisen, als es noch heute in Westeuropa der Fall ist, und manchmal selbst als ihre männlichen Landsleute. Zweitens, und das ist das auffallendste, kennen dort die Männer die in Westeuropa so übliche Geringschätzung für die Frauen gar nicht. Die Gymnasiasten sehen in den Gymnasialschülerinnen ebenbürtige (oft überlegene) Kolleginnen, während in Westeuropa schon ein zehnjähriger Primaner sich gegenüber einem Mädchen sehr überlegen fühlt, da er weiss, dass sie viel weniger zu lernen hat als er. Diese Geringschätzung prägt sich beim westeuropäischen Knaben so ein, dass er dieselbe sein ganzes Leben lang oft nicht mehr abstreifen kann. Während die russischen Hochschulprofessoren wie ein Mann schon vor 30 Jahren von der Regierung die Zulassung der Frauen zum Hochschulstudium verlangten und ihnen dadurch den ganzen mühsamen Weg der Petitionen ersparten, mussten in Deutschland und Österreich Schritt für Schritt, jede Universität, jede Fakultät, ja oft jeder Professor erst wie eine feindliche Festung von den Frauen erobert werden. Die russischen Männer konnten eben nicht einsehen, warum die Mädchen, welche in der Mittelschule die gleichen Aufgaben zu machen hatten, wie sie, plötzlich unfähig werden sollten, weiter zu studieren. Die Bestrebungen der westeuropäischen Frauen, die nur dahin gehen, den Frauen Hochschulen zu erschliessen und sich gar nicht darum kümmern, möglichst viel passendes weibliches Material zur Auswahl durch allgemeine Einführung von guten und billigen Mittelschulen für Mädchen wie in Russland, oder durch Zulassung der Mädchen zu den Mittelschulen der männlichen Jugend herzuschaffen, machen uns den Eindruck von Leuten, die beim Bau eines Hauses mit dem Dach beginnen wollten. In Russland kostet der Unterricht im Mädchengymnasium nur 30 bis 40 Rubel im Jahr."

Ich kann diese Bemerkungen von Frau Professor Fuchs nur begrüssen und denselben nur zustimmen. Auch von Russland haben wir zu lernen. Unsere Gymnasien und anderen Mittelschulen bedürfen einer gründlichen Reform. Nach meiner Ansicht ist der gemeinsame Unterricht beider Geschlechter in denselben ein Hauptpostulat dieser Reform, und dürfte noch billiger und zweckmässiger sein, als die ebenbürtigen Mädchengymnasien Russlands.

Eine leider bis heute noch sehr verkannte, aber höchst wichtige Seite der sexuellen Pädagogik betrifft die angeborenen sexuellen Perversionen. Die herkömmliche Ansicht, in jeder sexuellen Abnormität ein erworbenes Laster zu sehen, dem man mit grösster sittlicher Entrüstung zu begegnen hat, zieht die allerschlimmsten Folgen nach sich. Sie führt die Jugend zu ganz falschen Begriffen und macht die Eltern wie die Erzieher blind für die Wahrheit. Wir haben uns nicht umsonst in Kapitel VIII über die widerlichen Erscheinungen der sexuellen Pathologie verbreitet. Dieselben sollten alle Erzieher und alle Eltern von Grund aus kennen. Dies genügt aber nicht. Diese Erscheinungen beginnen in der Kindheit. Lange dauert es, ehe das sexuell perverse Kind zu einer Ahnung davon gelangt, dass seine Liebesneigungen oder seine Triebe von anderen als abnorm oder widernatürlich betrachtet werden. Jene psychischen Ausstrahlungen seines abnormen Triebes bilden oft sein heiligstes ahnungsvolles Gemütsinneres, den Gegenstand dunkler Hoffnungen und Kämpfe, die in Widerspruch mit dem Wesen und den Neigungen seiner Kameraden stehen, weshalb es sich und die Mitwelt in dieser Hinsicht nicht begreift. Seine Neigungen werden verspottet, missverstanden oder mit Ekel zurückgewiesen. Angst und Schamgefühl wechseln bei ihm mit perversen Begierden ab. Erst langsam und später, wenn die Geschlechtsreife eintritt, wird der Perverse seiner Ausnahmestellung in der Welt allmählich gewahr. Er fühlt sich alsdann zurückgesetzt, verlassen, zukunftslos, sieht seine Gefühlsideale als lächerliche Zerrbilder und sogar als sträfliche Ungeheuerlichkeiten von den Menschen mit Füssen getreten und muss seine Leidenschaft wie ein Verbrecher verbergen. Da der Charakter sehr häufig bei ihm impulsiv und schwach ist und sich mit einem starken, oft vorzeitigen Sexualtrieb verbindet, gerät er ausserordentlich leicht auf Abwege, besonders, wenn er willige Objekte oder gar gleichgesinnte, perverse Genossen entdeckt. So bilden sich schon in Mittelschulen häufig Gruppen junger Homosexualen; so gelingt es urningischen Mädchen in listiger Weise, in Pensionaten Freundinnen zu verführen und dergleichen mehr. Es genügt, auf diese Erscheinungen aufmerksam zu machen, die sich immer von neuem, bald hier, bald dort wiederholen und zu Schulskandalen führen, um einsichtigen, unvoreingenommenen Menschen klar zu machen, dass auch und besonders aus diesem Grunde, eine frühzeitige vertrauliche Aufklärung der Kinder über die sexuellen Verhältnisse ein Gebot der Hygiene sowohl, als der Klugheit und der Ethik ist. Es liegt auf der Hand, dass, wenn Eltern und Lehrer ungezwungen und freimütig, wenn auch in geeigneter anständiger Weise mit den Kindern ihre Gedanken in dieser Materie austauschen, sie bald über deren sexuelle Beschaffenheit ins Klare kommen müssen. Man wird hiebei sexuell kalte und gleichgültige Mädchen, sowie andere entdecken, die umgekehrt sehr frühzeitig erotische Gefühle und Neigungen zeigen; man wird selbstverständlich mit beiden verschieden sprechen und verfahren, die ersten ganz ungeniert über alles aufklären, die zweiten dagegen vorsichtig behandeln, vor aller Reizung des Sexualtriebes warnen und besonders auf die Gefahren der venerischen Krankheiten, der unehelichen Kinder, überhaupt der Verführung durch gewissenlose Männer aufmerksam machen. Man wird aber gelegentlich auch einmal hysterische Naturen finden, mit urningischen Neigungen, die sich in andere Mädchen verlieben, vor den Männern dagegen sexuelle Abscheu haben oder gar vielleicht einmal eine Sadistin. Bei Knaben wird man ähnliche Unterschiede in der Intensität und in der zeitlichen Entwicklung des Sexualtriebes entdecken; bei beiden Geschlechtern hat man sein Augenmerk auf die Onanie besonders zu richten. Gar nicht so selten wird endlich ein aufmerksamer Beobachter bei Knaben auf die relativ verbreiteten homosexualen Triebe stossen, seltener auf allerlei andere Perversionen, wie Sadismus, Masochismus, Fetischismus und dergleichen mehr.

Der grosse Vorteil solcher Entdeckungen ist der, dass man sexuell perverse Kinder einer besonderen Aufsicht unterstellen kann und sie vor allem von Internaten fern halten wird, wo sie in der Regel den grössten Versuchungen begegnen. Ein Homosexualer, der sich in einem Internat befindet, gleicht, wie schon gesagt, einem normalen Jüngling, den man im gleichen Zimmer mit Mädchen schlafen liesse, und an diese Gefahr denkt meistens niemand. Ist eine sexuelle Perversion jedoch einmal erkannt, so muss der Betreffende nicht als Verbrecher oder lasterhafter schlechter Mensch, sondern als abnormer Nervenkranker behandelt werden, der Gefahr für sich selbst und für andere in sich birgt. Man muss ihn in Behandlung nehmen und zugleich verhindern, dass er zum Infektionsherd für andere wird. Was speziell die Homosexualen betrifft, so muss man sie vor allem sorgfältig bis zum erwachsenen Alter behandeln und beaufsichtigen. Alsdann mögen sie eigene Städte bauen, untereinander Ringe austauschen und heiraten, wie sie es so gerne täten; das wäre ziemlich harmlos und man sollte sie gewähren lassen. Erwachsene normale Menschen können sich im ganzen leicht vor ihnen schützen, wenn sie in sexuellen Dingen gewitzigt und aufgeklärt sind. Das Kind dagegen hat das Recht, vor allen sexuellen Perversionen, wie auch vor sexuellen Attentaten jeder Art geschützt zu werden und die Gesellschaft hat die Pflicht, diesen Schutz zu organisieren. Das kann sie aber nicht, wenn sie nicht selbst aufgeklärt ist und die Jugend nicht in der Weise rationell belehrt, wie wir es hier entwickelt haben. Entdeckt man dann bei dieser Gelegenheit gefährliche Perversionen, wie vor allem den Sadismus oder die angeborene Kinderliebe, so sind Schutzmassregeln in besonders hohem Grade nötig und müssen eventuell bis zur dauernden Internierung gehen. Gegen die Onanie gibt es ausser der Suggestion kein besseres Mittel, als gerade die Art der Erziehung, die in den Landerziehungsheimen herrscht, vor allem die unausgesetzte, mit geistiger, anregender Arbeit verbundene körperliche Beschäftigung. Wird dieselbe konsequent von Kindheit an durchgeführt, so treten überhaupt die Äusserungen des Sexualtriebes später, mässiger und ruhiger auf, was im höchsten Grade wünschenswert ist und das ganze spätere Sexualleben des Menschen glücklicher gestaltet Bei Besprechung der Onanie im Kapitel VIII sahen wir übrigens, dass sie der Ausdruck sehr verschiedenartiger Zustände sein kann. Danach hat man sich nun bei ihr zu richten.

Ein weiterer Vorteil frühzeitiger sexueller Aufklärung der Kinder ist ihre eigene Beruhigung. Viele Jünglinge und Mädchen verzweifeln förmlich, brüten oder werden melancholisch und weltflüchtig infolge irrtümlicher Gedanken, die sie sich über sexuelle Verhältnisse machen. Einerseits hören sie pornographische Schweinereien, die sie anekeln, während ihre Eltern über das grosse Mysterium schweigen, und anderseits regt sich in ihnen mächtig die sexuelle Begierde, die Befriedigung verlangt. Stellt sich beim Jüngling eine Samenentleerung, sei es von selbst, sei es infolge künstlicher Reizung ein, so werden Angst und Scham wach. wenn nicht gar alle möglichen Schreckgespenster von Krankheiten, lasterhafter Verkommenheit oder weiss Gott was noch hinzutreten. Dem Alleinstehenden, der sich so schämt und sich scheut, mit Eltern oder Freunden darüber zu sprechen, kostet es einen fast heldenmütigen Entschluss, wenn es überhaupt dazu kommt, sich einem Arzte oder gar seinem Vater anzuvertrauen. Derartige Zustände können besonders bei nervösen, etwas melancholischen oder hypo-chondrischen Naturen bis zum Selbstmord führen.

Ein fernerer Vorzug der Aufklärung der Kinder über die sexuellen Verhältnisse liegt noch darin, dass man sie gleichzeitig über die Vererbungsfrage und über die Gefahren keimverderbender Substanzen, sowie der venerischen Krankheiten aufklären kann. Anderseits muss man sehr darauf Bedacht nehmen, bei diesen Aufklärungen stets den eigenen Erotismus, wie denjenigen des Kindes nicht zu wecken und nicht mehr als nötig sich über sexuelle Dinge zu verbreiten. So nützlich auch die Aufklärung ist, so unnötig und schädlich ist es, sich beständig mit der Sache zu befassen. Man muss im Gegenteil durch anderweitige Interessen und Arbeiten die Aufmerksamkeit der Jugend soviel als möglich von sexuellen Dingen ablenken, bis sie reif zum Heiraten ist. Hierzu gehört natürlich die Bekämpfung der zu erotischen Literatur, besonders der Pornographie, der Prostitution etc. Leider sind sogar oft fromme Schriften, sogenannte gute Romane und allerlei Theaterstücke, die des Beifalls selbst anständiger Damen ihrer äusserlich dezenten Form wegen sich erfreuen, ganz voll kaum verhüllten Erotismus und reizen den Sexualtrieb vielmehr, wie wir schon sagten und noch im Kapitel XVII erläutern werden, als die rücksichtslosen realistischen Schilderungen eines Zola, eines Brieux und sogar vielleicht eines Guy de Maupassant (die Bilder in manchen illustrierten Ausgaben von Zola und Maupassant abgerechnet).

Ein erfahrener Arzt erzählte mir, wie in seiner Gegend die Bauernkinder, die die Begattung der Tiere beobachten, untereinander beim Baden und sonst oft Begattungsversuche machen. Die Sache ist an sich gewiss nicht empfehlenswert und soll bekämpft werden. Doch sind deshalb diese Bauern weder entarteter noch korrumpierter als Stadtbewohner; im Gegenteil. Eine rechtzeitige Aufklärung und liebevolle Warnung, besonders der Mädchen, wird auch hier die beste Remedur schaffen, besonders wenn unsere Kultur einmal von Alkohol und Klassenausbeutung bis ins Bauernland gereinigt sein wird. Übrigens lernen die Mädchen gerade durch solche Versuche der Knaben, sich zu wehren. Was wird man aber von jenen österreichischen Richtern sagen, welche vierzehnjährige Knaben mit Gefängnis oder Zuchthaus bestraften, weil sie sich mit gleichaltrigen Mädchen begatteten oder solche schwängerten? Hat man da die wirklich Schuldigen getroffen? Oder glaubte man gar auf solche Weise diese Kinder zu bessern?

Eine pädagogisch sehr böse Rolle im sexuellen Gebiet spielt

die Beichte der Katholiken. Mögen auch vornehm fühlende Priester die bereits erwähnten Liguorischen Vorschriften derart mildern und interpretieren, dass sie den unverdorbenen jungen Leuten nicht oder kaum schaden, so muss doch selbst der gläubigste Katholik zugeben, dass die Priester Menschen und durchaus nicht alle vornehm und taktvoll geartet sind. Dieses genügt aber um die Beichte zu einem sexuell depravierenden Institut zu gestalten, wenigstens in sehr vielen Fällen. Höchst lehrreich sind in dieser Hinsicht die Erlebnisse des im Kapitel XII schon zitierten genialen und ethisch hochstehenden ehemaligen katholischen Geistlichen, des Paters Chiniqui, der die Abstinenzreform in Kanada zuerst durchführte.

Bezeichnend ist wiederum folgendes Begebnis: Ein prüder Mann sah kleine Kinder beiderlei Geschlechter zusammen baden und sagte zu ihnen, das sei unanständig. Darauf erwiderte naiv ein kleiner Knabe: „Wir wissen ja nicht wer Knabe und wer Mädchen ist, da wir keine Kleider anhaben.“ Aus so treffenden Antworten ersieht man deutlich, wie gewisse ethisch sein wollende Warnungen geradezu die Aufmerksamkeit der Jugend auf erotische Fragen zu lenken und die Lüsternheit zu erzeugen geeignet sind.

Eine wichtige Tatsache, die neuerdings aus Anlass furchtbarer Verbrechen die Aufmerksamkeit der Welt auf sich gelenkt hat, ist die, dass augenscheinlich in manchen Fällen Lehrer und Erzieher in der körperlichen Züchtigung der ihnen anvertrauten Kinder die Befriedigung sadistischer Triebe suchen und finden. Man hat den Fall des Hauslehrers Dippold[7] nicht vergessen, der aus Sadismus seine zwei jungen Schutzbefohlenen aufs entsetzlichste misshandelte, den einen sogar zu Tode marterte. Die zuverlässige „Arbeiterzeitung“ in Wien veröffentlichte (mit Namennennung) die Tatsache, dass der regierende Fürst eines deutschen Duodezstaates, so oft in seiner Residenz einem Schulkind vom Lehrer eine körperliche Züchtigung diktiert wurde, die Züchtigung höchst eigenhändig zu besorgen beliebte. Sie führt diese eigentümliche Liebhaberei des erlauchten Herrn auf sadistische Gelüste zurück. Anderswo wurden viele Kinder längere Jahre hindurch von einem Manne immer wieder geprügelt, der

[7] Dippold war nämlich Student und Privatinstruktor aber kein approbierter Lehrer.

sich fälschlich als Polizeiagenten ausgab und die armen Jungen dadurch einschüchterte, dass er ihnen mit Anzeige und gerichtlicher Strafe drohte, falls sie sich über die erlittenen Misshandlungen beklagten. Endlich jedoch wurde er von einem mutigen Knaben angezeigt und so kam die Sache an den Tag. Der Sadismus braucht sich also durchaus nicht immer als Lustmord kund zu geben. Es sind vielmehr zweifellos mildere Formen desselben, als Prügellust und Trieb zu Misshandlungen aller Art (geistigen wie körperlichen) viel häufiger. Dieselben bilden sozusagen eine Art Komplement zur sexuellen Wollust bei pathologischen Individuen, deren Sexualtrieb nur teilweise pervertiert ist. Diese bisher fast unbeachtete Tatsache dürfte einen Grund mehr zur Abschaffung der Prügelstrafe in allen Schulen geben, denn die Raffiniertheit und Verschlagenheit der sexuell Perversen kennt keine Grenzen. Ihre Perversion versteckt sich unter hunderterlei heuchlerischen Vorwänden, durch welche selbst die tüchtigsten Menschen erfahrungsgemäss sehr lange Zeit getäuscht werden können, wie man es im Fall Dippold, sowie in den meisten anderen beobachten konnte. Die Prügelstrafe der Schulkinder ist eine nutzlose und direkt schädliche Roheit. Es ist eine Schmach für die Kultur, dass sie noch vielfach aufrecht erhalten wird, zu einer Zeit, wo man sie selbst bei den Zuchthaussträflingen abgeschafft hat. Aber auch von seiten roher Eltern oder Vormünder sind besonders Stiefkinder und uneheliche Kinder oft scheusslichen Misshandlungen ausgesetzt, bei welchen sexuelle Verhältnisse und Alkoholismus eine grosse Rolle spielen. Hier möchten wir wieder, der Kürze halber, auf die neueste Schrift Lydia von Wolfrings aufmerksam machen (Das Recht des Kindes; Vorschläge für eine gesetzliche Regelung. Allgemeine österreichische Gerichtszeitung 1904). Die Verfasserin, die sich den Rechtsschutz der Kinder zur speziellen Aufgabe gesetzt hat, macht folgende Vorschläge gegen alle diejenigen Eltern und Vormünder, welche an ihren Kindern oder Mündeln strafbare Handlungen begehen, dieselben zu strafbaren Handlungen verleiten oder sie gegen dritte Personen nicht zu schützen vermögen, die die Kinder in genannter Weise missbrauchen (letzteres kommt besonders bei Konkubinen, Witwen etc. vor):

1. Aberkennung der elterlichen oder vormundschaftlichen Gewalt und Bestellung eines (eventuell eines anderen) Vormun-

des.

2. Eventuell gänzliche Entziehung der Kinder.

3. In allen Fällen, wo die überlebende Ehehälfte, die noch unmündige Kinder hat, eine zweite Ehe oder ein Konkubinat eingeht, Bestellung eines „Mitvormundes“.

4. Entziehung der elterlichen und spezieller der väterlichen Gewalt bei allen Vätern (eventuell Müttern), die die materielle Last der Erziehung ihrer Kinder auf die private oder öffentliche Wohltätigkeit abwälzen, ohne dazu durch Erwerbsunfähigkeit gezwungen zu sein.

Wenn auch nicht direkt hieher gehörend, so bieten diese Vorschläge indirekt einen grossen Schutz gegen den sexuellen Missbrauch der Kinder. Man denke nur an die Verleitung derselben zur Prostitution durch gewissenlose Eltern. Was den Vorschlag Nr. 4 betrifft, erinnere ich an das im Kapitel XIII Gesagte. Es müssen später derartige Eltern, trotz der Aberkennung ihrer Gewalt, zu Arbeitsleistungen für den Unterhalt ihrer Kinder gesetzlich gezwungen werden.

Ich muss leider zugeben, dass das hier entworfene Bild einer sexuellen Pädagogik der Zukunft noch herzlich weit von seiner Verwirklichung entfernt ist. Die Landerziehungsheime, die der zukünftigen Staatsschule als Vorbild voranleuchten sollten, sind noch sehr dünn gesät, und bis Staat und Volk zu einer klareren, vorurteilsloseren Auffassung der sexuellen Frage gelangt sein werden, was noch in weiter Ferne zu liegen scheint, dürfte eine rationelle sexuelle Pädagogik allgemein nicht durchzuführen sein. Einstweilen muss sich somit jeder helfen, wie er eben kann. Die Eltern können aus freiem Entschluss viel tun, auch manche Lehrer vieles erreichen. Vor allem aber müssen junge Leute, denen es ernst ist mit sozialen Reformen, nicht durch leere Phrasen oder aus Pose oder um aufzufallen, sondern aus innerster Überzeugung heraus in der Art ihrer sexuellen Verhältnisse, ihrer Verurteilung alter, einer wahren menschlichen Ethik zuwider laufenden Sitten und ihrer Zustimmung für sexuelle Reformen mit Tat und Beispiel vorangehen, d. h. gegen Geldehen, Eheformalismus, Gütergemeinschaft, Prostitution und dergleichen, sowie umgekehrt für richtige Zuchtwahl, Erziehung etc. in dem von uns angedeuteten Sinne durch eigenes Handeln Stellung nehmen.

KAPITEL XVIII
SEXUALLEBEN UND KUNST

Die Kunst[8] stellt die Bewegungen unseres Gefühlslebens in harmonischer Form dar. In je feinerer Art sie sich mit Elementen der Erkenntnis assoziiert, desto höher wird und wirkt die Kunst. Die Intensität ihrer Wirkung jedoch hängt noch besonders von der Gewalt ab, mit welcher unsere Gefühle in Bewegung gesetzt werden. Die Kunst braucht auch Dissonanzen, nicht nur in der Musik, um durch Kontrastwirkung die Harmonie ihrer Ge-

---

[8] Die Phylogenie der Kunst ist noch sehr unklar. Die Ansicht Darwins, nach welcher sie aus der sexuellen Bewerbung abzuleiten wäre, ist im Gegensatz zum sonstigen Scharfsinn des grossen Forschers derart an den Haaren herbeigezogen, dass sie mir nie einleuchten konnte (s. auch Lameere: „L'évolution des ornements sexuels", Bruxelles, Hayez, 1904). Schon Aristoteles erkannte in der Kunst die Prinzipien der Darstellung des Schönen und der Nachahmung oder Nachbildung. In einem vortrefflichen Vortrag, in welchem er Darwins Ansicht widerlegt (Die Anfänge der Kunst und die Theorie Darwins, Hessische Blätter für Volkskunde, Band III, Heft 2 und 3), betont Prof. Karl Groos in Giessen noch besonders das Prinzip der Selbstdarstellung, der Objektivierung der eigenen inneren Erregung (bei Tieren z. B. die Freude an der eigenen Stimme). Bewegungsdrang und Spiel mit der Bewegung (solche Spiele finden wir sogar schon bei Ameisen) gehören wohl zu den ersten autonomen Schöpfern der Kunst. Speziell beim Menschen schreibt Groos der religiösen Ekstase, der Ekstase überhaupt, eine grosse Rolle für die Entstehung der Kunst zu. „Dass die Kunst, die doch auf Gefühlswirkungen ausgeht, das gefühlreichste Gebiet (das sexuelle Gebiet) von Anbeginn verwertet, ist selbstverständlich", schreibt Groos. Aber er zeigt zugleich, „dass das Erotische in der höher entwickelten Kunst eine viel umfassendere Bedeutung hat, als in der uns bekannten primitiven." Darin hat Groos sicher recht, denn die primitive Erotik war zu nackt, zu selbstverständlich, zu sinnlich, zu sehr Tastsinnssache, um das Gemüt so tief und mannigfaltig zu ergreifen, wie bei Kulturmenschen höherer Sorte. Aus diesem Grund allein muss ich Croos beipflichten. Die Tatsachen, nämlich der Inhalt der primitiven Kunst, bestätigten es; die primitivste Kunst enthält sehr wenig Erotik.

fühlstöne besser hervortreten zu lassen und zugleich gewaltiger und verschiedenartiger auf das Gemüt einzuwirken. Durch packende Schilderungen des Hässlichen weckt sie die Sehnsucht nach dem Schönen. Die Kunst muss aber spontan, innerlich wahr sein. Man darf ihr nichts Gemachtes, Manieriertes, auch keine intellektuelle oder moralische Schulmeisterei anmerken. Das positive ästhetische Gefühl oder das Gefühl des Schönen ist übrigens sehr relativ und hängt zu einem wesentlichen Teil von der phylogenetischen Anpassung der menschlichen Gefühle und von den Gewohnheiten und Sitten ab. Für einen Mistkäfer sind Mist und Mistgeruch gewiss schön, für uns hässlich. Ein Urning findet den Mann schöner als das Weib. Ein Wilder und ein Bauer finden schön, was ein Kulturmensch und ein verfeinerter Städter hässlich finden etc.

Es ist daher kein Wunder, wenn die Saite, deren Klang das Gefühlsleben des Menschen am gewaltigsten beeinflusst, die sexuelle Liebe, in allen Künsten so vielfach angeschlagen wird. Die Musik verleiht den sexuellen Gefühlen und ihren psychischen Ausstrahlungen Ausdruck durch Töne der Sehnsucht, der Leidenschaft, des Jubels, der Traurigkeit, der Enttäuschung und Verzweiflung, der ekstatischen Hingebung und Verzückung usw. In Skulptur und Malerei gibt die Liebe in allen Nuancen das Thema, das nie versagt und nie versiegt. In der schönen Literatur feiert die sexuelle Liebe erst recht ihre Triumphe, nicht selten auch ihre Orgien. Die Romane und die Bühnenstücke, bei welchen sie keine Rolle spielt, sind bald gezählt. Wir meinen hier nicht nur jene banalen Liebesgeschichten und Dramen, die bis zum Überdruss sentimentale und abgedroschene Motive wiederholend, doch immer noch die Gefühle der grossen Menge, die einer künstlerischen Kultur entbehrt, in Schwingungen versetzen. Eine höhere Kunst versteht es, ungewöhnlich erhabene und schwere, aber auch raffinierte und verwickelte Konflikte menschlicher sexueller Gefühle und deren Ausstrahlungen darzustellen und dadurch die tiefsten und verborgensten Saiten feinerer Gemüter zum Anklingen zu bringen. Man denke an Dichter wie Shakespeare, Goethe, Musset, Heine, Gotthelf, Maupassant, an Musiker wie Mozart, Beethoven, Wagner, Schumann, Löwe etc., an Maler wie Tizian, Murillo oder Böcklin, an Bildhauer wie die Griechen, oder wie die moderne französische Schule. Kunst und Intellekt bilden keine Gegensätze; sie sind mit einander ebenso verbunden, wie das Denken und Fühlen im menschlichen Gehirn, obwohl jedem Gebiet eine gewisse Selbständigkeit zukommt. Jede künstlerische Darstellung braucht intellektuelle Elemente als Basis, wie jedes Gefühl sich an Vorstellungen zu knüpfen pflegt.

Der Aussenwelt, dem Leben und Geschehen aller Zeiten, entnimmt der Künstler seinen Stoff; die geistigen Strömungen, Anschauungen und Errungenschaften seiner eigenen Zeit werden in seinen Werken immer anklingen; wissenschaftliche und technische Fortschritte werden gewiss der äusseren Handhabung seiner Kunst zugute kommen. Aber die eigentliche Gestaltung des Stoffes zum abgerundeten Gemälde, zur geschlossenen, einheitlichen Handlung, zum harmonischen Stimmungsbild; die Kunst ferner, den Stoff des Zufälligen, Nebensächlichen zu entkleiden, dagegen das Wesentliche, Notwendige, Typische in ihm zu erkennen und herauszuarbeiten, sodass das einzelne Geschehnis, der besondere Fall, ein Kunstwerk zugleich zum Symbol eines allgemein Menschlichen und allgemein Gültigen wird, das zu jedem Empfänglichen spricht und ihn ergreift, dies alles ist das Werk des schöpferischen künstlerischen Genies, resp. der plastischen Phantasiekraft seines Gefühles.

An und für sich ist die wahre Kunst weder moralisch noch unmoralisch. Hier heisst es omnia pura puris (den Reinen ist alles rein). Im Spiegel eines unreinen Gemütes kann jede Kunstleistung so wie alle hohe ethische Produkte als verzerrte oder pornographische Karrikatur erscheinen, während reine Geister darin eine Verkörperung erhabener Ideale finden. Daran sind nicht die Kunst und ihre Leistungen, sondern die Beschaffenheit und Eigenartigkeit der Auffassung der einzelnen Menschen schuld, und so können die schönsten Kunstwerke in einer schmutzigen erotischen Natur gemeine sexuelle Gefühle hervorrufen, wo bessere Menschen das Gegenteil empfinden.

Nachdem wir jedoch diese fundamentalen Tatsachen vorangestellt haben, müssen wir die folgenden erwähnen, die für uns besonders wichtig sind. Unter der Flagge Kunst segelt eine Menge menschlicher Erzeugnisse, die jenen Namen verzweifelt wenig verdienen. Es gibt wenige wahre hohe Künstler, dafür tausende von Kunstpfuschern. Daran ist nicht zu zweifeln. Viele, denen die Muse nie die Stirne geküsst, die von der hohen Würde und dem Ernste der Kunst weder Gefühl noch Ahnung haben und sie höchstens als Milchkuh betrachten, üben statt der Kunst, die sich ihnen versagt, allerlei minderwertige „Künste", mit denen sie sich, damit Erfolg und Geld nicht ausbleiben, nicht an die edleren Gefühle der Besseren, sondern an die niedrigen Instinkte der Masse wenden.

Gerade in diesem Gebiet spielt nun die Erotik eine gewaltige und traurige Rolle. Kein Mittel, die niedrige Sinnlichkeit zu kitzeln, ist so schmutzig, dass nicht versucht würde, das Publikum dadurch anzuziehen. Frivole Lieder, schlüpfrige Romane und Theatervorstellungen, unzüchtige Tänze und ähnliche Tingel-Tangel-Gerichte, obszöne Bilder etc., alles ohne Spur eines Kunstwertes, entstehen um die Wette und spekulieren auf die gemein erotischen Instinkte der Menge, um ihr das Geld aus der Tasche zu locken. Das alles nennt sich pompös „Kunst". Solche Künste verherrlichen das schmutzigste Laster, selbst in seinen pathologischen Auswüchsen. Und das Traurigste dabei ist, dass die grobe Würze dieser Afterkunst den Geschmack des Volkes so verdirbt, dass sie in ihm den Sinn für wahre, höhere Kunst ertötet. Auf die Gefahr hin, als Monomane zu gelten, muss ich hier nochmals wiederholen und betonen, dass man bei näherer Prüfung immer wieder die Geldkorruption und die alkoholische Versumpfung als Nährboden dieser Entartung der Kunstempfindung und der Kunstproduktion auf sexuellem Gebiet findet. Ich sage absichtlich der Kunstempfindung und der Kunstproduktion, denn es genügt nicht, dass wahre Künstler schaffen, sie müssen auch im Volk, im Publikum einen Widerhall finden, das heisst von ihnen verstanden werden. Beides geht Hand in Hand, wie Nachfrage und Angebot. Da, wo die Empfindungsfähigkeit des Volkes für Kunst sinkt, sinkt auch die Qualität der künstlerischen Produktion und umgekehrt. Der angesehene Direktor der Kunstgewerbeschule in Düsseldorf, Prof. Behrens, hat uns bezüglich der verderblichen Alkoholwirkung auf die Kunst seine volle Zustimmung in einem öffentlichen Vortrag gegeben.[9] Nachdem wir nun diese Tatsache festgestellt haben, müssen wir auf die Hauptfrage kommen, die zugleich die heikelste ist: Woran soll man die wahre erotische Kunst von der pornographischen Afterkunst unterscheiden? Während gewisse fanatisch-asketische Mo-

[9] Peter Behrens, „Alkohol und Kunst", Verlag von Deutschlands Grossloge II, I. O.G. T.; G. Jepsen, Neustadt 45, Flensburg, Schleswig.

ralschreier jede erotische Kunstschöpfung als Pornographie in ihrem Eifer am liebsten zertrümmern oder verbrennen würden, sehen wir anderseits gewisse Priester der Entartung jede, auch die schmutzigste Pornographie mit dem Schilde der Kunst dekken und verteidigen. Welcher Kunstkritiker soll da entscheiden?

Ich will nur ein paar Beispiele anführen. Als in einer biederen und bigotten Tirolergegend einige nackte, übrigens durchaus harmlose Bildsäulen und Büsten aufgestellt worden waren, wurden dieselben sofort von den Bauern zerschlagen, deren Schamgefühl sich im höchsten Grade dadurch verletzt fühlte, weil sie in der Darstellung des nackten menschlichen Körpers die grossartigste Reizung zur Unzucht fanden (siehe Kapitel XIII). Man hätte ihnen wohl zurufen mögen; „Ihr gehört zu denjenigen Geistern, die sich über ihre eigene Natur schämen, weil sie sich nur mit Übernatürlichem füttern.“ Ähnliches hätte man dem schon (a. a. 0.) erwähnten und dadurch seinerzeit berühmt gewordenen Polizeihauptmann in Zürich zurufen müssen, der „Das Spiel der Wellen“ von Böcklin aus einem Schaufenster entfernen liess, weil er in den beiden badenden Najaden eine Gefahr für Tugend und Moral der Bürger Zürichs erblickte.

Umgekehrt unterliegt es wohl keinem Zweifel, dass ein Ball Nackter oder Halbnackter (bal des quat z’Arts), den junge Pariser Künstler mit ihren Modellen veranstalteten, zu dem sie Freunde einluden und der zum Teil mit sexuellen Orgien endete, nicht mehr zu den Kunstleistungen, sondern zum korrumpierenden sexuellen Zynismus gehört, dem doch Grenzen zu setzen sind.

Jede, sogar die perverse oder pathologische Pornographie mit dem Wort Kunst beschönigen oder verdecken zu wollen, nenne ich rundweg Schwindel. Man kann und muss es zwar entschuldigen, dass die Künstlernaturen, deren Gefühle übermächtig, sehr oft sogar pathologisch überreizt sind, in sexueller Beziehung merkwürdige Sprünge machen, sowie in der Liebe unbeständig, launenhaft und exzessiv sich zeigen. Das gehört zum Künstlertemperament. Die systematisch gezüchtete Pornographie, sowie förmliche sexuelle Orgien, die sich auf das zynischste öffentlich breit machen, gehören aber nicht mehr dazu. Am wenigstens verdient all dies noch den Namen Kunst. Man darf die individuellen und pathologischen Schwächen der Künstler und ihre Exzentrizitäten, denen sie selbst vielfach zum

Opfer fallen, nicht mit der Kunst selbst und mit ihren Produkten verwechseln, vor allem nicht öffentlich als Lebensnorm taxieren und zur Sitte erheben.

Anderseits finden wir vielfach den Erotismus an Orten versteckt, wo man ihn am wenigsten erwartete, nämlich in gewissen frommen Erbauungsbüchern und sogenannten Rosenwasser-Romanen. Und er verfehlt auch da seine Wirkung nicht, obwohl alte Jungfern und fromme Herrschaften diese Bücher in ihren Bibliotheken stehen haben und sie als Erbauungslektüre empfehlen. Manche derartige Werke reizen, wie wir sagten, den Geschlechtstrieb in viel ungesunderer und stärkerer Weise, als die gepfefferten Gerichte eines Zola und dergleichen.

Ein witziger Kopf bemerkte mir mit Recht: „Dasjenige, was an einer nackten Bildsäule unanständig ist, ist das Feigenblatt, und nicht, was darunter steckt.“ Eben jene gemeisselten, gemalten oder auch geschriebenen und gesprochenen Feigenblätter wecken, selbst wenn sie in guter, biederer Absicht angebracht werden, viel mehr die Lüsternheit, als sie sie dämpfen, genau wie vielfach Gaze und Trikot, die, was sie verhüllen zu wollen scheinen, deutlich genug erraten und durchschimmern lassen, die Sinnlichkeit viel mehr entzünden als die reine, brutale Nacktheit. Der Erotismus, der Verstecken spielt, wirkt mit einem Wort am intensivsten und danach wissen die Veranstalter von Balletten und dergleichen Schaustellungen mit allen ihren Gaze-und Trikot-Effekten sich recht gut einzurichten. Ich habe selbst in der Pariser Weltausstellung dem erotischen Tanz einer Araberin, der sogenannten „danse du ventre“ (Bauchtanz), beigewohnt, bei dem das Weib alle Varietäten der Begattungsbewegungen mit Bauch, Hüften und Lenden derart nachahmte, dass sie sich dabei nahezu den Bauch verrenkte. Ich glaube indessen durchaus nicht, dass diese rohe, zynische Pantomime erotischer wirkt, als die feinen dekolletierten Toiletten unserer Damen auf fashionablen Bällen oder selbst als gewisse religiös-ekstatische Liebesszenen in Wort und Bild (siehe Kapitel XI). Da übrigens die Sache unter der Etikette „Ethnologie“ vor sich ging, wohnten gesittete Damen dem Bauchtanz bei, ohne die Spur von sittlicher Entrüstung zu zeigen.

Wie schwer die Grenzen zwischen Kunst und Pornographie zu ziehen sind, will ich noch an einem Beispiele anführen. Ich habe wiederholt Romane und besonders Novellen von Guy de

Maupassant erwähnt, der vielleicht in der feinen Psychologie der Liebe und des Sexualtriebes das Höchste geleistet hat. Ich bestreite, dass seine Darstellungen (mit wenigen Ausnahmen) als pornographisch bezeichnet werden dürfen, obwohl sie die gewagtesten Darstellungen sexueller Dinge enthalten. Sie sind deshalb nicht pornographisch, weil sie tief menschlich und wahr sind, und weil das Hässliche und Unmoralische darin nicht begehrenswert gemacht, wenn auch nicht moralisierend getadelt wird. Der alte Kniff des scheinheiligen Erotismus besteht gerade darin, dass unter der Mousselin-Maske entrüsteter Worte oder frommer Phrasen die verbotene sexuelle Frucht im höchsten Grade begehrenswert geschildert wird. Man verdammt wohl das Laster, aber schildert es so, dass dem Leser der Mund dabei wässert. Nichts von dem bei Guy de Maupassant und auch nicht bei Zola. Beide rufen viel eher durch ihre Schilderungen den Ekel und die Traurigkeit des Lesenden über das sexuelle Laster hervor, als dass sie die sexuelle Sinneslust weckten. Ganz anders jedoch hat der Verleger von Guy de Maupassant, dem es vor allem um die Reklame und grossen Absatz zu tun war, die Sache aufgefasst. Er hat die Kunstwerke Maupassants mit derart pornographischen Illustrationen versehen, dass einem der Autor leid darum tut. Eine andere Gegenüberstellung dürfte die Sache gleichfalls illustrieren. Man möge Heines erotische Dichtungen mit den Romanen Maupassants vergleichen. Da muss jeder sofort merken, dass in Heine der pornographische Zug, trotz aller Feinheiten seiner Kunst, unvergleichlich stärker ist. weil das ethische Fühlen, das die Werke Maupassants doch noch durchdringt, bei Heine jeden Augenblick versagt.

Die hohe und feine Kunst der Griechen enthält sehr viel Erotik mit sehr viel Nacktheit, die aber hier durchaus nicht unsittlich wirkt, teils weil sie naiv ist, teils weil sie (dies in der bildenden Kunst vor allem) in reiner Schönheit einhertritt, die meist noch mit Ursprünglichkeit sich paart. Man betrachte nur antike, besonders griechische Bildsäulen; man lese nur in Homer unter anderen die Geschichte von Ares und Aphrodite; man lese nur die Longossche Hirtenidylle von Daphnis und Chloe, um sich zu überzeugen. Nicht die Nacktheit, nicht die natürliche Darstellung des Sexuellen, sondern die schmutzige Absicht des Darstellers, seine versteckten, unlauteren, oft venalen Ziele, wirken entsittlichend; endlich kann, es sei nochmals betont, die reinste Kunstschöpfung zum pornographischen Anlass für denjenigen werden, der in alles seine eigene Depravation, seine Unsittlichkeit und seine niedrige, schmutzige Gesinnung hineinzutragen gewohnt ist. Es soll übrigens keineswegs geleugnet werden, dass im Altertum, besonders im späteren Rom, Pornographie und zynische Roheit in sexuellen Dingen oft geherrscht haben. Die Ruinen Pompejis und die Geschichte bezeugen es sattsam. Aber solche Erscheinungen pflegen stets mit dem Verfall der bezüglichen Völker einherzugehen.

Wer soll nun richten; wer soll entscheiden, wo die Kunst aufhört und die Pornographie beginnt, oder wie weit der Erotismus in der Kunst öffentlich gehen darf? Diese Frage ist so heikel dass ich mir aus Mangel an Kompetenz keine bestimmte Antwort gestatte. Ich glaube nur, dass wenn die Geldherrschaft und die Alkoholtrinksitten einmal niedergekämpft sein werden, die soziale Gefahr der Pornographie sich ungemein, ja fast bis auf Null, reduzieren wird. Anderseits glaube ich, dass man sich hier vor Extremen in beiden Richtungen zu hüten hat. Da, wo die Pornographie nur als von jeder Kunst entblösste, nackte Gemeinheit auftritt, kann und muss die Gesellschaft unbedingt gegen sie einschreiten. Erscheint sie dagegen in künstlerischem Gewand, so muss im Einzelfall der Kunstwert des Werkes gegen seine mehr oder weniger verhüllten unlauteren Tendenzen abgewogen werden, und das relative Mass beider Elemente, verbunden mit allen übrigen Umständen, entscheiden. Es muss ferner die erfahrungsgemäss korrumpierende Wirkung gewisser angeblicher Kunstwerke oder „künstlerischer" Aufführungen und Schaustellungen, wie z. B. vieler Sorten von Tingel-Tangel, auf das Volk sorgfältig mit in Betracht gezogen werden. Ein fernerer Schaden unserer modernen Kunst ist der überhandnehmende pathologische Zug in derselben. Gerade im sexuellen Gebiet ist dieses sehr wichtig. Ich erinnere an das über den französischen Dichter Baudelaire Gesagte. Die erotische Kunst soll nicht ein Spital für sexuell Perverse und Kranke werden und soll nicht in diesen Leuten dadurch, dass sie sie zu Helden und zum Mittelpunkt ihrer Werke macht, die Überzeugung züchten, sie seien besonders interessante und wertvolle Vertreter der menschlichen Spezies. Damit befestigt sie sie nur in ihrer Abnormität und steckt die Gesunden zuweilen noch an. Einer grossen Zahl moderner Romane und sogar moderner Gemälde muss entschieden der Vorwurf des Pathologischen gemacht werden. Es werden da als Typen für das Liebes- und Sexualleben und seine psychischen Ausstrahlungen Gestalten geschildert, die man im Nervensanatorium oder gar in der Irrenanstalt trifft, ja selbst solche, die überhaupt nur in dem pathologischen Kopf des Verfassers vorkommen. So wenig die Kunst sich moralisch darf schulmeistern lassen, so wenig dürfen anderseits die Künstler die hohe soziale Mission ihrer Kunst vergessen, die darin besteht, die Menschen zu erheben und sie für ideale Ziele zu begeistern, nicht aber in ungesunde Sümpfe zu führen.

Die Kunst vermag ungeheuer viel, denn die Gefühle leiten den Menschen, ja, wie wir immer wieder betonen müssen, viel stärker und gewaltiger, als alle Vernunftgründe. Die Kunst soll gesund sein. Wenn sie keine moralische Rute zu dulden braucht, so hat sie dafür die Pflicht, ihren Flug nach oben zu nehmen und dem Volk, das auf sie hört, den Weg zum Himmel zu weisen, nicht zum Himmel eines Köhlerglaubens, sondern zum Himmel einer besseren, glücklicheren Menschheit. Ihr ewiges Thema der Liebe braucht sie deshalb nicht saft- und kraftlos zu gestalten; sie soll auch der Würze der Erotik nicht entbehren, da wo dies künstlerisch erforderlich ist, aber sie soll sich nicht im Dienste des Schmutzes und der Entartung prostituieren. Wie sie ihre Ziele zu verfolgen hat, ist ihre Sache, d. h. Sache des wahren Künstlers. Ihm haben wir nichts vorzuschreiben.

Ich kann mich indessen nicht enthalten, gewissen modernen Künstlern einen Rat zu geben: Wenn sie sozial-ethische, medizinische oder wissenschaftliche Themata zum Gegenstand ihrer Werke machen wollen, sollen sie sich hüten, ihren Stoff in wissenschaftlichen Fachbüchern zu studieren. Sie sollen lieber dem Beispiel Maupassants folgen und die Dinge erst mitzuerleben suchen, bevor sie daran gehen, sie künstlerisch zu gestalten, sonst verfehlen sie vollständig die künstlerische Wirkung und werden zu Tendenztheoretikern. zu schlechten Gelehrten, Moralisten oder Sozialpolitikern, indem sie obendrein aufhören gute Künstler zu sein. Maeterlinks „Biene“ ist nicht nur deshalb schön, weil Maeterlink ein vorzüglicher Schriftsteller ist, sondern weil er die Bienen selbst kennt und eigene Anschauung, nicht Kompilation von Büchern seiner Dichtung zugrunde liegt.

Ausser der Bekämpfung des entsittlichenden Einflusses von Geld und Alkohol dürfte die Hebung des Kunstsinnes im Volk wesentlich zur Unterdrückung einer schlechten, pornographischen Ästhetik beitragen. Die dumme, unwahre, unnatürliche, mit erotischer Lüsternheit gewürzte Sentimentalität, die sich in den minderwertigen Machwerken breitmacht, welche dem Volk unter dem Titel „Kunst“ präsentiert werden, erfüllt jeden Menschen, der etwas Kunstsinn besitzt, mit gesundem Ekel. Der Ekel ist hier eine entschieden wohltätige geistige Medizin und wir können die Ansicht der gestrengen asketischen Seelen nicht teilen, die da meinen, die wahre Ethik hätte mit der Kunst nichts zu schaffen, oder gar, alles Moralische müsse kunstlos sein. Diese Leute irren sich vollständig und fördern, ohne es zu wollen, die Pornographie, weil sie die Menschheit durch ihre nüchterne Trockenheit und Öde von sich abstossen und dem entgegengesetzten Pol zutreiben. Ästhetische wie ethische Gefühle müssen mit dem Intellekt und dem Willen harmonisch verbunden zur Hebung des Menschen beitragen.

Man gestatte mir hier zum Schluss eine Bemerkung, die vielleicht nicht genau in dieses Kapitel passt. Man hat die von anderer Seite und auch von mir aus sozialhygienischen und zukunftsethischen Gründen empfohlenen antikonzeptionellen Massregeln zur Regulierung der Zeugung bald als unsittlich, bald als unästhetisch verurteilt. Es verstosse gegen die Poesie der Liebe und gegen die sittlichen Gefühle, auf solche Weise in das Walten der Natur einzugreifen; ausserdem störe man die natürliche Zuchtwahl.

Darauf habe ich Verschiedenes zu erwidern:

Erstens ist es falsch zu behaupten, dass die künstlichen Eingriffe des Menschen in die Lebewelt sich auf die Dauer nicht halten können. Wenn dem so wäre, wäre die Erde heute noch ein Urwald und hätte sich die Tier- und Pflanzenwelt nicht zu einem grossen Teil bereits den Wünschen und dem Eingreifen des Menschen anpassen lassen. Unsere Wiesen und Felder, unsere Gärten und Haustiere würden dahinsiechen und nicht Früchte tragen und sich vermehren, wie sie es in Wirklichkeit tun. Der Naturforscher hegt vielmehr ernste Sorgen für die Zukunft der seltenen und interessanten wilden Tiere und Pflanzen, die Art für Art, Fauna für Fauna und Flora für Flora von der unerbittlichen, selbstsüchtigen menschlichen Hand nacheinander vernichtet werden und von der Erdoberfläche verschwinden. Er sinnt vergebens auf Mittel, um diesem Zerstörungswerk einigermassen entgegenzuarbeiten. Wir haben es bewiesen, oft sogar mit brutaler, rücksichtsloser Hand zum Schaden der Kunst und der Poesie bewiesen, dass wir erfolgreich in das Räderwerk der Natur, auch bei uns selbst, eingreifen können.

Auf die Ethik komme ich nicht zurück. Ich habe im Kapitel XV genügend gezeigt, auf was für Irrwegen sich unsere landläufige sexuelle Ethik befindet und in Verbindung mit Kapitel XIV bewiesen, dass wir die antikonzeptionellen Mittel für eine wirkliche, soziale sexuelle Ethik heutzutage unbedingt brauchen.

Was dagegen die ästhetischen Bedenken betrifft, so scheint zuerst etwas daran zu sein. Doch man soll über den Geschmack nicht zu sehr streiten. Eine Brille ist sicher nicht besonders ästhetisch; dennoch dürfte die Poesie der Liebe durch die Verwendung von Brillen nicht allzuviel leiden, und man kann die Brille heute nicht mehr entbehren, wenn man kurzsichtig oder fernsichtig ist. Auch grosse Künstler tragen Brillen. Das gleiche gilt von der Kleidung, vom Fahrrad etc. und von hunderterlei anderen künstlichen Hilfsmitteln, die der Mensch braucht. Wenn sie neu und ungewohnt sind, verletzen sie das ästhetische Gefühl. Hat man sich an sie gewöhnt, so denkt man gar nicht mehr daran. Man findet sogar das den Brustkorb deformierende Korsett und die spitzigen, den FUSS verunstaltenden Schuhe ästhetisch!! Ich bin überzeugt, dass der erste Mensch, der auf einem Pferd ritt, von seinen Mitmenschen eines unästhetischen Handelns beschuldigt wurde. Die Details des Beischlafes lassen sowieso in ästhetischer Hinsicht manches zu wünschen übrig, und ein tatsächlich so unbedeutender Zusatz, wie ein Condom, dürfte kaum eine ernst zu nehmende ästhetische Verschlimmerung bedeuten. Ich kann mit dem besten Willen die Berechtigung solcher Einwände nicht anerkennen, die ich vor allem dem Vorurteil gegen alles Ungewohnte zuschreibe.

KAPITEL XIX
RÜCKBLICK UND ZUKUNFTSPERSPEKTIVE

Utopien kann man solche ideale soziale Zukunftspläne nennen, die, in der Phantasie eines Menschen ausgeheckt, einer reellen und gesunden Basis entbehren, der menschlichen Natur und den Ergebnissen menschlicher Erfahrung zuwider laufen und daher keine Aussicht auf Erfolg bieten. Die konservativen philiströsen Geister, die von Vorurteil und Autoritätsglauben leben, pflegen jedoch jedes Ideal, das nicht von Alters her durch Gewohnheit, Sitten und Autoritäten beglaubigt und heilig gesprochen worden ist, für utopistisch zu erklären. Das ist ein schwerer Irrtum, der jeden sozialen Fortschritt von vornherein ausschliessen würde, wenn er stets massgebend wäre.

Es gibt realisierbare Zukunftsideale, die die Vergangenheit nicht kannte. Insofern hat Ben Akiba Unrecht, wenn er sagt, es gebe nichts Neues unter der Sonne. Der internationale Weltverkehr, der Weltpostverein, die Abschaffung der Leibeigenschaft, die künstliche Ernährung der Neugeborenen, das Telephon, die drahtlose Telegraphie etc. sind bereits realisierte Fortschritte, welche früher der Menschheit kaum vorschwebten, geschweige als durchführbar erschienen. Warum sollten nun z. B. eine gemeinsame Weltsprache und die Abschaffung des Krieges zwischen zivilisierten Völkern Utopien sein? Die verschiedenartigsten Rassen sprechen bereits englisch und alle könnten Esperanto lernen. Innerhalb grösserer Länder, wie Deutschland und Frankreich, haben die früheren Lokalkriege zwischen einzelnen Territorien, Feudalherren etc. (in der kleinen Schweiz sogar zwischen Ständen oder Kantonen) bereits aufgehört. Warum sollte eine noch weitergehende Einigung unter den Menschen unmöglich sein? Nur das Vorurteil kann das behaupten.

Warum sollten ferner auf sozialem Gebiet die Abschaffung narkotischer Substanzen, solcher, welche zur Vergiftung ganzer Völker führen, wie des Alkohols, des Opiums, des indischen

Hanfes und dergleichen, als Genussmittel gebraucht, und warum sollte die von den Sozialisten gewünschte ökonomische Reform durch eine gerechtere (z. B. genossenschaftliche), das heisst volle Belohnung der Arbeit Utopien sein? Ich sehe es nicht ein. Es sind vielmehr alles durchaus menschenmögliche, zu einer natürlichen Weiterentwicklung der Menschheit sogar notwendige Dinge. Nur das auf der Zähigkeit der Gefühle beruhende Vorurteil der alten Sitten stemmt sich dagegen und belächelt sie als Utopien, weil es selbst in seiner Kurzsichtigkeit die veränderten sozialen Verhältnisse der Menschen auf der Erdkugel übersieht oder unterschätzt und von den alten Götzen nicht lassen kann.

Und endlich, warum sollten rationelle Reformen auf dem sexuellen Gebiet grössere Utopien sein, als die bereits so gut durchgeführte künstliche Ernährung solcher Neugeborenen, die ihre Mutter nicht stillen kann, als die heutigen Triumphe der chirurgischen Operationskunst, als die Serotherapie, die Schutzimpfung und dergleichen mehr? So gut, wie Kurzsichtige und Fernsichtige Brillen tragen, so gut zahnlos Gewordene sich künstlicher Gebisse bedienen, können gewiss erblich belastete oder kranke Menschen zur Vermeidung von Nachkommenschaft Condoms beim Beischlaf anziehen und kann die Anwendung der gleichen Mittel den Frauen zwischen ihren Kindbetten die nötige Erholungszeit verschaffen.

Überblicken wir nun nochmals die ersten achtzehn Kapitel dieses Buches:

a) In den Kapiteln I bis V haben wir die Naturgeschichte, die Anatomie und Physiologie der Sexualorgane, sowie die normale Psychologie des Sexuallebens kennen gelernt.

b) Im Kapitel VI gaben wir, hauptsächlich nach Westermark, einen Auszug der Ethnographie und der Geschichte der sexuellen Verhältnisse der menschlichen Völkerschaften.

c) Im Kapitel VII suchten wir einerseits die zoologische Evolution des Sexuallebens (Phylogenie) durch unsere tierische Ahnenreihe hindurch auseinanderzusetzen und anderseits den individuellen Verlauf des menschlichen Sexuallebens von der Geburt bis zum Tode kurz darzustellen. Wir wollten dadurch zugleich die zwei Wurzelgruppen unseres jeweiligen sexuellen Empfindens: die erbliche oder phylogenetische und die individuell erworbene oder angepasste dem Verständnis des Lesers näher bringen.

d) Im Kapitel VIII haben wir die krankhaften Auswüchse des Sexuallebens geschildert, weil dieselben viel tiefer, als man gewöhnlich glaubt, in unsere sozialen Verhältnisse eingreifen.

e) In den Kapiteln IX bis XVIII endlich erläuterten wir die Beziehungen des Geschlechtslebens zu den wichtigsten menschlichen Gefühls- und Interessensphären, zur Suggestion, zum Geld und Besitz, zu den äusseren Lebensbedingungen, zur Religion, zum Recht, zur Medizin, zur Ethik, zur Politik und Nationalökonomie, zur Pädagogik und zur Kunst und richteten unser Augenmerk auf die damit im Zusammenhang stehenden gesellschaftlichen Einrichtungen und Sitten.

Fassen wir unsere Ergebnisse zusammen, so können wir aus denselben eine Reihe Schlüsse ziehen, die wir in zwei Gruppen einteilen können.

A. Negative Aufgaben: Direkte oder indirekte Quellen sexueller Missstände und entsprechender sozialer Unsitten, deren Beseitigung erforderlich ist. Der Sumpf, in welchen eine Halbkultur die Menschheit dadurch geworfen hat, dass sie die Erreichung von Mitteln zur Befriedigung einer leichtsinnigen und grenzenlosen Genusssucht sehr erleichterte, wird eben durch diese Genusssucht selbst unterhalten. Die unbegrenzte Hingebung des Individuums an Vergnügen und Genuss kann sich jedoch mit dem Wohl und dem Bestand der Gesellschaft auf die Dauer nicht vertragen. Hierin liegt der Knoten der Schwierigkeit. Jener Genusssucht müssen künstliche Grenzen durch eine bessere soziale Organisation gesetzt und die soziale Qualität, das heisst der Altruismus oder der soziale Instinkt der Menschen (ihre ethischen Gefühle) muss erhöht werden. Augenblicklich ist nur das erste zu erreichen. Das zweite kann jedoch, wie wir sahen, für die Zukunft vorbereitet werden, denn wir dürfen keinen der beiden Rettungsfaktoren ausser Auge lassen.

Wir haben nun die wichtigsten Wurzeln der sexuellen Entartung kennen gelernt, die uns die eben genannte Halbkultur beschert hat. Wir sagen Halbkultur, weil in der Tat unsere heutige Kultur noch recht unvollständig ist und vor allem die Volksmasse nur äusserlich beleckt hat. Wirklich höhere Kulturmenschen haben die Kinderkrankheiten der Kultur viel besser überwunden, als die ungebildete Menge, und diese Tatsache sollte uns Mut und Vertrauen für eine Zukunft geben, in welcher die wahre höhere Kultur das Gemeingut aller werden soll. Die aufgedeckten

Wurzeln sexueller Entartung sind teils nur indirekt, teils direkt mit dem Geschlechtsleben verbunden. Wir müssen allen einen Vernichtungskampf erklären und mit diesem Kampfe nicht aufhören, ehe wir sie wenigstens zu ihrem ursprünglichen, natürlichen Minimum wieder reduziert haben. Es sind vor allem die folgenden:

1. Die erste Quelle sexueller Entartung lernten wir in der historischen Entwicklung der Menschheit und ihres Geschlechtslebens im Kapitel VI sowie im Kapitel X kennen. Sie besteht in der Ausbeutung des Menschen durch den Menschen in der Gier nach Besitz, Reichtum und Macht, welche die Ursache der Raubehe, der Kaufehe, der Prostitution und aller heutigen Raffiniertheiten, mit welchen dank den Machtmitteln, die das Geld verleiht, die sexuelle Genusssucht gezüchtet wird. Es ist nicht wahr, was die Anbeter des Mammons sagen, nämlich dass ihr Gott, das goldene Kalb, die höchste Triebfeder zur Arbeit und der hauptsächtlichste Förderer aller Kultur sei. Wir sehen vielmehr das Gegenteil. Geniale Forscher, Denker, Erfinder und Künstler arbeiten aus wahrem idealem Triebe. Dann kommen aber die auf ihre Entdeckungen und Schöpfungen lauernden Priester des Mammons aus ihren hinterlistigen Verstecken und rauben ihnen nicht nur die Frucht ihrer Arbeit, um sich mit derselben zu bereichern, sondern oft noch dazu die ihrem Verdienst gebührende Ehre, um sich selbst damit zu schmücken. Der geistige Diebstahl kommt zum Gelddiebstahl hinzu; das sind die Heldentaten des „Mammonismus". Und wie raffiniert verfährt er dabei! Das soll nun der einzige Ansporn zur menschlichen Arbeit und dadurch zur Kultur sein! Wir glauben es nicht. Gewiss treibt die rastlose Konkurrenz aus Gewinnsucht den Menschen zu einer fieberhaften Tätigkeit. Aber dieser meist mit Genusssucht verbundene und fast nur um die Mittel zu ihrer Befriedigung arbeitende Fleiss ist ungesundes Strebertum. Es müssen andere Triebkräfte für die menschliche Arbeit in Aktion treten, und solche gibt es zum Glück. Man muss sie nur suchen und in Bewegung setzen, denn ohne Arbeit gibt es keine Kultur, keinen sozialen Fortschritt und kein Glück.

Der Kultus des goldenen Kalbes, die Benutzung angehäufter Güter als Mittel, um die Arbeit anderer zu egoistischen, individuellen Zwecken auszubeuten, das ist also die erste Hauptwurzel der sexuellen Entartung, der Kaufehen, der Geldehen, der Prostitution und ihres ganzen schmählichen Gefolges. Ohne diese Wurzel auszureuten, wird die Menschheit niemals gesunde sexuelle Verhältnisse erringen. Der Kampf gegen das moderne Manchestertum, das heisst gegen das gesetzlich zugelassene und zum Missbrauch führende übertriebene Verfügungsrecht der Besitzer des Privatkapitals ist eine erste und wichtige Aufgabe für die Sanierung unserer sexuellen Verhältnisse, obwohl auf indirektem Weg. Mit Bezug auf Einfachheit und Solidität der Erziehung und besonders der Ehe- und Familiensitten geben oft die Familien lutherischer Geistlicher auf dem Lande ein mustergültiges Beispiel und zeigen auch entsprechende Früchte.

2. Die Sitte, narkotische Gifte, vor allem den Alkohol zu gemessen, führt, wie wir im Kapitel VIII, (Teil I), (§ III, 9), aber auch in den Kapiteln X und XI sahen, zu einer schweren physischen und moralischen Entartung der Menschen und zwar nicht nur der narkotisierten Individuen, sondern ihrer Keime und dadurch ihrer Nachkommen. Wir lernten dies als Blastophthorie kennen. Die Blastophthorie ist aber ihrem Wesen nach innig mit den sexuellen Vorgängen verknüpft. Durch dieselbe kann sich die individuelle Einwirkung der Genussgifte auf viele Generationen erstrecken. Da gibt es nur ein radikales Heilmittel, das sich leicht durchführen liesse, wenn die Menschen nicht so einfältige Sklaven ihrer Gewohnheiten und Vorurteile einerseits, sowie des Kapitals und der Genusssucht anderseits wären. Alle narkotischen Mittel und in erster Linie der Alkohol sollten als Genussmittel verschwinden und nur noch allenfalls als Heilmittel in der Apotheke, der Alkohol ausserdem zu Industriezwecken gebraucht werden. Leider versetzt die Gehirnlähmung der Narkose, selbst in ihren anständigsten Formen und mässigsten Graden, wo sie erst die Zunge löst, aber doch schon erwiesenermassen, obwohl unbemerkt, die Gedankenassoziationen stört und oberflächlicher gestaltet, den Menschen in eine momentan angenehme Stimmung, an die er sich rasch gewöhnt, die eine leichtere oder stärkere „Sucht" nach den narkotischen Mitteln in ihm erzeugen und ihn dadurch veranlassen, in seiner Verblendung und Schwäche immer wieder zu den Berauschungsmitteln zu greifen. Ausserdem pflegen die meisten jener Mittel, vor allem wieder der Alkohol, den Geschlechtstrieb zuerst immer zu reizen, oft in bestialischer Weise, und dadurch, trotz geschwächter Potenz, zu den schmutzigsten und einfältig-

sten Exzessen zu führen. Ihr Genuss besitzt keinen einzigen wahren Vorteil und hat nur die gewaltigsten individuellen und sozialen Nachteile zur Folge.

Die Abstinenzorganisationen haben den sozialen Vernichtungskampf gegen den Gebrauch aller Genussgifte unternommen, soweit die Erfahrung sie als sozialgefährlich erwiesen hat. Möge es ihnen gelingen, diesen Kampf im Laufe der Jahrzehnte überall siegreich durchzuführen, wie es ihnen bereits in einigen nordischen Ländern gelungen ist. Dann wird auch eine zweite Hauptwurzel der Entartung des Sexualtriebes und des Sexuallebens überhaupt vernichtet sein.

3. Eine dritte Quelle sexueller Abnormitäten und Unnatürlichkeiten muss dadurch zum Versiegen gebracht werden, dass die Frau dem Manne in ihren Rechten gleichgestellt wird. Bei keinem Tier ist das Weibchen Besitzgegenstand des Männchens. Nirgends in der Natur finden wir sklavische Gesetze, die ein Geschlecht dem anderen unfreiwillig unterordnen. Selbst bei den Ameisen, wo die Männchen, infolge ihrer physiologischen hochgradigen geistigen Minderwertigkeit von den Arbeitern sehr abhängen, sind sie keinem Zwang unterworfen und dürften sich sofort emanzipieren, wenn sie es wollen könnten. Den Einwand, dass der Mann dem Weib geistig überlegen sei, haben wir übrigens bereits früher als faul und nichtig widerlegt. Die Emanzipation der Frauen will nicht aus den Frauen Männer machen, sondern ihnen nur ihre menschlichen, ich möchte sogar fast sagen ihre tierischen Naturrechte zurückgeben. Sie soll keineswegs den Weibern die Arbeit entziehen oder sie davon entwöhnen. Dieselben dürfen so wenig zu verzogenen Schosshündchen, wie zu brutalisierten Lasttieren der Männer gezüchtet werden. Sie sollen die selbständige Stellung, die ihrer natürlichen Aufgabe in der Gesellschaft entspricht, erhalten. Gerade ihre sexuelle Rolle ist eine hochwichtige, ja eine ganz hervorragende und gibt ihnen das Recht zu grossen Ansprüchen im sozialen Leben. Wir wollen hier nicht wiederholen, was wir im Kapitel XIII gesagt haben, sondern nur kurz und bündig erklären, dass, wenn die Weiber ihre Rechte und Pflichten (selbstverständlich dem Geschlechtsunterschied entsprechend) gleich den Männern in der Gesellschaft erhalten haben werden, d. h. in ihrer Art und nach ihrem weiblichen Genius ebenso bestimmend auf die Geschicke des Gemeinwesens wie die Männer einwirken werden, eine weitere

Hauptwurzel der heutigen sexuellen Misstände beseitigt sein wird. Die völlige Emanzipation des Weibes ist daher unser drittes Hauptpostulat, worin wir mit Westermarck und mit Charles Secretan (s. Anhang) völlig übereinstimmen.

Wie wir in den Kapiteln XIII und XVII schon sagten, sollte die Verschiedenheit beider Geschlechter keinen Grund dafür geben, dass der Mann allein die sozialen und politischen Rechte für sich in Anspruch nimmt. Die Aussenwelt und unsere Mitmenschen, das heisst die Gegenstände, aus welchen und für welche wir ausser uns geistig wie körperlich leben, sind für beide Geschlechter die gleichen. Selbst wenn alles in allem der Genius des einen Geschlechtes etwas höher als der Genius des anderen steht, gibt das ihm kein Recht, dem letzteren die Freiheit zu verweigern, nach seinem eigenen Genius zu leben und sozial zu wirken. Verschieden sind beide Geschlechter, das steht fest; jede rechtliche und somit künstliche Einschränkung des einen durch das andere bedeutet dagegen eine Beeinträchtigung der freien Entwickelung beider, denn jedes hat das heilige Naturrecht, die Welt frei nach seinem Geiste aufzufassen und zu verarbeiten, und auf diese Weise seine Persönlichkeit zu entwickeln, damit sie nicht verkümmert, wie ein Tier im Stall. Einzig und allein das durch borniertes unbewusstes Vorurteil weiter gezüchtete Recht des Stärkeren kann dieses leugnen oder übersehen. Die gesetzlichen Beschränkungen, die wir der Frau auferlegen, ohne dass sie uns schädigt oder beeinträchtigt, haben in der Tat nichts gemein mit den berechtigten Beschränkungen, die das Gesetz gegen die Übergriffe des individuellen Egoismus des Einzelnen vorschreiben muss, sofern diese Übergriffe die Rechte Anderer oder der Gesellschaft verletzen.

4. Ein weiterer Feind erhebt sich gegen alle Reformbestrebungen. Derselbe liegt aber leider so tief in der menschlichen Natur, dass man nur von einer langsamen qualitativen Hebung der Menschen seine allmähliche Schwächung erhoffen darf: ich meine das Heer der Sittenüberlieferungen, der Vorurteile, des mystischen Aberglaubens, der religiösen Dogmen, der Moden und dergleichen mehr. Wir müssten seitenlange Moralpredigten halten, wenn wir alle Laster aufzählen und bekämpfen wollten, die durch die unglückselige Eigenschaft der Menschen, das Althergebrachte für heilig und unantastbar zu halten, beständig erzeugt und unterhalten werden.

Statt dessen wollen wir Schiller (Wallensteins Tod, I. Akt, 4. Szene) als Zeugen anrufen:

Wallenstein:

„Ein unsichtbarer Feind ist's, den ich fürchte,
„Der in der Menschen Brust mir widersteht,
„Durch feige Furcht allein mir fürchterlich —
„Nicht, was lebendig, kraftvoll sich verkündigt,
„Ist das gefährlich Furchtbare. Das ganz
„Gemeine ist's, das ewig Gestrige,
„Was immer war und immer wiederkehrt,
„Und morgen gilt, weil's heute hat gegolten!
„Denn aus Gemeinem ist der Mensch gemacht,
„Und die Gewohnheit nennt er seine Amme.
„Weh dem, der an den würdig alten Hausrat
„Ihm rührt, das teure Erbstück seiner Ahnen!
„Das Jahr übt eine heiligende Kraft;
„Was grau vor Alter ist, das ist ihm göttlich.
„Sei im Besitze und du wohnst im Recht,
„Und heilig wird's die Menge dir bewahren.

Das Vorurteil und der Autoritätsglaube, das „ewig Gestrige", die Mystik etc. stellen sich in bewusster oder unbewusster Heuchelei und mit mehr oder weniger durchsichtigen Sophismen in den Dienst der niedrigsten menschlichen Leidenschaften, des Neides, des Hasses, der Eitelkeit, des Geizes, der sexuellen Genusssucht, der Klatschsucht, der Herrschsucht, der Faulheit und tutti quanti, um dieselben mit dem ehrwürdigen Gewand heiliger alter Sitten zu bemänteln und ihre Gemeinheiten gestützt auf alte Autoritäten zu sanktionieren. Es gibt keine Schändlichkeit, die nicht auf solchem Wege gerechtfertigt, verherrlicht, sogar vergöttert worden wäre. Ich werde eine Diskussion niemals vergessen, die ich auf einem transatlantischen Steamer tagelang mit katholischen, französischen Adelsherrschaften führte. Diese Herren verteidigten mir gegenüber die schmählichsten sexuellen Exzesse und Unsitten, die grössten Paradoxe und Absurditäten, mit einer unglaublichen Hartnäckigkeit. Ein vorurteilsloser Zuhörer hätte sich zuerst fragen können, ob sie nur Spass trieben. Es war ihnen aber heiliger Ernst, ebenso ernst wie den Anhängern des Duells die Verteidigung ihres absurden Ehrenkodex.

Ich hege die Überzeugung, dass einzig und allein die Einführung des wissenschaftlichen Geistes, eines gesunden induktiven und philosophischen Denkens in den Schulen und überhaupt in den Massen der Menschheit dem gedankenlosen Papageienwesen und dem unsinnigen Schlendrian, wie er aus dem Nachbeten blödsinniger Vorurteile und autoritativer Sätze entspringt, einigermassen steuern kann. Was für Vorurteile und überlebte Sitten wir zunächst auf sexuellem Gebiet zu bekämpfen haben, haben wir bereits zur Genüge besprochen und ich komme hier nicht darauf zurück. Diese ganze Kategorie von Ursachen des Übels, die ja auch in allen übrigen Gebieten des menschlichen Lebens gewaltig mitspielt, kann also nur mit den Waffen wahrer Wissenschaft und freier allseitiger Charaktererziehung der Jugend bekämpft werden. Die Notwendigkeit eines solchen Kampfes wollte ich hier nur nochmals betonen. Dafür ist es nötig, dass die Gelehrten aus ihrer Studierstube ab und zu heraustreten und in das noch so dunkle Gewühl der menschlichen Gesellschaft mit ihrer Laterne hinein leuchten. Sie müssen an dem sozialen Kampfe teilnehmen, schon um selbst nicht aus lauter Fachgelehrsamkeit das Verständnis für das ewig Menschliche zu verlieren.

Die folgenden Postulate beziehen sich mehr auf partielle oder lokale Gefahren und Auswüchse.

5. Wir haben in den Kapiteln V, X und XVIII die Pornographie besprochen und im Kapitel XVII ihre grosse Gefahr für die Entwicklung eines normalen Sexuallebens bei der Jugend dargelegt. Wenn auch die Pornographie zu einem grossen Teil der Gewinnsucht ihre Entstehung und Entwicklung verdankt, so darf man anderseits nicht verkennen, dass speziell der männliche Erotismus hier der Gewinnsucht sehr entgegenkommt, um die Sache zu fördern. Ohne dass irgendwie der Kunst Schranken gesetzt werden sollen, ist es daher, wie wir sagten, eine soziale Pflicht, den pornographischen Produkten eines ungesunden, gemeinen und schmutzigen Erotismus so gut wie diesem selbst entgegenzutreten. Der Sexualtrieb des Menschen ist so wie so durchschnittlich stark genug, ja sogar im Vergleich zu den sozialen Zeugungsbedürfnissen bedeutend zu stark: er braucht nicht noch künstlich gekitzelt und durch allerlei Mittel gezüchtet und erhöht zu werden. Der Kampf gegen die Pornographie muss also auch als Postulat aufgenommen werden. Immerhin darf man nicht vergessen, dass die Pornographie viel erfolgreicher indirekt

durch Erfüllung der vier erstgenannten Postulate, sowie durch Hebung der Ideale und des Kunstgefühles, als durch direkte Repressivmassregeln bekämpft wird. Letztere sollen nur ihre schlimmeren Auswüchse treffen.

6. Nur pro Memoria erwähne ich noch, dass selbstverständlich alle politischen Missbräuche des Sexuallebens, sowohl die miss-bräuchlichen Einflüsse sexueller Faktoren im politischen Gebiet, als besonders jeder Übergriff resp. jede unnötige Einmischung des Staates in das Sexualleben durch ungerechtfertigte Gesetze und Verordnungen, und andere ähnliche Gewaltakte gegen die natürlichen Bedürfnisse des Menschen in Bezug auf Sexualtrieb, Eheleben etc. bekämpft werden müssen.

7. Ein schwieriger Kampf muss im weiteren gegen die pathologischen Ausartungen des Sexualtriebes und die venerischen Krankheiten geführt werden. Wir haben in den Kapiteln VIII, XIII und XIV uns genügend darüber verbreitet. Hand in Hand mit der Pathologie des Sexualtriebes ist das sexuelle Verbrechen zu behandeln. Es handelt sich da fast überall um Abnormitäten des menschlichen Gehirnes, die man beim Individuum mit einfachen Strafen oder sonstigen strafrechtlichen Massregeln weder bessern, noch beseitigen kann. Hier können, wie gesagt, für die Gegenwart nur Einschränkungsmassregeln, die die Gesellschaft gegen gefährliche, entartete Individuen schützen, und für die Zukunft die möglichste Verhinderung solcher Individuen sich fortzupflanzen, sowie die Erfüllung unseres zweiten Postulates, Besserung schaffen.

8. Endlich gibt es eine ausserordentlich ernste Frage, die wir schon berührt haben, nämlich diejenige, wie die Kulturmenschheit der Gefahr zu begegnen habe, durch inferiore Menschenrassen infolge derer grossen Fruchtbarkeit überwuchert zu werden. Diese Gefahr darf nicht verkannt werden. Um sie aber richtig zu schätzen, darf man nicht einfach und unterschiedslos alle Wilden und Barbaren auf der einen Seite, allen Zivilisierten auf der anderen gegenüber stellen. Die Frage ist ausserordentlich kompliziert. Viele wilde Völkerschaften sterben rasch infolge von Unfruchtbarkeit aus. Die Europäer haben so viele Unsitten, Branntwein und venerische Krankheiten bei ihnen eingeführt, dass sie daran rasch zu Grunde gehen, weil sie nicht die Kraft besitzen, sich aufzuraffen und dagegen zu wehren; so die Weddahs, die Rothäute Nord-Amerikas, sogar die Malayen u. s. f.

Ganz anders jedoch steht es bereits mit den Negern, die ungemein zähe sind, sich stark vermehren, und sich überall der Kultur anschmiegen und anpassen. Utopisten sind jedoch diejenigen, die da glauben, der Neger könne ohne eine philo-genetische Umwandlung, die unzählige Jahrtausende in Anspruch nehmen würde, eine höhere Kulturrasse werden. Ich will in diese Diskussion hier nicht weiter eintreten, meine aber doch, dass in der langen Zeit, während der die Neger in Amerika unter dem Einfluss unserer Kultur standen, sie ihre Fähigkeit, diese selbständig zu erhalten und weiter auszubauen, längst erwiesen haben sollten. Statt dessen sehen wir, wie die früher zivilisierten Neger Haitis, sich selbst überlassen, wieder in die ärgste Barbarei verfallen, wobei sie auch das damals erhaltene Christentum barbarisieren. Wir sehen umgekehrt, mit welcher Schnelligkeit auf Grund seiner jetzigen Keimesenergien allein, ein kulturfähiges Volk, wie die Japaner, sich ohne Christentum unsere Kultur angeeignet hat, und wie sich auch die vom fatalistisch lähmenden türkischen Joch befreiten Südslaven relativ rasch zivilisieren.

An der Frucht erkennt man den Wert des Baumes. Die Japaner sind ein Kulturvolk und müssen nun als solches behandelt werden, die Neger aber nicht, dass heisst, sie sind von selbst nur zu einer niedrigen Kulturstufe befähigt.

Inwiefern die mongolische Rasse, eventuell auch die jüdische, den indogermanischen Kulturvölkern sich beimischen kann, ohne sie zugleich langsam und friedlich allmählich zu verdrängen und zu vernichten, ist eine weitere Frage, die ich zwar stellen kann, aber nicht zu beantworten imstande bin. Würde es sich nur um die Japaner handeln, so hätte es keine Schwierigkeit; besonders die Chinesen und einige andere Mongolen bilden aber für den Bestand unserer weissen Rasse eine Gefahr, die nur ein Blinder verkennen kann, indem sie mit zwei- oder dreimal geringerer Nahrung und geringerem Luftraum leben und vorlieb nehmen, dabei sogar mindestens doppelt soviel Nachkommenschaft und mehr Arbeit erzeugen als wir. Der Zusammenhang dieser Frage mit der sexuellen Frage ist nicht schwer einzusehen. Vielleicht Hesse sich rechtzeitig ein Abkommen, ein Modus vivendi mit den Mongolen, speziell mit den Chinesen treffen. Wir haben jedenfalls ihr Blut viel mehr noch als ihre Waffen für uns zu befürchten. Freilich besitzen die Chinesen eine hohe, alte Kultur und viele Tugenden. die uns abgehen. Sie sind uns in vielem überlegen (siehe Freih. v. Richthofen über China, sowie auch „Ethische Umschau Juni — September 1900“ bei Gust. Maier. Mittelstr. 12, Zürich V). Ihre Tendenz zur Stagnation, zur Grausamkeit und zu einer erschreckenden Vermehrung sind aber traurige Eigenschaften, die die Zukunft der Menschheit in trübem Licht erscheinen liessen, wenn diese friedliche Rasse alle anderen auf friedlichem Wege durch Aushungern vertilgen würde.

B. Positive Aufgaben. Die Beseitigung der unter A angeführten Unsitten und Gefahren würde den Boden für eine zugleich idealere und gesundere Gestaltung der sexuellen Verhältnisse in der Zukunft ebnen. Letztere erfordern, dass der blastophthorischen Keimentartung, den pathologischen sexuellen Verhältnissen überhaupt gesteuert werde. Sie erfordern ferner wahre, natürliche, vom Vorurteil und vom Geld unbeeinflusste Liebesneigungen, die den suggestiven Liebesrausch überdauern; und sie fordern endlich eine humane, natürliche und dem Wohl der Gesellschaft angepasste Regelung der Rechte und Pflichten beider Eltern den von ihnen erzeugten Kindern gegenüber. Wir haben gesehen, dass solche Zustände nicht erreicht werden können, wenn wir nicht unsere Zuflucht zu einem künstlichen Hülfsmittel nehmen, das bis jetzt ziemlich verpönt oder aber zu unrichtigen Zwecken angewendet wurde; wir meinen die prinzipielle und praktisch durchgeführte Unterscheidung zwischen der Befriedigung des Geschlechtstriebes und der Kindererzeugung. So wahr es auch ist, dass beide Dinge bei Pflanzen und Tieren untrennbar verbunden sind, so unzweifelhaft ist es dennoch, dass die Kultur und die mächtige soziale Entwicklung der Menschheit überall auf dem kleinen Erdball andere Bedingungen und Notwendigkeiten, als die bisherigen entstehen Hessen, die heute unverkennbar zu Tage treten. Der rauhe Kampf ums Dasein, wie er zwischen den verschiedenen Tierarten herrscht, existiert für den Menschen so gut, wie nicht mehr. Dieser hat nur noch mit Bakterien und dergleichen kleinsten Lebewesen ernstlich zu kämpfen. Der Kampf der Menschen mit den Menschen, das heisst der Kampf zwischen den einzelnen immer grösser werdenden Nationen, geht gleichfalls seinem Ende entgegen, indem er ad absurdum geführt wird. Sollen wir es nun der „gedankenlosen natürlichen Zuchtwahl“ (die beim Menschen durch die Kultur zum unnatürlichen Rückschrittsfaktor geworden ist), das heisst dem rohen Zufall, der Krankheit, dem Hunger, dem Krieg, dem

Kindsmord in einer Periode der Evolution überlassen, unsere zukünftigen Zeugungen quantitativ und qualitativ zu regeln, wo gerade Wissenschaft und Technik Zufallsunglücke, Krankheiten, Kindersterblichkeit und Hungersnot immer erfolgreicher bekämpfen? Unser gewaltiger Geschlechtstrieb steht mit den Zeugungserfordernissen, mit der Möglichkeit der Ernährung unserer Kinder, und vor allem mit ihrem Anspruch auf ein anständiges, menschenwürdiges Leben in keinem Verhältnis mehr, da sie nicht mehr wie bei den früheren Naturvölkern dem Kindsmord, den Seuchen, den wilden Tieren, der Verwahrlosung oder dem Krieg zum Opfer fallen. Es liegt aber nicht in unserer Macht, den Geschlechtstrieb selbst zu andern, während wir die Regelung und qualitative Verbesserung der Zeugungen in der Hand haben. Gegen diese einfachen, elementaren Wahrheiten sollten keine Vorurteile, kein Dogma, und keine Redensarten über angeblich unwandelbare Naturgesetze aufkommen. Was wir Naturgesetze zu nennen belieben ist nur dasjenige, was unserm beschränkten Erkenntnisvermögen in der Natur gesetzlich vor sich zu gehen scheint. Wir formulieren es dann zum Gesetz und machen zu leicht daraus einen Götzen, während wir solche „Gesetze" stets von neuem an Hand neu erkannter Wahrheiten frisch auf ihre Richtigkeit prüfen sollten. Tatsachen sind aber da und schreien laut; das Hilfsmittel liegt in unseren Händen in der Form von Mitteln die der Zeugung vorbeugen. Wir müssen zugreifen, aber selbstverständlich diese Mittel mit weiser Vorsicht, nur da wo sie nötig sind, anwenden, dazu unter der allerenergischsten Betonung der Notwendigkeit der Zeugung recht vieler Kinder, da wo geistige Kraft und ethische Stärke sich mit körperlicher Gesundheit verbinden. Hierin treten wir den Neomal-thusianern entschieden entgegen, die unterschiedslos einfach die Zahl der Zeugungen beschränken wollen.

Die menschliche Zuchtwahl, das ist, wie wir im Kap. XIV sahen, das Prinzip, das uns zu einem noch fernen Ziel führen muss. Nicht durch den Zwang der Gesetze, sondern durch allgemeine Belehrung müssen wir diesem Prinzip allmählich Eingang verschaffen. Im Kapitel VI, Teil I, § 8 (geschlechtliche Zuchtwahl) haben wir den Beweis geliefert, dass das Weib viel wählerischer in sexueller Beziehung zu sein pflegt, als der Mann und bei Wilden Stärke und Heldenhaftigkeit bevorzugt. Man kann heute, infolge der veränderten Sitten beobachten, dass unsere intelligenteren Kulturfrauen weniger durch die körperliche Kraft, als durch die geistige Gewandtheit, Überlegenheit oder gar Genialität des Mannes angezogen werden. Diese Tatsache gibt uns einen sehr wichtigen Wink für die von uns gewünschte Zuchtwahl und bestätigt die Notwendigkeit einer gründlichen Aufklärung des weiblichen Geschlechtes über die sexuellen Verhältnisse. Aufgeklärte Frauen werden für die menschliche Zuchtwahl am energischsten und erfolgreichsten eintreten.

Ich wiederhole es, wir bezwecken keineswegs eine neue menschliche Rasse, einen Übermenschen zu schaffen, sondern nur die defekten Untermenschen allmählich durch die Entfernung der Ursachen der Blastophthorie und durch willkürliche Sterilität der Träger schlechter Keime zu beseitigen, und dafür bessere, sozialere, gesundere und glücklichere Menschen zu einer immer grösseren Vermehrung zu veranlassen. Ein gründliches Studium der Blastophthorie, sowie auch der Erscheinungen der gewöhnlichen Vererbung lässt keine Zweifel mehr darüber obwalten, dass die Sache im Bereich der Möglichkeit liegt. Wie sehr hat sich nicht die Qualität der Hunde gehoben, seitdem man sich bemüht, gute Rassen zu züchten und die schlechten zu beseitigen! Sehen wir nicht auch gewisse Familien und selbst grössere Menschengruppen, die durch die Milde ihres Charakters, ihre Arbeitsamkeit, ihre Intelligenz, ihr ideales Streben sich auszeichnen, weil viele Generationen, Jahrhunderte hindurch, diese Eigenschaften beibehielten, indem sie durch richtige Wahl in der Ehe ihren Familien- oder Rassentypus rein hielten? Sehen wir nicht umgekehrt Schurkerei, Faulheit, Falschheit und Niedertracht sich in anderen Familien und Völkerschanen ebenso hartnäckig erblich fortpflanzen? Wer hiefür einen scharfen und zuverlässigen Beleg will, den verweise ich auf die Arbeit von Dr. Jörger über „Die Familie Zero“ (siehe Kapitel XI). Die verderblichen Folgen der Blastophthorie und der schlechten Vererbung werden da bei allen den zahlreichen Gliedern einer und derselben Familie während fast zweier Jahrhunderte verfolgt. Man muss durch religiöse Vorurteile verblendet sein, um diese Wahrheiten zu leugnen. Freilich sind unsere Kreuzungen und pathologischen Entartungen so mannigfaltig, dass der Atavismus jeden Augenblick die Ekphorie besserer Kinder schlechterer Eltern und schlechterer Kinder besserer Eltern hervorbringt. Wir haben jedoch im Kapitel I (Mneme etc.) den Zusammenhang dieser Erscheinungen erläutert. Dieselben sollen uns durchaus nicht durch ihren äusseren, trügerischen Schein bei oberflächlicher Beobachtung beirren. Welche Menschentypen sollen wir nun zu produzieren suchen?

Es ist vorerst leichter, hier negativ vorzugehen und diejenigen Typen zu bezeichnen, die sich nicht vermehren sollen. Als solche sind in erster Linie alle Verbrecher, Geisteskranke, Schwachsinnige, vermindert Zurechnungsfähige, boshafte, streitsüchtige, ethisch defekte Menschen zu bezeichnen. Diese bringen weitaus am meisten Unheil und am meisten schlimme Keime in die Gesellschaft. Auch die Narkosesüchtigen (Alkohol, Morphium etc.) schaden durch Blastophthorie, obwohl sie sonst oft tüchtig sind. Hier sollen aber die Narkosesitten geändert, vielmehr als die Narkotisierten beseitigt werden.

Eine zweite Kategorie bilden die erblich zu Tuberkulose Neigenden, die körperlich Elenden, die Rhachitischen. Haemophilen, Verbildeten und sonst durch vererbbare Krankheiten oder krankhane Konstitutionen zur Zeugung eines gesunden Menschenschlages unfähige Individuen.

Zur Vermehrung besonders günstige Objekte sind umgekehrt die sozial nützlichen Menschen, das heisst diejenigen Menschen, die grosse Freude an Arbeit haben, dabei verträglich und gleichmässigen Humors, gutmütig und gefällig sind. Wenn sie ausserdem einen hellen Verstand und regen Geist, oder gar eine künstlerische oder in anderer Richtung schöpferische Phantasie besitzen, sind sie ganz besonders glückliche und gute Keimträger für die Zukunft! Man kann gewiss in solchen Fällen leichter über einige nicht zu schlimme körperliche Gebrechen hinwegsehen. Die wahre Willensenergie resp. die Ausdauer bei der Durchführung eigener Entschlüsse (nicht die tyrannische Herrschsucht) gehört auch zu den vorzüglichsten zu züchtenden Eigenschaften. Die Willensstärke darf ja nicht mit der Impulsivität verwechselt werden, die viel eher ihr Gegenteil ist, aber nicht selten, durch die stürmische Art. mit welcher sie augenblickliche Entschlüsse durchzusetzen sucht, oberflächlichen Beobachtern als starker Eigenwille imponiert.

Leider werden auf Grund eines alten Schlendrians die Fähigkeit und der geistige Wert eines jungen Menschen heute noch meist nach dem Ergebnis von Schulprüfungen gründlich falsch beurteilt. Denn zum guten Bestehen solcher Prüfungen sind fast nur Gedächtnis und leichte Auffassungsgabe, wie wir sahen, massgebend, fallen daher allein ins Gewicht; und so kommen die Lehrerechos, d. h. sehr häufig Nullitäten, in die Höhe und werden wahre Geistestiefe, Originalität, schöpferische Anlagen, Ausdauer, Redlichkeit. Verantwortungs- und Pflichtgefühl zurückgesetzt. Für die richtige, soziale Wertung eines Menschen sollte man, wie es in den im Kapitel XVII besprochenen Landerziehungsheimen geschieht, die Eigenschaften seines Willens (Energie und Ausdauer), seines Gefühles (Sympathie-und Pflichtgefühle), seiner schöpferischen Phantasie und dergleichen mehr höher einschätzen, wie Gedächtnis-und Auffassungsgabe. denn im späteren Leben sind jene für die Brauchbarkeit eines Menschen noch wichtiger. Wie wir schon sagten, wertet aber jene Beurteilung nach Examenresultaten sogar die Intelligenz falsch, bei welcher Phantasie, kritisches Vermögen und Kombinationsgabe bedeutend mehr wert sind, als das formale Gedächtnis und die rein rezeptive Auffassungsgabe. Man wundert sich dann sonderbarer Weise darüber, dass der vielversprechende „Primus" einer Klasse später oft so unbedeutend wird und dass ein scheinbar Unfähiger sich nachmals als Genie entpuppt oder wenigstens zu einem sehr nützlichen Menschen gerät. Und man behauptet dann fatalistisch, „man könne eben niemals wissen, was aus einem Menschen später noch werde". Das ist ein Fehlschuss, der eben auf die unrichtigen Kriterien zurückzuführen ist, nach denen man die Jugend wertet. Freilich können Krankheiten und andere Zufälle viele gute Anlagen zum Stillstand bringen oder sogar in ihr Gegenteil verkehren. Aber trotzdem würde man viel seltener falsch prophezeien, wenn man zunächst die bezeichneten groben Fehler, in der Art den jungen Menschen einzuschätzen, beseitigen würde. Man sollte ferner umfassende psychologische Studien über die Entwickelung der einzelnen Menschen anstellen und ihre Leistungen im Alter mit den Eigentümlichkeiten ihrer Kindheit vergleichen. Man würde dann ganz sicher zu immer richtigeren Vorausberechnungen des sozialen Wertes eines jungen Menschen, eines Menschen überhaupt, gelangen.

Man hat der Berechtigung einer menschlichen Zuchtwahl die Schwäche künstlich gezüchteter Pflanzen und Haustiervarietäten entgegengehalten. Letzteres kommt aber daher, dass wir bei jener künstlichen Zuchtwahl keineswegs die Interessen der

Pflanzen und Tiere in Hinsicht auf ihren freien Lebenskampf, sondern nur unsere Vorteile im Auge haben, dass wir nur für unsere eigenen Zwecke brauchbare Rassen aufzuziehen trachten, wie z. B. dicke, unförmliche, englische Mastschweinrassen, die kaum mehr zu gehen vermögen, und dergl. Umgekehrt wird die menschliche Zuchtwahl den Vorteil des Menschen, sowohl als individuellen wie als sozialen Wesens allein in Betracht ziehen. Es handelt sich da nicht um eine utopistische Hypothese, sondern um Tatsachen, deren Folgen wir täglich in unserer Gesellschaft beobachten können, wenn wir nur die Augen vorurteilslos aufmachen wollen.

In einem Vortrag über die Mittel, die menschliche Rasse unter den heute herrschenden sozialen Bedingungen, Zuständen und Gefühlsrichtungen zu verbessern (Smithsonian Institution 1902) hat Franzis Galton diese Frage besprochen und dabei das Gesetz der Variationen mittelst Wahrscheinlichkeitsrechnung untersucht. Dieses Gesetz, das man überall wiederfindet, gilt freilich nur vom sogenannten Zufalle, d. h. von den tausend kleinen, zum Teil in entgegengesetzter Richtung wirkenden Ursachen, die einander in ihrer resultierenden Gesamtwirkung kompensieren, sodass schliesslich die beiden Extreme durch kleine Zahlen, und der mittlere Durchschnitt durch grosse Zahlen stets vertreten werden. Sobald jedoch grössere einseitig wirkende Kräfte auftreten, wird das Ganze in einer oder der anderen Richtung verschoben. Galton zeigt, dass das Gesetz sowohl für körperliche Grösse, soziale Verhältnisse, wie für den psychischen Wert des Menschen gilt. In einer gegebenen Gesellschaft wird man einige sehr gute, einige sehr schlechte und sehr viele mittelwertige Menschen finden. Wenn aber ein bestimmter starker, allgemeiner Faktor, wie z. B. der Alkoholismus oder die Geldkorruption, alle einzelnen Werte mehr oder weniger herabsetzt, wird das Ganze auf der Tüchtigkeits-Skala nach unten rükken, und umgekehrt. Galton zeigt eben, dass man die Durchschnittswerte dadurch wesentlich erhöhen kann, dass man die höheren Wertkategorien zur sexuellen Vermehrung veranlasst, und die niederen davon abhält. Herr Prof. Jules Amann in Lausanne hielt kürzlich über diese Frage in der Ligue pour l'action morale einen ebenfalls sehr interessanten Vortrag. Er machte z. B. mit Recht darauf aufmerksam, wie sehr die durch die Aufhebung des Ediktes von Nantes durch Ludwig XIV.

(1685) nach der Schweiz und Deutschland erfolgte Auswanderung der Hugenotten zur Hebung des geistigen Niveaus in jenen Ländern beitrug und noch beiträgt.

Es erfüllt mich immer mit schwermütigen Gefühlen, wenn ich gute und tüchtige, arbeitsame, sozial ungemein brauchbare Menschen, infolge unserer sozialen Vorurteile und Sitten steril bleiben sehe. Derartige Menschen sollten recht jung heiraten und recht viele Kinder zeugen. Will das Unglück, dass in einer Ehe die Sterilität eines Teiles (Sterilität ist besonders bei Frauen häufig) dem anderen tüchtigen Teil ebenfalls die Fortpflanzung unmöglich macht, so sollten gesetzlich und durch die Sitten anerkannte Bigamien oder Konkubinate den Schaden wieder gut machen dürfen.[10] Ich kann nicht genug betonen, wie nötig es ist, dass die Verhinderung der Zeugung bei elenden, unbrauchbaren Menschen, sowie die Erholung, die man den Frauen zwischen ihren Schwangerschaften schuldig ist, eine Kompensation darin finde, dass man mit aller Kraft die Vermehrung tüchtiger, gesunder und brauchbarer Menschen fördert. Es ist auch ein Jammer, dass heutzutage so viele nette, fleissige und brauchbare Mädchen nur weil sie kein Geld haben zu alten Jungfern werden, wenn sie sich nicht in die Arme des ersten besten Lumpen werfen mögen. Es wäre wahrhaftig besser, anstatt so viele gute Keime zu Grunde gehen zu lassen, etwas freie Polygamie bei Gleichberechtigung beider Geschlechter zu gestatten. Ich verweise hier auf das, was ich im Kapitel XIII über die Pflichten der Eltern den erzeugten Kindern und diejenigen des Staates den Erzeugern guter Qualität gegenüber bereits gesagt habe. Man würde ganz sicher in dieser Weise schon im Laufe eines Jahrhunderts eine Besserung der qualitativen Beschaffenheit des Volkes erzielen, wenn die Sache zur konsequent durchgeführten Sitte würde, und nach einigen Jahrhunderten könnten unsere Nachkommen uns aus Dankbarkeit für ihr Glück einige Kränze winden. Sie würden sich zu gleicher Zeit wundern, von solchen barbarischen Vorfahren abzustammen, wie wir sind, d. h. so viele Säufer, Verbrecher und dumme Menschen unter ihren Ahnen zu zählen. Dass die Mystik, unter dem Titel „Religion“ so sehr in das sexuelle Leben

---

[10] Siehe André Couvreur, La Graine (Anhang).

eingreifen konnte, dürfte ihnen alsdann ungefähr im gleichen Licht erscheinen, wie uns heute der gröbste Götzenkultus oder die Lehren und Praktiken der Zauberer wilder Völker. Unsere Alkoholtrinksitten, ihre Folgen und unsere heutige Prostitution würden ihnen ferner einen ähnlichen Eindruck machen, wie denjenigen, den wir heute empfangen, wenn wir eine Folterkammer des Mittelalters in einem Museum besichtigen oder von den Heldentaten der Inquisition, der Hexenprozesse und ihrer Scheiterhaufen hören. Dieser Vergleich wird den meisten meiner Leser fanatisch und übertrieben vorkommen, weil sie in unserer heutigen Denkungsart befangen sind und sich ohne grosse Anstrengung ihrer Phantasie und ohne Zuhilfenahme vieler Erfahrungen und Vergleichsobjekte weder in die Denkungsart der Vergangenheit, noch in diejenige der Zukunft versetzen können. Ich bitte daher denjenigen, der das nicht glauben kann, den „Schlüssel zu Onkel Tom's Hütte" von Beecher-Stowe (nicht den Roman selbst), zu lesen. Dieses Buch enthält viele Dokumente aus der Zeit der Negersklaverei vor dem amerikanischen Befreiungskrieg. Wer jene damaligen Aktualitäten heute liest und sieht, wie z. B. Vorzügliche Spürhunde zum Erhaschen flüchtiger Sklaven in der Weise öffentlich in den Blättern ausgeschrieben wurden, dass in jeder Annonce ein hinter einer laufenden Negerin springender Hund abgebildet wurde, wird mir schliesslich doch recht geben müssen. Was uns heute monströs erscheint, erschien jedem damals ganz selbstverständlich. Selbst fromme Pfarrer verteidigten damals die Leibeigenschaft, wie solche heute die Alkoholtrinksitten in Schutz nehmen.

Ich muss endlich noch kurz die pädagogische Reform, im Sexualgebiet wie in anderen Gebieten (siehe Kapitel XVII), neben der menschlichen Zuchtwahl für die wichtigste der positiven Reformen erklären. Ich bitte hier das Kapitel XVII in Verbindung mit dem Kapitel XIII im Auge behalten zu wollen. Bildet die gute Qualität menschlicher Keime eine Hauptbedingung menschlichen Glückes im Sexualgebiet wie überall, so genügt sie doch nicht. So gut wie man aus relativ mangelhaften Keimen relativ bessere und brauchbarere Individuen erziehen kann, so gut kann man umgekehrt und viel leichter noch philogenetisch gute Keime durch verkehrte schlechte Einflüsse ontogenetisch verderben. Einer richtigen, allseitigen körperlichen und geistigen Entwickelung der Kinder muss die ganze Sorgfalt der Gesellschaft gewidmet werden. Harmonisch, nach Prinzipien, wie diejenigen der im Kapitel XVII erwähnten Landerziehungsheime, müssen Intellekt, Gefühle und Willen, Charakter, Altruismus und Ästhetik nach Möglichkeit entwickelt werden. Ein guter erblicher Typus muss durch richtige Erziehung und Arbeit zur vollen Entfaltung gelangen. Bei einem mangelhaften erblichen Typus kann man wenigstens die brauchbareren Anlagen einigermassen entwickeln und sich betätigen lasssen, damit die schlechten im Gehirn weniger wuchern. Ich begnüge mich mit dieser allgemeinen Andeutung und verweise auf Kapitel XVII. Mögen unsere Schulen bald dem gegebenen Impuls überall folgen, den Männer wie Rousseau, Pestalozzi, Reddie und Lietz gegeben haben. Doch wird man bei aller Begeisterung für eine rationelle Pädagogik niemals vergessen dürfen. dass sie keineswegs die Zuchtwahl ersetzen kann. Sie dient den unmittelbar nächsten Zielen, der möglichst guten Ausnutzung ^ines einmal gegebenen, jetzt vorhandenen Menschenmateriales, bessert aber an und für sich nichts an der Qualität der Keime der Zukunft. Immerhin kann sie durch Belehrung der Jugend über den sozialen Wert der Zuchtwahl die praktische Durchführung der letzteren vorbereiten.

Utopische Gedanken über die ideale Zukunftsehe

Das äussere Leben der Menschen wird zwar von den Stössen der Gegenwart zu einem grossen Teil geschoben; das innere Leben dagegen besteht aus der Erinnerung an die Vergangenheit verbunden mit der erblichen Mneme. Aus Beiden entstehen die Bestrebungen für die Zukunft. Die Vergangenheit sollte aber niemals der tyrannische und starre Kerkermeister unseres inneren Lebens sein, sondern ihm stets nur als fügsame und bereit daliegende Nachschlagebibliothek der Erfahrungen der Menschheit und des eigenen Ich zur Bildung neuer Gedanken und fruchtbarer Entschlüsse dienen.

Die Zukunftsehe setzt Leute voraus, die über die natürlichen sexuellen Verhältnisse, sowie über ihre eventuellen Gefahren von Kindheit an vollständig unterrichtet worden sind. Sie setzt ferner ohne Alkohol und andere narkotische Genussmittel erzogene Menschen voraus, die zwar das Recht besitzen, den vollen Ertrag ihrer Arbeit für ihr und ihrer Familie Leben und Unterhalt zu benutzen, aber nicht ihn für sich oder ihre Kinder zu kapitalisieren, d. h. zinstragend zu gestalten und anderen zu vermachen, resp. daraus eine Macht zu gründen, behufs Ausbeutung fremder Arbeit zu egoistischen Interessen. Die Menschen wissen von Kindheit an, dass die Arbeit für jeden Einzelnen Lebensbedingung ist. Mädchen und Knaben sind gemeinsam in vollster Gleichberechtigung erzogen worden, jedoch mit dem Bewusstsein der Verschiedenheit der Lebensaufgaben, wie sie durch die Verschiedenheit der Geschlechter und der Individualitäten bedingt wird. Sie sind in der Volksschule bis zu ihrem 16. Jahre und vielleicht noch länger harmonisch in intellektueller, körperlich-technischer, ästhetischer und sozialer Richtung gebildet worden. Ohne ihnen vor Höllenstrafen bange zu machen, ohne ihnen ein Paradies nach dem Tode zu versprechen, hat man ihnen als Zweck des Lebens das Streben nach rein menschlichen Idealen dargestellt. Man hat sie gelehrt, dass sie wahre und höchste Befriedigung nur in der emsigen Erfüllung der verschiedensten, ihren Anlagen entsprechenden Aufgaben, sowie in der Mitarbeit an dem Wohl der Gesellschaft und ihrer einzelnen Mitmenschen finden können. Man hat sie im weiteren gelehrt, nutzlose Spielereien, eitlen Tand und Luxus zu verachten und dem eigenen Besitz keinen Wert beizulegen, dafür ihren Ehrgeiz allein in die Quantität und Qualität der von ihnen geleisteten Arbeit zu setzen.

So vorbereitet, werden sie daran gewöhnt sein, jeden Genuss zu verdienen und nicht einmal ohne etwas dafür geleistet zu haben, Essen und Trinken zu beanspruchen. Nun wird sich bei ihnen, je nach den Individuen in einem verschiedenen Alter, der Geschlechtstrieb einstellen. Von Kindesbeinen an geübt, nicht jedem Triebe nachzugehen, sondern ihre Begierde dem Wohle der Gemeinschaft unterzuordnen, werden sie von selbst nicht sofort nachgeben. Sie wissen ja auch bereits, was die Sache bedeutet. Sie wissen ferner, dass ihre Geduld nicht allzulange auf die Probe gestellt werden wird, dass sie ungezwungen über die Sache mit Lehrern, Eltern, sogar mit dem anderen Geschlechte, sprechen können. Was wird nun die Folge einer solchen Sachlage sein?

Es werden sich frühzeitig Neigungen herausbilden. Statt jedoch, wie heute, allerlei heimliche Berechnungen bezüglich des Geldes, der sozialen Stellung, des Standes etc. anzustellen, und sein Inneres unter konventionellen Höflichkeitsformen zu verbergen, statt einer ehrlichen Erörterung der Hauptsache aus dem Wege zu gehen und höchstens daran herum zu schnüffeln wie die Katze um den heissen Brei, statt vor allem darauf bedacht zu sein, seine Vorzüge glänzen zu lassen, um den Partner dadurch zu blenden, wird man sich durchschnittlich einer viel grösseren Offenheit befleissen, weil viel weniger Gründe zur Hinterhaltigkeit vorhanden sein werden. Man wird seine Zukunftspläne austauschen; man wird die gegenseitige Beständigkeit und Aufrichtigkeit auf die Probe stellen dürfen, ohne üble Nachrede befürchten zu müssen. Beide Geschlechter werden unter einander ungezwungen, gefahrlos verkehren können, erstens, weil beide über sexuelle Dinge unterrichtet und zweitens, weil die Sitten freier sein werden. Es wird sich bald, selbst ohne eigentlichen geschlechtlichen Verkehr, zeigen, ob die beiden Temperamente sexuell zu einander passen oder nicht. Ferner wird die Brautzeit den beiden Beteiligten ermöglichen, ihre Lebensanschauungen freier gegenseitig auszutauschen, ihren beiderseitigen Charakter näher kennen zu lernen usw., sodass allmählich und frühzeitig genug sich zeigen wird, ob man zu einem dauernden Lebensbund passt oder nicht. Man wird die Frage der Erblichkeit, sowie der Kindererzeugung und-Erziehung in aller Ruhe und Ungeniertheit besprechen. Das wird gewiss moralischer sein, als die Gespräche heutiger „wohlerzogener" Brautleute, die sich neben allen Nuancen des Süssholzraspelns meistens nur um Äusserlichkeiten drehen dürfen. Will dann ein junger Mann, der z. B. begabter ist, länger studieren, so wird dies die Ehe keineswegs verhindern. Er mag sogar schon mit 24 Jahren ein 18jähriges Mädchen heiraten und noch bis 26 studieren, das Unglück wird nicht gross sein, denn die Einfachheit der Sitten bedingt die Einfachheit des Haushaltes und schliesslich kann dank den antikonzeptionellen Mitteln ein Jahr oder zwei oder mehr mit der ersten Kindererzeugung gewartet werden.

Wie wird dann die Ehe selbst sich gestalten? Zunächst wird man allen unnötigen Luxus, alle konventionellen Äusserlichkeiten auf ein Minimum reduzieren. Mann und Weib werden beide arbeiten, je nach den Umständen jedes für sich oder beide gemeinschaftlich. Ein Teil der Arbeit wird selbstverständlich den Kindern gewidmet. An der persönlichen Kindererziehung kann eventuell, wie heute, auch der Mann sich beteiligen, wenn er bessere Anlagen als das Weib dazu hat. Das kommt nicht selten vor. Die Gleichberechtigung der Frau und das Matriarchat (siehe Kapitel XIII) werden keineswegs das Eheverhältnis weniger innig, sondern höher, weil tiefer wurzelnd, gestalten. Man wird aber weniger Zeit für den äusseren Schein übrig haben. Offizielle Einladungen mit Umständen und Komplikationen wird man nicht kennen. Das sind Dinge, die nur für reiche Faulenzer passen, welche Geld und Zeit zum Töten haben. Kommt ein Freund, ein Bekannter, so ladet man ihn ohne Förmlichkeiten zum gewöhnlichen Familientisch ein, wenn er genehm und genug Essen vorhanden ist. Auch die Kleidung wird bequem, einfach und hygienisch. Kunstsinn und Ästhetik können dennoch, sowie die grösste Reinlichkeit, überall herrschen. Prunk und Luxus sind keine Kunst, sondern nur Protzentum und nicht selten sogar ekelhaft kunstwidrig. Ich habe höchst bescheidene, kleine Arbeiterheime gesehen und in denselben logiert, wo Reinlichkeit und Kunstsinn nichts zu wünschen übrig Hessen. (Siehe übrigens Kapitel V).

Sollte die Art der Beschäftigung der Eheleute, sowie die Zahl ihrer Kinder, weitere menschliche Hilfe — also Dienstboten nach jetziger Auffassung — erfordern, so werden diese dienenden Geister nicht die Stellung unserer heutigen Dienstboten im Haushalt einnehmen. Sozial und der Erziehung nach mit der Familie gleichstehend, werden sie vielmehr die Rolle im Haushalt führen, die heute eine ledige Schwester, eine Tante oder eine Grossmutter spielt. Sie werden nicht nur am Tisch mit den Eheleuten und Kindern essen, sondern Freude, Trauer und Arbeit mit ihnen als Angehörige derselben Menschenklasse teilen. Keine Arbeit wird im Hause für niedriger, gemeiner als jede andere oder gar für erniedrigend gelten. Sollte die Ehe steril bleiben, so werden die Eheleute Kinder sprossenreicher Familien oder Waisenkinder und dergl. adoptieren, falls nicht in gewissen, oben erwähnten Fällen, aus sozialen Gründen beiderseits ein Konkubinat vorgezogen wird, das unter solchen geänderten Verhältnissen einer Bigamie gleichkäme. Aber auch da würde alles in offener Übereinstimmung und nach gegenseitiger Konvenienz entschieden werden. Wer die Eifersucht nicht überwinden kann, wird sich dann scheiden lassen.

Ist eine Ehe dennoch nicht glücklich, stellen sich die Charaktere auf die Länge doch als unvereinbar heraus, so wird unter gesetzlicher Regelung der Kinderverhältnisse, der Pflichten, die beide Eltern ihren Nachkommen gegenüber zu erfüllen haben, die Ehe, resp. die sexuelle Gemeinschaft, geschieden. Beiden Teilen steht es dann frei, ohne weiteres eine andere Ehe einzugehen. Dieses dürfte nicht häufiger als heute geschehen, sondern eher weniger häufig, besonders, wenn Kinder vorhanden sein werden, denn die Ehescheidung ist stets bei vorhandenen Kindern eine missliche und unangenehme Sache.

Die Arbeit, sowie die Verfolgung sozialer Lebensideale, sind und bleiben ferner die gesundeste Ablenkung für den Geschlechtstrieb. Müssiggang, Luxus und grosstädtische Sittenkorruption sind es besonders, die denselben durch einseitige Züchtung als Selbstzweck zur Entartung führen, wie man es bei den Helden beider Geschlechter in modernen Romanen sieht. Ausserdem frischt die Arbeit die Liebe auf und lässt zum Ehestreit wenig Zeit.

Man möge unsere Utopie praktisch zu verwirklichen versuchen, statt sie hochmütig und vorurteilslos zu belächeln. Sie lässt sich bei einiger Charakterunabhängigkeit heute schon zum grössten Teil durchführen.

Die Kunst, lange zu lieben. Im 7. Jahrgang, Nr. 30, Seite 240 des „Simplicissimus“, finden sich unter dem Titel „die Hausfrau“ zwei Karrikaturen aus dem Familienleben. Im ersten Bilde sehen wir die Frau in zerlumptem Morgenkleide, einen Besen in der Hand, schmutzig und verwahrlost; so küsst sie ihren Mann der nicht gerade davon erbaut scheint und ein Gesicht macht, wie einer, der mit verzweifelter Überwindung eine ekelhafte Speise hinunterwürgt. Das Kind daneben sieht ebenso zerlumpt aus, wie die Mutter. Unter dem Bilde ist zu lesen: „So kleidet sie sich für ihren Gatten.“

Im zweiten Bild steht die gleiche Frau vor der Türe in vollendetster Toilette, mit künstlich gehobenem Busen, Chignon und allen den sonstigen Kunstmitteln ausgestattet, die das Weib anzuwenden pflegt, um ihre Reize, sei es wirklich, sei es vermeintlich zu erhöhen. Das Kind steht daneben in ähnlichem

Aufputz, und eine fremde Dame kommt an. Unter dem Bilde steht: „Und so, wenn Besuch kommt."

In diesen beiden Bildern finden wir einen wichtigen Teil der Liebespsychologie in der Monogamie wieder einmal satirisch beleuchtet. Wir sagten, das Ideal der wahren Liebe zeigt sich erst, nachdem der erste Liebesrausch vorbei ist. Wir sahen ferner, dass zur bleibenden harmonischen Liebe vor allem die höheren psychischen Ausstrahlungen inniger Sympathiegefühle, aber auch der Sexualtrieb gehört, mit welchem sie innig verbunden bleiben sollten, solange wenigstens das aktive Sexualleben des Menschen dauert. Nachher genügen die ersteren allein.

Der grosse Fehler, den leider die meisten Menschen in der Ehe begehen, ist der, dass sie sich, wenn der Bund durch Pfarrer und Zivilstandesamt geschlossen und die Türe verrammelt ist, darauf verlassen und sich ohne Selbstzucht ihren trägen Gewohnheiten, Launen, Neigungen, Schwächen und Trieben widerstandslos überlassen. Jeder Teil erwartet viel vom andern und gibt ihm möglichst wenig. Er denkt sich. „nun habe ich ihn oder sie", gibt sich somit keine weitere Mühe, und verwendet jetzt seine Künste nach aussen. Nach Ablauf des sexuellen Liebesrausches findet dann der Mann keinen Gefallen mehr an seiner Frau, verliebt sich in andere, spart seine Liebenswürdigkeiten für diese und seine üblen Launen für seine Frau auf, während letztere ihre Reize nicht mehr innerhalb ihrer Häuslichkeit zur Geltung zu bringen trachtet, keine Anstrengung mehr macht, ihrem Mann zu gefallen, und nur noch für die Strasse, für Bälle und für Vergnügungen sich reinigt und schmückt.

Wir geben von vornherein zu, dass der Mensch seine Natur nicht lange verleugnen kann; man ist das, was man durch Vererbung sein kann. Doch gibt es kleine gefällige Künste im Leben, die durch Gewohnheit und Erziehung zu erwerben sind und die selbst arme Ehegatten sich gegenseitig zur Pflicht machen sollten. Die „Erziehung" und „Selbsterziehung" darf im Leben nie aufhören.

Das oben erwähnte Schreckbild des Simplicissimus sollte man vertausendfältigen und jedem jungen Ehepaare zur Hochzeit schenken. Die dauernde sexuelle Anziehung ist, neben dem höheren Liebesgefühl und der wechselseitigen Achtung, ein Band von unschätzbarem Wert, um eine glückliche Gemeinschaft von Mann und Weib in der Ehe auch für die Dauer zu garantieren,

Zwei Ehegatten sollten daher alles vermeiden, was dieses Band zu lockern oder gar zu zerreissen imstande ist. Statt sich in ihrer Häuslichkeit der Schlamperei und Vernachlässigung ihres Äusseren zu überlassen, sollte die Frau gerade hier alle die anmutigen, graziösen Künste, die eine unschuldige, weibliche Koketterie und die Sympathiegefühle für ihren Gatten sie lehren, spielen lassen. Sie sollte danach trachten, ihrem Mann überall daheim, auch im Hauskleide, als anmutiger Mittelpunkt einer gefällig geordneten Häuslichkeit, und in allen ihren Hantierungen bis in die Einzelheiten der Alkove und des intimen ehelichen Liebesgenusses anziehend und reizend zu erscheinen. So wird sie ihn täglich von neuem an sich fesseln. Natürlich hat sie das Ziel weder in brutal sinnlicher Weise, noch mit den Künsten einer perversen Gefallsucht zu verfolgen, sondern mit jenem gesunden feinen Takt-und Zartgefühle, mit jenen Instinkten für das Ziemliche, wie sie in höchster Ausbildung freilich nur als Blüte vornehmster und edelster Weiblichkeit, aber mehr als ein Erbteil der weiblichen, als der männlichen Natur, sich darstellen.

Der Mann soll sich bemühen, an diesem Liebes-und Lebensspiel der Ehe, wie es in den vier Mauern des Hauses vor sich geht, in erträglicher und guter Art teilzunehmen. Er soll die Ritterlichkeit, deren er sich draussen anderen Frauen gegenüber beflissen zeigt, auch der eignen gegenüber nicht verleugnen: auch er soll sich daheim nicht schlechthin in allen seinen, anderen leicht lästigen Gewohnheiten gehen lassen; er soll für seine Frau geistig und körperlich in der Häuslichkeit mehr sein, als eine gähnende ver-driessliche Figur im Schlafrock und Pantoffeln und seine Frau für ihn mehr, als der Blitzableiter des Ärgers, den er in seiner äusseren Stellung, in seinem Beruf erfahren muss und dort vielfach nicht zeigen darf. Das alles wird vermieden, wenn er sich nicht gewöhnt. seine Frau als blosse Haushälterin, daneben höchstens noch als Kindergebärmaschine und als ein Wesen „gut für's Bett", das heisst zur Stillung eines rein tierischen Sexualtriebes, zu betrachten. Eine feile Dirne wäre dann schliesslich ebenso gut, vielleicht noch besser imstande, ihn zu befriedigen, weshalb er es auch häufig genug für erlaubt und ganz in der Ordnung hält, zu einer solchen Zuflucht zu nehmen. Wenn nun aber eine solche Auffassung von der Stellung und Bedeutung einer Gattin durchaus unwürdig, wenn auch leider nicht selten ist, und eine wahrhaft glückliche Ehegemeinschaft für beide Teile ausschliesst, so muss doch immer wieder betont werden, dass es auch nicht genügt, wenn der Mann von seinem Weib zwar die höhere Auffassung einer guten, treuen Lebensgefährtin besitzt, sich mit ihr aber nur durch die Bande einer rein geistigen Harmonie verknüpft fühlt.

Sollen Mann und Weib in der Ehe wirklich dauernd die volle Beglückung finden, die sie zu bieten fähig ist, so muss die geistige Liebe von der sexuellen begleitet sein und begleitet bleiben. Namentlich soll der Mann in der Frau, die er werthält und die ihm durch die Ehe verbunden ist, nicht nur den Inbegriff aller häuslichen und weiblichen Tugenden verehren, sie soll für ihn auch stets mehr oder weniger die Göttin bleiben, als die sie ihm im Beginn seiner Liebe erschien, da sie noch die Reize der Jugend schmückten, und seine Sinne in Wallung versetzten. So soll er auch später noch sich körperlich zu ihr hingezogen und in ihrer lebenswarmen Umarmung beglückt fühlen. Dies aber kann und wird geschehen, auch nachdem ihre Jugend dahin ist, vorausgesetzt, dass die Sympathiegefühle einer edleren und höheren Liebe vorhanden waren, und erhalten geblieben sind. Dann werden sie, wie die ganze Persönlichkeit, auch die äussere Gestalt einer geliebten Frau verklären und sie wird ihrem Manne die Göttin bleiben, die sie ihm von jeher war. Nur muss sie selber dies wollen, und durch ein Verhalten, wie wir es oben andeuteten, das ihrige dazu beitragen, die billigen und berechtigten ästhetischen Anforderungen des Mannes an ihre Person zu befriedigen. Will sie oder versteht sie dies nicht, dann wird es dem Mann bei seinen polygamischen Anlagen nicht immer leicht, fremden weiblichen Reizen gegenüber unempfindlich zu bleiben und ihnen Widerstand zu leisten, wo er leichtes Entgegenkommen findet. Doch können auch hier Gewohnheit und Phantasie viel tun. Besonders dem Manne (gelegentlich kann zwar auch beim Weib Ähnliches vorkommen) glauben wir Folgendes empfehlen zu dürfen. Wenn seine sinnliche Leidenschaft durch ein fremdes weibliches Wesen erregt wird und Gefahr für ihn besteht, zu unterliegen, so soll er sich bemühen, in seiner Phantasie der eignen Frau die Reize derjenigen zu leihen, die ihn zu verführen droht. Mit etwas gutem Willen wird ihm dies in vielen Fällen mehr oder weniger vollkommen gelingen. Dann wird dadurch seine sexuelle Begierde für die eigene Frau gesteigert, was, wenn diese nur etwas entgegenkommender Natur ist, die ihrige wiederum erhöht. So kann eine Flamme, die das Eheglück zu verzehren drohte, manchmal dazu dienen, dasselbe durch Erwärmung der wechselseitigen Liebesgefühle erst recht und von neuem zu befestigen. Goethe hat zwar solches im ersten Teil seiner Wahlverwandtschaften als geistigen Ehebruch bezeichnet. Wir meinen jedoch, es sei vielmehr der Ausdruck einer geistigen Ehetreue, die man durch sinnliche Substitution zu befestigen sucht.

Ist die Liebe auf beiden Seiten wahr, und ist der Wille auf beiden Seiten gut, so können im Leben derartige Erfahrungen vielfach nur dazu beitragen, das Verhältnis der Ehegatten allmählich immer inniger zu gestalten. So wird ferner nicht nur verirrte Liebesleidenschaft in das Ehebett zurückgeleitet, sondern werden auch umgekehrt Eheverstimmungen gehoben und die Ehegatten in neuem Liebesverlangen und erhöhter Zuneigung einander entgegengeführt. Auf solche Weise kann auch trotz mancher Schwächen ein Eheleben zu einem lebenslänglichen Liebesfrühling werden, in welchem jeder Tag frische Keime, Knospen und Blüten zur Entfaltung bringt, während Unkraut und Dornen emsig ausgejätet oder abgebrochen werden. Dazu gehört aber nicht nur eine unausgesetzte Bekämpfung der eigenen Schwächen und Fehler, sondern auch eine beständige ästhetische Arbeit in der Ehe, in welcher der Kultus der Venus niemals erkalten darf.

Das Matriarchat. Mit Bezug auf die Familienverhältnisse bleibt noch ein wichtiger Punkt zu besprechen, den wir schon im Kapitel XIII (Zivilrechtliche Verhältnisse der Kinder) berührten. Die Gewalt des Mannes und der patriarchalischen Verhältnisse haben die Benennung der Familie nach dem Vater zur Folge gehabt. Dies ist nicht nur unnatürlich, sondern zieht recht missliche Folgen nach sich. Ist es auch wahr, dass an Keimplasma der Mensch im Durchschnitt soviel von seinem Vater, wie von seiner Mutter erbt. so steht ihm doch die Mutter in allen anderen Beziehungen viel näher. Diejenigen Völkerschaften, bei denen in der Familie (nicht nur bezüglich Namengebung, sondern auch in anderen Hinsichten) die Mutter der massgebende Teil ist, das heisst, bei denen das Matriarchat herrscht, haben daher die Stimme der Natur viel richtiger erkannt. Vor allem die Tatsache, dass die Mutter das Kind neun Monate in ihrem Leibe trägt und nach der Geburt noch jahrelang viel inniger mit ihm verbunden bleibt als der Vater, gibt ihr auf dasselbe ein Anrecht, das dem Vater von Natur aus nicht zukommt. Wir sagten also früher schon, die Kinder sollten den Familiennamen der Mutter tragen. Die Regel sollte ferner sein, dass bei etwaiger Ehescheidung die Kinder der Mutter zukommen, wenn nicht besondere ernste Gründe das Gericht zu einer anderen Entscheidung geradezu nötigen.

Es liegt auf der Hand, dass wir bei den heutigen Kulturverhältnissen nicht mehr zu einem Matriarchat im alten Sinne zurückkehren können. So wenig ein alter Patriarch zum Alleingebieter über alle seine Nachkommen werden kann, ohne dass die schwersten Missbräuche daraus entstehen, so wenig darf diese Macht einer alten Grossmutter oder Urgrossmutter zukommen. Wenn wir vom Matriarchat sprechen, verstehen wir. abgesehen von der Benennung nach der Mutterlinie, darunter nur, dass das Familienheim und seine Leitung der Ehefrau allein rechtlich gehören sollte, weil sie in der Tat das Familienzentrum ist. Pantoffelehen dürften daraus nicht häufiger als heute entstehen. Der Mann ist und bleibt der Stärkere und hat von der Herrschaft der Frau im Familienheim nichts zu befürchten. Ist er unzufrieden, so zwingt ihn, bei frei eingerichteten Eheverhältnissen, nichts, im Hause wohnen zu bleiben, und die Frau wird sich um so mehr bemühen ihm das Heim angenehm zu machen, als sie sonst ihn zu verscheuchen Gefahr läuft. Seinerseits wird sich der Mann gleichfalls zusammennehmen müssen, wenn er im Hause nicht mehr Herr und Meister ist, und doch für Kinder und Haushalt mit dem Ertrag seiner Arbeit einzustehen hat. Ich möchte, was mir in dieser Sache erforderlich scheint, unmassgeblich in folgenden Postulaten zusammenfassen:

1. Namengebung nach der Mutterlinie.

2. Mit Ausnahme der Fälle, wo infolge von Unfähigkeit, Misshandlungen, Geistesstörungen und dergleichen die Ehefrau ihre Mutterrechte verwirkt, oder ihr dieselben gerichtlich aberkannt werden müssen, soll sie von Rechtswegen allein die Oberhoheit und die Vormundschaft über die Kinder besitzen, solange diese es nötig haben.

3. Die Ehefrau soll die Besitzerin und Oberleiterin des Heimes sein. Die von ihr geleistete Hausverwaltung und die Verrichtung ihrer Mutterpflichten sollen entsprechend gewertet werden, d. h. der Frau ebensogut wie dem Manne seine Berufs-

arbeit Anspruch auf angemessene Entschädigung verleihen.

4. So lange eine Ehe besteht, hat der Ehemann für den Schutz, den er der Familie leiht, für seine Mitarbeit am Haushalt und Kindererziehung, sowie für seine pekuniären Beiträge an die Kosten beider, den Anspruch auf Wohnung, Verpflegung und häusliche Bedienung bei seiner Frau.

5. Mit Ausnahme der zu leistenden Beiträge an die Haushaltung, und sowohl an die Erziehung wie an die Verpflegung der Kinder, gehört im übrigen der Erwerb des Mannes und sein Privatvermögen ihm allein, sogut wie Erwerb und Vermögen der Frau ihr allein zukommen. Bei einer etwaigen Scheidung werden dann auch die Vermögen getrennt. Mit den oben genannten, vom Gericht zu bestimmenden Ausnahmen, gehören dann die Kinder der Mutter. Dagegen bleibt der Vater, solange er lebt und arbeitsfähig ist, verpflichtet, seinen angemessenen Anteil an der Alimentation und Erziehung der von ihm gezeugten noch unmündigen Kinder zu leisten.

Selbstverständlich haben die Bestimmungen 2 bis 5 nur die Bedeutung gesetzlicher Normen für den Fall, dass zwei Eheleute gütlich sich nicht verständigen können, und sie enthalten für solche, die sich in Liebe und Eintracht verstehen, keinerlei Hindernis, ihr Zusammenleben nach freiwilliger Übereinkunft und eigenem Gutfinden zu regeln. Eine schwache, friedliche Frau wird sich trotzdem dem Rat und den Ansichten ihres stärkeren und klügeren Mannes unterordnen. Ebenso selbstverständlich wird es bei einer Scheidung oder Teilung nicht immer einfach und glatt abgehen, obwohl leichter als heute. Dem Ehemann wird immer das Recht zustehen, bestimmte Einsprüche geltend zu machen und die Gerichte werden danach, in jedem Einzelfalle, ihr Urteil zu fällen haben. Sind dieselben nicht mehr ausschliesslich in männlichen Händen, so dürfte so wie so das Recht der Frauen genügend gewahrt sein. Es kommen ja nicht so selten Fälle vor, wo eine Mutter unwürdig und ungeeignet ist, ihre eigenen Kinder zu erziehen, und, wo umgekehrt der Vater zu grosser Aufopferung und Hingebung fähig ist. Doch bilden diese Fälle die Ausnahme.

Es steht nicht zu erwarten, dass Wünsche, wie wir sie hier ausgesprochen, bei den trägen konservativen Neigungen und der vis inertiae der heute noch herrschenden Mehrheiten bald Anklang finden oder gar von den massgebenden regierenden Körperschaften erfüllt werden. Dagegen frägt es sich, ob nicht die heutigen Gesetzgebungen uns bereits Mittel und Wege in und ausserhalb der Ehe zur Verfügung stellen, um solche Ideale zu verwirklichen. Ich sehe deren vorläufig zwei:

Erstens kann man, wie im Kapitel XIII schon erwähnt, Eheverträge schliessen, die die Vermögen vollständig trennen und je nach den bestehenden lokalen Gesetzgebungen könnten dabei noch manche der obigen Postulate bereits erfüllt werden. Eine Frau könnte sich z. B. den Besitz und die Führung des Heimes kontraktlich vorbehalten u. dgl. mehr.

Zweitens aber werden heute überall die ausserehelichen Kinder nach der Mutter genannt. Das ist ja gerade, was wir wünschen! Da, wo das Konkubinat nicht direkt bestraft wird, können somit freie Ehen auf Grund von Privatverträgen, die den obigen Postu-laten entsprechen, geschlossen werden. Mut gehört dazu, für anständige Menschen; denn der öffentlichen Meinung zu trotzen, ist nicht Sache eines jeden, der dabei etwas, vor allem einen guten Namen zu verlieren riskiert. Auch werden solche Verbindungen sich des staatlichen Schutzes nicht erfreuen. Doch dürfte einige Energie und Konsequenz es allmählich dazu bringen, dass in solchen Fällen beide freien Ehegatten es zunächst erzwingen, dass die Frau „Frau" und nicht Fräulein tituliert wird. Es ist ferner nicht ausgeschlossen, dass derartige Verhältnisse ehrlicher und anständiger Art allmählich häufiger werden und so die Gesellschaft nach und nach zwingen, freie Ehebündnisse als mit den herkömmlichen gleichwertig und gleichberechtigt anzuerkennen und sie mit ihren Spröss-lingen in Ehren zu halten. Für die Titulierung lassen sich beide Familiennamen verbinden. Wenn Fräulein (Frau) Müller sich frei mit Herrn Meyer verbindet, kann sie Frau Müller-Meyer und ihr Mann Herr Meyer-Müller heissen.

Will ich etwa behaupten, dass unter derart umgestalteten Verhältnissen, solange namentlich die erbliche Qualität der Menschen noch nicht besser ist als heute, ein paradiesisches Glück und lauter ideale Zustände herrschen werden? Für so naiv wird mich hoffentlich der Leser nicht halten, wenn er mir bis hierher aufmerksam gefolgt ist. Gemeinheiten, Roheiten, Intrigen. Dummheit, Streit, Hass. Neid und Eifersucht, Faulheit, Unordnung, Unreinlichkeit, Klatschsucht, Schlamperei, Launenhaftigkeit, Unverstand und dergleichen mehr werden sich nach wie vor zeigen. Sie werden jedoch weniger tyrannisch auftreten können; man wird sie weniger mit den heute üblichen Ausreden entschuldigen dürfen und die Träger dieser schlimmen Eigenschaften wird man immer mehr als minderwertige oder pathologische Menschen betrachten, deren Varietäten durch zweckmässige Zuchtwahl, verbunden mit passender Hygiene und Erziehung, allmählich möglichst zu beseitigen gesucht werden müssen.

Dafür werden sich loyale, unabhängige und höher stehende Menschen viel freier und naturgemässer entwickeln können als heute. Sie werden nicht mehr die Rolle des Aschenbrödels im Dienste der Macht und des Geldes, sowie des Vorurteils und der Sittentyrannei zu spielen haben. Sie werden nicht beständig religiös und sozial heucheln müssen, sondern nach ihrer Überzeugung leben, das heisst sprechen und handeln dürfen. Die rücksichtslosen Streber werden nicht mehr wie heute die ganze Macht an sich ziehen können. Die Ehe oder der Geschlechtsverkehr überhaupt werden sich nicht mehr zu einer konventionellen Lüge gestalten. Die nicht mehr unterdrückten Gefühle werden nur noch dann überreizte und pathologische Bahnen einschlagen, wenn sie auf einer pathologischen Anlage beruhen, denn der Vorwand und besonders das pekuniäre Interesse für schlechte Handlungen und Gewohnheiten wird den Menschen, soweit überhaupt möglich, entzogen sein. Aus dem gleichen Grunde wird die Prostitution, der Verkauf des eigenen Leibes, sozusagen unmöglich und undenkbar. Freie ungezügelte sexuelle Verhältnisse und Exzesse werden freilich nicht fehlen; doch wird auch diesen die Arbeit, der man nicht ausweichen kann, eine gewisse Grenze setzen.

Man gestatte mir hier, die Schlusssätze Friedrich Albert Lange's in seiner Geschichte des Materialismus (Leipzig, J. Baedecker; VII. Auflage, 1902), wie er sie 1874 (III. Auflage) ein Jahr vor seinem Tode niederschrieb, wörtlich anzuführen:

„Wir legen den Griffel der Kritik aus der Hand, in einem Augenblick, in welchem die soziale Frage Europa bewegt: eine Frage, auf deren weitem Gebiete alle revolutionären Elemente der Wissenschaft, der Religion und der Politik ihren Kampfplatz für eine grosse Entscheidungsschlacht gefunden zu haben scheinen. Sei es, dass diese Schlacht ein blutiger Kampf der Geister bleibt, sei es, dass sie einem Erdbeben gleich die Ruinen einer vergangenen Weltperiode donnernd in den Staub wirft und Millionen unter den Trümmern begräbt: gewiss wird die neue Zeit nicht siegen, es sei denn unter dem Banner einer grossen Idee, die den Egoismus hinwegfegt und menschliche Vollkommenheit in menschlicher Genossenschaft als neues Ziel an die Stelle der rastlosen Arbeit setzt, die allein den persönlichen Vorteil ins Auge fasst. Wohl würde es die bevorstehenden Kämpfe mildern, wenn die Einsicht in die Natur menschlicher Entwicklung und geschichtlicher Prozesse sich der leitenden Geister allgemeiner bemächtigte, und die Hoffnung ist nicht aufzugeben, dass in ferner Zukunft die grössten Wandlungen sich vollziehen werden, ohne dass die Menschheit durch Brand und Blut befleckt wird. Wohl wäre es der schönste Lohn abmattender Geistesarbeit, wenn sie auch jetzt dazu beitragen könnte, dem Unabwendbaren unter Vermeidung furchtbarer Opfer eine leichte Bahn zu bereiten und die Schätze der Kultur unversehrt in die neue Epoche hinüberzuretten; allein die Aussicht dazu ist gering, und wir können uns nicht verhehlen, dass die blinde Leidenschaft der Parteien im Zunehmen ist, und dass der rücksichtslose Kampf der Interessen sich mehr und mehr vor dem Einfluss theoretischer Untersuchungen verschliesst. Immerhin wird unser Streben nicht ganz umsonst sein. Die Wahrheit, zu spät, kommt dennoch früh genug; denn die Menschheit stirbt noch nicht. Glückliche Naturen treffen den Augenblick; niemals aber hat der denkende Beobachter ein Recht, zu schweigen, weil er weiss, dass ihn für jetzt nur Wenige hören werden."

Lange's Pessimismus war vor 30 Jahren begreiflich. Heute eröffnen sich uns jedoch neue Perspektiven, die dazu angetan sind, uns mehr Mut zur sozialen Arbeit zu geben. Die prophetische von uns im Zitat gesperrte Forderung Lange's gilt aber heute wie damals voll und ganz. Entweder wird der Sozialismus ethisch sein oder er wird nicht sein. Dieser Ansicht sind auch wir seit 30 Jahren.

Die utopischen Gedanken, die wir hier niedergelegt haben, machen keineswegs den Anspruch auf Neuheit. Wir haben nur, an Hand einer Analyse der Tatsachen auf den verschiedensten Gebieten, den Versuch gemacht, herauszufinden, welche unter den vielen zutage tretenden Wünschen und Anschauungen das sexuelle Problem am richtigsten und günstigsten für die heutigen sozialen Verhältnisse der Spezies Homo lösen dürften. Jeder gibt schliess-lich zu, dass unsere sexuellen Zustände sehr viel zu wünschen übrig lassen. Man scheut sich jedoch, an dem morschen Gebäude zu rütteln. Den Lesern und Leserinnen selbst, je nach ihrem Temperament und ihren Anschauungen, aber mit der Bitte, möglichst kühl und vorurteilsfrei zu überlegen und erst dann zu richten, überlasse ich es nun getrost, zu sagen, ob unsere „utopischen“ Gedanken wirklich nur Utopie sind.

Schliesslich müssen wir zwischen einer pessimistisch-fatalistischen Ergebung in den Verfall unserer Rasse (wohl zugunsten der Mongolen) und einer unverzüglichen, frischen, tätigen und kräftigen Zucht derselben zu neuer Blüte wählen. Wer für letztere sich entscheidet, muss sich mit der sexuellen Frage befassen und sowohl dem Alkoholgenuss wie der Kapitalherrschaft und den Vorurteilen im allgemeinen schlankweg den Krieg erklären, in deren Netze wir schmachten und in deren Illusionen wir uns zugleich in blindem Vertrauen wiegen.

(Die Illusion, dass die Chinesen ganz andere Leute seien, als die Japaner und es diesen nicht nachmachen werden, ist ebenso naiv als trügerisch. Sie wird bereits jetzt durch die Tatsachen widerlegt. Wir sollten nicht warten, um uns aufzuraffen, bis 450 Millionen Gelbe gut bewannet, völlig zivilisiert und mit grossen, klugen Gehirnen versehen uns überlegen gegenüberstehen.)

ANHANG
EINZELNE STIMMEN ÜBER DIE SEXUELLE FRAGE

Man wird mir vorwerfen, dass ich die vorhandene Literatur sehr ungenügend berücksichtigt habe. Ich wollte jedoch möglichst unbeeinflusst meine gewonnenen Anschauungen darstellen und habe daher mit Absicht verschiedene einschlägige Werke erst nach Abschluss meiner Arbeit gelesen. Ich will nui von den allerwichtigsten eine kurze Analyse geben.

I
August Bebel: Die Frau in der Vergangenheit, Gegenwart und Zukunft Zürich 1883

In diesem wichtigen und merkwürdigen Buche liegt die ganze kräftige und bedeutende Persönlichkeit des Autors mit ihren Licht-und Schattenseiten:

Eine durchdringende Intelligenz mit scharfem, tiefem Verständnis der sozialen Frage, ein „self-made man“ mit starkem Selbstgefühl, und zugleich ein leidenschaftlicher politischer Dogmatiker, der keinen Widerspruch duldet und dessen Ansichten auf Unfehlbarkeit Anspruch erheben. Wenn B. von „seinen Herren Gegnern“ spricht, so fühlt man bereits, wie der Zorn ihm in den Kopf steigt und sein Urteil trübt; denn die Herren Gegner sind schon durch diese Benennung gerichtet und zum Unrecht verdammt. Will man das Buch gerecht beurteilen, so darf man erstens nicht vergessen, dass es vom Standpunkt eines kämpfenden Parteihauptes aus geschrieben ist. Man muss daher zunächst das Parteipolitische ausschalten, und zweitens berücksichtigen, dass B. die Fähigkeit und die Kenntnisse abgingen, Kritik in der Wahl seiner wissenschaftlichen Quellen zu üben. Drittens endlich darf ein heutiger Kritiker nicht ausser acht lassen, dass das Buch über 20 Jahre alt ist. Mit diesen Vorbehalten muss dieses

Werk als eine bedeutende und vortreffliche Leistung bezeichnet werden, der man der Hauptsache nach unbedingt zustimmen muss.

Die Frauenfrage, sagt B., ist ein Teil der sozialen Frage. Millionen von Frauen sind unfähig, ihren natürlichen Beruf zu erfüllen, andere werden durch die Sklaverei der Ehe angewidert. Mit Recht wirft er den damaligen Emanzipationsvertretern vor, dass sie die Frauenfrage ohne die soziale Frage lösen wollen und damit die Frauen nur in die Konkurrenzmisere hineinwerfen, um letztere noch zu vergrössern. Trotzdem, trotz Frauenstudium und dergl., bleiben die Frauen des Volkes Ehesklaven oder Prostituierte. Die reichen und intelligenten Männer sehen es gern, wenn die Frau dem Mann in niedrigen Berufen Konkurrenz macht, weil sie dadurch billigere Arbeitskräfte erhalten; ungern sehen sie aber, wenn die Frau höhere Berufe ergreift.

Frauen und Arbeiter haben das Gemeinsame, dass sie von jeher unterdrückt wurden und selten zum Bewusstsein davon kamen; die Frau war Sklavin noch vor dem männlichen Arbeiter. Hier fällt B. in den Irrtum der Promiskuitätslehre (s. Kap. VI, Teil I, § 3) und will das Matriarchat aus der Promiskuität herleiten; er bemüht sich ferner, den Beweis zu liefern, dass die Weiber der Urvölker ebenso stark waren als die Männer und ein ebenso grosses Gehirn besassen als diese. Er begründet diese Ansicht damit, dass bei niederen wilden Völkern der Unterschied zwischen männlichem und weiblichem Gehirn geringer sei als bei Kulturvölkern. Diese ganze Ansicht ist aber total falsch. Erstens finden wir einen starken Unterschied in Körper- und Gehirngrösse zugunsten des Männchens bereits bei Orang-Utans, Gorillen etc. Zweitens aber zeigt die folgende Tabelle, die ich der Liebenswürdigkeit meines Freundes, Professor Dr. Rudolf Martin in Zürich, eines ausserordentlich tüchtigen und gewissenharten Anthropologen, verdanke, dass ein wesentlicher Unterschied zwischen wilden Völkern und Kulturvölkern in dieser Hinsicht nicht existiert und dass überall ungefähr ein mittlerer Unterschied von 150 Gramm zwischen männlicher und weiblicher Schädelkapazität besteht. Man bekommt zwar zu wenig normale Gehirne, um, besonders bei wilden Völkern, brauchbare Wägungen machen zu können. Man muss sich daher auf die Messung der Schädelkapazität beschränken, die nicht völlig gleichwertig ist, aber dennoch ein ungefähr richtiges Verhältnismass liefert. Man kann wohl sagen, nach Professor Martin, dass das Gehirngewicht 87% der Schädelkapazität ausmacht (also 87 Hirngewicht entspricht ungefähr 100 Schädelkapazität). Selbstverständlich handelt es sich um normale und gesunde Gehirne; bei pathologischer Gehirnschrumpfung wird im Schädel der Verlust von Hirnsubstanz, dem Volumen nach, durch ein entsprechendes Quantum Serumflüssigkeit ersetzt. Ferner messen die verschiedenen Autoren etwas verschieden. Die folgende Tabelle mittlerer Schädelkapazität beruht, nach Professor Martin, auf zuverlässigen Zahlen.

Mittlere Schädelkapazität einiger Völkerschaften.

			Männer	Weiber	Differenz
Kulturvölker	Badenser	(48 m. Schädel)	1513	1330	182
		(26 w. Schädel)	1503	1335	168 (11,2%)
	Bayern	(100 m. Schädel)	1414	1223	191
		(100 m. Schädel)			
Mittlere Völker	Malayen	(26 m. Schädel)			
		(2 w. Schädel)			
	Aino	(87 m. Schädel)	1462	1308	154
		(64 w. Schädel)			
Niederste Rasse	Wedda	(22 m. Schädel)	1277	1139[11])	138(10,8%
		(10 w. Schädel)			

Aus dieser Tabelle geht klar hervor, dass die Differenz bei beiden Geschlechtern überall fast dieselbe ist. Je grösser die absoluten Zahlen sind, um so grösser müssen natürlich auch der absolute (nicht der relative) Unterschied und die Variationsbreite

[11] Wenn wir das durchschnittliche Verhältnis des Gehirngewichtes zur Schädelkapazität (87%) zu Grunde legen, so finden wir für die Weddas ein durchschnittliches Hirngewicht von 1111 Gramm für die Männer und 991 Gramm für die Weiber. In unserer Rasse kommen derartige Gewichte nur bei Idioten oder infolge von Hirnschrumpfung (progressive Paralyse und Altersblödsinn) vor, sind aber dann auch mit qualitativer Veränderung der Gehirnsubstanz verbunden. Daraus geht deutlich genug hervor, dass die Weddas auf einer tieferen Stufe der Evolution stehen als wir. Bei uns sind Männergehirne unter 1250 Gr. und Weibergehirne unter 1120 Gr. pathologisch, was ich auf Grund meiner eigenen früheren Wägungen in der Irrenanstalt Burghölzli (584 Gehirne) behaupten kann (siehe Allg. Zeitschrift für Psychiatrie, Bd. 54, 1897, Verlag von Georg Reimer: Brehm Arnold, Über die Todesfälle und Sektionsbefunde der Zürcher Heilanstalt Burghölzli 1879 — 1896).

werden. Der absolute Unterschied der W.- und M.-Kapazität ist zwar beim Bayern (168) und beim Wedda (138) recht erheblich, der prozentuale dagegen (11,2 und 10,8) sehr gering. Man kann daher als Durchschnitt die folgende Einteilung aufstellen:

Durchschnittliche Schädelkapazität nach Menschensorten.

	Männer	Weiber
	Schädelkapazität	
Aristencephalen (höchste Gehirne)................	über 1450 Gr.	über 1300 Gr.
Euencephalen (mittlere Gehirne)....................	1300 — 1450 Gr.	1150 — 1300 Gr.
Oligencephalen (kleine, schwache Gehirne).....	unter 1300 Gr.	unter 1150 Gr.

Professor Martin fügt hinzu, dass er bei seinen Forschungen unter den sehr primitiven Völkern Malaccas in allen Dingen eine ebenso grosse sexuelle Differenz gefunden habe, wie bei uns Europäern.

Ebenso sehr irrt B., wenn er glaubt, dass die Kleidung der Frauen die Folge der männlichen Eifersucht sei, weil das Nacktgehen die Lüsternheit errege. Wir sahen im Kap. VI, dass das Gegenteil wahr ist; zudem kleideten sich die Männer vielfach zuerst vollständiger, als die Frauen.

Folgende von B. angeführte Klage der Iphigenie auf Tauris ist dagegen charakteristisch:

In „Iphigenia auf Tauris" klagt Iphigenia: „Der Frauen Zustand ist der „schlimmste von allen Menschen. Will dem Manne das Glück, so herrscht er „und erficht im Felde Ruhm; und haben ihm die Götter Unglück bereitet, „fällt er, der Erstling von den Seinen, in den schönen Tod. Allein des Weibes „Glück ist eng gebunden; sie dankt ihre Wahl stets Ändern, öfters Fremden, „und wenn Zerstörung ihr Haus ergreift, führt sie aus rauchenden Trümmern, „durchs Blut erschlagener Liebsten, ein Überwinder fort."....

B. belegt seine Angaben über die Unterdrüeckung der Frauen im Alter turn mit treffenden Beispielen. Er erinnert daran, wie Abraham seine Ehefrau an Kaufleute gab, wie David und Salomo sich ganze Harems hielten, was Jehova in der Ordnung fand. In Ägypten war es Sitte, dass junge Frauen sich ihre Mitgift durch Prostitution verdienten. Die Töchter des Königs Cheops verdienten durch Prostitution eine Pyramide für ihren Vater. Der weise Solon organisierte die Prostitution in Griechenland, wo die Hetären, wie wir sahen, besser geehrt wurden, als die Ehefrauen, die nur als treue Hunde behandelt und als Kindergebärapparate betrachtet wurden. Plato förderte die Promiskuität und schon die

Zuchtwahl, während Sokrates und Aristoteles für die Urningsliebe der Männer schwärmten, und es in Rom noch schlimmer stand. B. polemisiert gegen die schlechte soziale Stellung, die das Christentum der Frau anweist, der es Gehorsam und Dienstbarkeit vorschreibt (bekanntlich sagte der Apostel Paul: „Heiraten sei gut, ledig bleiben noch besser“). Während unsere Ahnen einerseits überall in den Städten, vielfach sogar auf Veranlassung der Landesfürsten, Bordelle organisierten, deren Ertrag häufig landesherrliches, selbst kirchliches Regal war, und während sie die Dirnen begünstigten, verfolgten, folterten und töteten sie in grausamster Weise arme gefallene Frauen, besonders solche, die aus Angst und Scham zu Kindsmörderinnen wurden. Beim Empfang Karls des Fünften in Brügge wurde ihm bekanntlich eine Deputation schöner und vornehmer nackter Mädchen entgegengesandt, und auch in der romantischen Zeit der Minnesänger waren die gröbsten Missbräuche und Weiberentführungen Sitte des Adels. Überall weist B. die Sinnenlust des Mannes der herrschenden Stände als massgebend nach, und zeigt, wie er das Weib und das Proletariat unterdrückte. Aus Gewohnheit fügten sich beide und bedurften grosser Anfeuerung, um einen Teil ihrer Ketten zu brechen. Das Mittelalter war aber in sexuellen Dingen offener, unbefangener und weniger heuchlerisch als unsere heutige wohlerzogene Gesellschaft, sei es mit ihren konventionellen Formen, sei es mit ihrer frommen Heuchelei. Folgendes Zitat des Autors ist darin charakteristisch und zeugt von der gesunden Auffassung des Reformators Luther.

Luther sagte: „Ein Weib, wo nicht die hohe seltsame Gnade da ist, „kann eines Mannes ebenso wenig entraten, als essen, schlafen, trinken und „andere natürliche Notdurft. Wiederum also auch ein Mann kann eines Weibes „nicht entraten. Ursach ist die: es ist ebenso tief eingepflanzt der Natur, „Kinder zu zeugen, als essen und trinken. Darum hat Gott dem Leib die „Glieder, Adern, Flüsse und Alles was dazu dient, gegeben und eingesetzt. „Wer nun diesem wehren will und nicht lassen gehen, wie Natur will und „was tut er anders, denn er will wehren, dass Natur nicht Natur sei, dass „Feuer nicht brenne, Wasser nicht netze, der Mensch nicht esse, noch trinke, „noch schlafe?“....

Dafür traten nun die Verfolgungen der freien Liebe und des Konkubinats durch die strenge Bigotterie protestantischer Philister auf. Trotz aller kirchlichen Askese, trotz Kastengeist und

Formalismus, wucherten jedoch das Konkubinat und der Missbrauch des Weibes als Arbeitssklavin. Für die Anschauungen gewisser Grossen ist folgender Ausspruch Friedrichs des Grossen typisch: „Ich betrachte die Menschen wie ein Rudel Hirsche im Tiergarten „eines grossen Herrn, denen weiter nichts obliegt, als ihn stark zu bevölkern „und anzufüllen."

B. betont auch, wie der Bauer sich über die Geburt von Kälbern und Schweinen freut, während er sich über diejenige einer eigenen Tochter ärgert. Schon B. fordert mit Recht Aufklärung der Menschen in der sexuellen Frage. Dagegen übertreibt er ins Ungeheuerliche, auf Grund der Angaben gewisser den Eros zu hoch schätzender Ärzte, die angeblichen direkten schlimmen Folgen der sexuellen Enthaltsamkeit..

Bebel behauptet: „Bei solcher Intensität des Geschlechtstriebes darf es „nicht verwundern, dass geschlechtliche Enthaltsamkeit in reifen Jahren derart „auf das Nervenleiden und den ganzen Organismus des Menschen einwirkt, „dass sie zu den grössten Störungen und Verirrungen, und unter Umständen „zu Wahnsinn und jammervollem Tode führt."....

Wir haben gezeigt, wie irrig diese Anschauung ist. B. erwähnt als Beleg die grosse Zahl lediger Geisteskranker. Es ist richtig, dass die Zahl der Unverheirateten diejenige der Verheirateten in der Bevölkerung der Irrenanstalten im Verhältnis etwas übersteigt. Ganz falsch ist es aber, daraus zu folgern, dass das dauernde oder gar das zeitweilige Ledigbleiben als Ursache von Geistesstörungen aufzufassen sei. Man vergisst dabei, dass eine grosse Zahl Menschen eben deshalb ledig bleiben und bleiben müssen, weil sie frühzeitige Erscheinungen geistiger Störungen zeigen. Also post hoc heisst auch hier nicht propter hoc. Vor allem aber ist bekanntlich „ledig" mit sexuell enthaltsam keineswegs identisch. Die Strapazen und Misshelligkeiten der bisherigen Ehe bilden ferner eine wohl ebenso grosse Ursache geistiger Störungen da, wo die Anlage vorliegt. B. behauptet ferner, die Nymphomanie und die Hysterie entstünden aus unterdrücktem sexuellem Trieb, was durchaus irrig ist; beide beruhen auf ererbter Anlage.

Hier möchte ich eine Anzahl vorzüglicher Stellen und Zitate aus Bebels Buch anführen:

„Die Ehe ist die einzige wirkliche Leibeigenschaft, die das Gesetz kennt (John Stuart Mill)"...

Kant sagt: „Mann und Frau bilden erst zusammen den vollen und ganzen Menschen; ein Geschlecht ergänzt das andere."

Lange vor ihm äusserte Buddha: „Der Geschlechtstrieb ist schärfer als der Haken, womit man wilde Elephanten zähmt, heisser als Flammen; er ist wie ein Pfeil, der in den Geist des Menschen getrieben wird."

„Professor Lorenz von Stein schildert eine Frau und eine Ehe, wie unter hundert kaum eine vorhanden ist und vorhanden sein kann. Von den Tausenden unglücklicher Ehen und ihrem Missverhältnis zwischen Müssen und Wollen, von den zahllosen einzelnen Frauen, die in ihrem Leben nie eine Ehe zu schliessen denken können, von den Millionen, die als Lasttiere neben dem Ehegatten von früh bis spät sich sorgen und abrackern müssen, um das elende bischen Brot für den laufenden Tag zu erwerben, davon sieht und weiss der gelehrte Herr nichts. Bei all diesen Armen streift die herbe rauhe Wirklichkeit die poetische Färbung leichter ab als die Hand den Farbenstaub von den Flügeln des Schmetterlings. Ein Blick auf jene würde dem Herrn Professor sein poetisch angehauchtes Gemälde recht arg zerstört und ihm das Konzept verdorben haben"...

„Das Geld gleicht alle Schäden aus und wiegt alle Untugenden auf Zahlreiche und umfassend organisierte Heiratsbureaus, Kuppler und Kupplerinnen aller Art gehen auf Beute aus und suchen die Kandidaten und Kandidatinnen für „den heiligen Stand der Ehe". Solche Geschäfte sind besonders profitabel, wenn sie für die Glieder der höheren Stände „arbeiten". So fand 1878 in Wien ein Kriminalprozess wegen Giftmischerei gegen eine Kupplerin statt und endete mit ihrer Verurteilung zu fünfzehn Jahren Zuchthaus, wobei festgestellt wurde, dass der frühere französische Gesandte in Wien, Graf Banneville, diesem Weibe für die Beschaffung seiner Frau 22,000 fl. Kuppellohn bezahlte. Andere Mitglieder der hohen Aristokratie wurden gleichfalls in diesem Prozess schwer kompromittiert. Augenscheinlich liessen gewisse staatliche Organe Jahre lang das Weib in seinem dunkeln und verbrecherischen Treiben gewähren. Weshalb? dürfte nach dem Mitgeteilten nicht zweifelhaft sein."...

„So werden Menschen aneinandergekettet; der eine Teil wird zum Sklaven des anderen gemacht und gezwungen, sich den intimsten Umarmungen und Liebkosungen des andern Teils aus „ehelicher Pflicht" zu unterwerfen, die er vielleicht mehr verabscheut als Schimpfworte und schlechte Behandlung."

„Und nun frage ich, ist eine solche Ehe — und es gibt deren sehr viele — nicht schlimmer als Prostitution? Die Prostituierte hat wenigstens bis zu einem gewissen Grade noch die Freiheit, sich ihrem schmählichen Gewerbe zu entziehen, und hat, wenn sie nicht in einem öffentlichen Hause lebt, das Recht, den Kauf der Umarmung desjenigen zurückzuweisen, der ihr aus irgend welchen Gründen nicht zusagt. Aber eine verkaufte Ehefrau muss sich die Umarmung ihres Mannes gefallen lassen, wenn sie auch hundert Gründe hat, ihn zu hassen und zu verabscheuen."...

„In den besitzenden Kreisen sinkt die Frau nicht selten, ganz wie im alten Griechenland, zum blossen Gebärapparat für legitime Kinder herab, zur Hüterin des Hauses, Pflegerin des kranken Gatten. Der Mann unterhält zu seinem Vergnügen und für sein Liebesbedürfnis Courtisanen und Hetären — bei uns jetzt Maitressen genannt —, aus deren eleganten Wohnungen man in allen grösseren Städten die schönsten Stadtviertel zusammenstellen könnte.'...

„Unser „christlicher" Staat, dessen „Christentum" man überall da vergeblich sucht, wo es angewendet werden sollte, und dort findet, wo es überflüssig oder schädlich ist, dieser christliche Staat... hält sich nicht bloss von Gesetzen zurück, welche die Frauenarbeit auf ein normales Mass beschränken, die Kinderarbeit gänzlich verbieten; er selbst gewährt vielen seiner Beamten weder volle Sonntagsruhe, noch eine normale Arbeitszeit und stört so ihr Familienleben."...

„Als im Anfang der sechziger Jahre in den englischen Baumwollendistrikten infolge des nordamerikanischen Sklavenbefreiungskrieges viele Tausende von Arbeiterinnen feiern mussten, machten die Ärzte die auffallende Entdeckung, dass trotz der grossen Not der Bevölkerung die Kindersterblichkeit abnahm. Die Ursache war sehr einfach. Die Kinder genossen jetzt eine bessere Pflege und die Nahrung von der Mutter, die sie in den besten Arbeitszeiten nie genossen hatten. Und die gleiche Tatsache ist in der Krise der siebenziger Jahre in Nordamerika: New-York, Massachusetts, seitens der Ärzte konstatiert worden. Die allgemeine Arbeitslosigkeit zwang die Frauen zu feiern und liess ihnen Zeit zur Kinderpflege."

„In der Hausindustrie, die romantische Theoretiker gern so idyllisch darstellen, liegen die Verhältnisse für das Familienleben und die Moral um kein Haar besser. Hier ist die Frau neben dem Mann von früh bis in die Nacht an die Arbeit gekettet, die Kinder werden vom frühesten Alter zu gleichem Werk herangenommen. Zusammengepfercht auf den denkbar kleinsten Raum leben Mann, Frau und Familie, Burschen und Mädchen mitten unter den Arbeitsabfällen, den unangenehmsten Dünsten und Gerüchen, der notwendigsten Reinlichkeit entbehrend. Dem Wohn- und Arbeitslokal entsprechen die Schlafräume. In der Regel dunkle Löcher ohne Ventilation, nehmen sie für die Nacht eine Anzahl Menschen auf, die, zum vierten Teil darin untergebracht, schon als höchst ungesund gelten müssten. Kurz, es existieren Zustände, die einem an menschenwürdige Existenz Gewöhnten die Haut schaudern machen."...

„Der zunehmende schwere Kampf ums Dasein zwingt Frauen und Männer oft auch zu Handlungen, Duldungen, die sie sonst verabscheuen würden. So wurde 1877 in München konstatiert, dass unter den polizeilich eingetragenen und überwachten Prostituierten nicht weniger als 203 verheiratete Frauen von Arbeitern und Handwerkern waren. Und wie viele verheiratete Frauen treiben aus Not dieses schmähliche Handwerk, ohne sich der das Schamgefühl und die Menschenwürde aufs tiefste verletzenden polizeilichen Kontrolle zu unterwerfen."...

Hier erwähnt B. die Findelhäuser, in welchen die unehelichen Kinder der Bourgeois (er vergisst diejenigen der Arbeiter!) erzogen werden, „die nur für ihre ehelichen Kinder Vatergefühle hegen". (Siehe weiter unten: Maupassant; hier zeigt sich wieder B.'s Einseitigkeit; für uneheliche Kinder zeigen je nach dem individuellen Charakter Arbeiter wie Bürger Gefühl oder Gefühllosigkeit.)

„Der Grundzug der geistigen Ausbildung bei dem Manne richtet sich, kurz gesagt, auf die Klärung des Verstandes, die Schärfung des Denkens, die Erweiterung des realen Wissens, die Festigung der Willenskraft, kurz auf die Ausbildung der Verstandesfunktionen. Bei der Frau hingegen erstreckt sich die Ausbildung, wo sie überhaupt in höherem Masse vorhanden ist, vornehmlich auf die Vertiefung des Gemüts, die rein formale, schöngeistige Bildung, durch welche hauptsächlich die Sensibilität (die Nervenreizbarkeit) und die Phantasie erhöht werden, wie durch Musik, Belletristik, Kunst, Poesie. Das ist die tollste und ungesundeste Richtung, die eingeschlagen werden konnte;

sie verrät, dass die Mächte, die das Bildungsmass der Frau zu bestimmen haben, sich nur von ihren eingefleischten Vorurteilen über das Wesen des weiblichen Charakters und die beschränkte Lebensstellung der Frau leiten Hessen. Was unsern Frauen fehlt, ist nicht erhöhtes Gemüts- und Phantasieleben, verstärkte Nervosität, oder formales, schöngeistiges Wissen; nach diesen Richtungen ist der weibliche Charakter reichlich entwickelt und verbildet worden; man hat also das Übel nur vergrössert. Aber wenn die Frau an Stelle überschüssigen Gemüts, das oft recht ungemütlich wird, eine gute Portion geschärften Verstandes, exakter Denkfähigkeit hätte; statt der Nervosität und des verschüchterten Wesens physischen Mut und Nervenstärke; statt des rein formalen, schöngeistigen Wissens, oder des gänzlichen Mangels daran, Kenntnis von Welt und Menschen und natürlichen Kräften, dann würde sie, und unzweifelhaft auch der Mann sich weit besser dabei befinden."...

B. schildert dann die Verödung und Vertrocknung des Weibes am Kochherd und in Besengeschäften. Er spricht für eine natürliche Erziehung der Frau auch mit Bezug auf Körperkraft, Mut und Entschlossenheit und erwähnt Sparta, wo beide Geschlechter zusammen nackt erzogen wurden. Die Männer, sagt er, seien schuld an den jetzigen Fehlern der Frauen, an der Kleinlichkeit und der Putzsucht, die auch er am Weibe tadelt; er will die weiblichen Charaktereigenschaften aus der Unterdrükkung des Weibes durch die männliche Herrschsucht erklären und verkennt hierbei zum Teil die Macht der phylogenetischen Vererbung. Er betont die Eifersucht der Weiber, die sich gegenseitig überall als Feindinnen ansehen, worin er entschieden übertreibt. Mit Kant und mit vollem Recht aber fordert er die richtige Ergänzung des Mannes durch das Weib, und umgekehrt des Weibes durch den Mann, zur Bildung richtiger Menschen. Er verurteilt mit ebenso grossem Recht die Roheit eines Schopenhauers dem Weibe gegenüber und fertigt ihn als alten Junggesellen gebührend ab. Indem er sich gegen die Polygamie wendet, zeigt er, wie 1869 in Algier von 18,282 mohammedanischen Ehen 17,319 monogam, 888 bigam und nur 75 mit mehr als zwei Frauen vorhanden waren. Energisch spricht er sich gegen die Unnatur der Erziehung und für ihre Rückkehr zur Natur aus. Während unsere Mädchen auf Ehemänner Jagd machen, scheuen sich letztere aus Angst vor dem Luxus und den Ausgaben vor dem Ehestand. Der Parteimann B. zeigt sich wieder in der Behauptung, dass nur die heutigen Reichen innerhalb unserer Kultur polygam seien. Tatsächlich herrscht heute bei uns die freie Polygamie und die Prostitution in der Arbeiterklasse genau so gut wie im Bürgertum und bei den Reichen, wenn auch in andern Varianten.

Die Prostitution, sagt B., ist eine notwendige soziale Institution für unsere bürgerlich kapitalistische Welteinrichtung; die Ehe ist der Avers, die Prostitution der Revers der Medaille. Dafür seien aber die Herren um so strenger mit den nicht prostituierten Frauen. B. behauptet, der sexuelle Trieb sei beim Weibe ebenso stark wie beim Manne, und empört sich über die Forderung sexueller Enthaltsamkeit beim Weibe. So sehr wir ihm im letzteren Punkte recht geben, so verweisen wir doch auf unsere Kapitel IV und V, worin klar gezeigt wird, dass man den Sexualtrieb beider Geschlechter nicht als identisch bezeichnen kann.

B. erwähnt den heiligen Augustin, der, trotz seiner Askese, sagt: „Unterdrückt die öffentlichen Dirnen und die Gewalt der Leidenschaft wird alles über den Haufen werfen.“ Mit Recht geisselt er den krassen Egoismus der Männer, indem er das folgende Zitat des Dr. Kühn, Polizeiarzt in Leipzig (die Prostitution im 19. Jahrhundert), kritisiert: „Die Prostitution ist nicht bloss „ein zu duldendes, sondern ein notwendiges Übel, denn sie schützt die Weiber „vor Untreue und die Tugend vor Angriffen und somit vor dem Falle.“ Also, sagt B., haben nur die Männer das Recht, untreu zu sein und brauchen keine Tugend! Er nimmt in der Prostitutionsfrage durchaus den Standpunkt der Abolitionisten ein. Er erwähnt den sozialen Roman von Hans Wachenhusen: „Was die Strasse verschlingt“, der die Misere der Prostitution schildert und sagt, alle Grosstädte seien die gleichen Babylone, welcher Religion sie auch angehören. Folgendes Zitat ist bemerkenswert:

„Über die Ursachen die vorzugsweise die Frauen zur Prostitution treiben, hat der Pariser Arzt Parent-Duchatelet eine interessante Statistik aufgestellt, die über 5000 Prostituierte Auskunft gibt. Unter diesen 5000 befanden sich 1440, die aus Mangel und Elend zu diesem Erwerbe griffen, 1250 waren eltern- oder mittellos, also gleichfalls in Not, 80 prostituierten sich, um arme Eltern zu ernähren, 1400 waren von ihren Liebhabern verlassene Konkubinen, 400 von Offizieren und Soldaten verführte und nach Paris verschleppte Mädchen, 280 waren von ihren Liebhabern im Schwangerschaftszustand Verlassene."...

Wenn B. die pathologischen sexuellen Erscheinungen ausschliesslich aus der Prostitution erklären will, muss man es ihm verzeihen, denn damals war es die herrschende Ansicht. Tatsächlich sind in sehr vielen Fällen physische Abnormitäten, erbliche Charakterfehler und pathologischer Sexualtrieb mit oder ganz Ursache der Prostitution.

Bezüglich der Erwerbstellung der Frauen zeigt B., wie ihre Anspruchslosigkeit, Fügsamkeit und Untertänigkeit vom Kapitalismus ausgebeutet werden und wie man Frauen Arbeiten zumutet (z. B. Maurerei), die ihnen jede Weiblichkeit nehmen, während man anderseits aus Männern Kellner und Kommis macht, bei welchen Beschäftigungen sie ihrer Männlichkeit Abbruch tun. Es sei charakteristisch, wie die gleichen Männer, die den Weibern z. B. höhere Studien (Bischof) verargen wollen, sie die schwersten Arbeiten verrichten lassen. Bei der Diskussion der Verschiedenheit beider Geschlechter sagt B.:

„Es hat keine andere Ungleichheit ein Recht auf Bestand als jene, welche die Natur für die Erreichung des äusserlich verschiedenartigen, im Wesen gleichartigen Naturzweckes begründete. Die Naturschranke wird aber kein Geschlecht überschreiten, weil es damit seinen eigenen Naturzweck vernichtet."

Hier behauptet B., das Gehirn des Weibes sei im Verhältnis zur Körperlänge grösser als das männliche. Dieser Trugschluss ist längst widerlegt worden. Bei kleineren Organismen ist das Gehirn stets grösser im Verhältnis zum Körper, weil dieselbe Verschiedenartigkeit der Funktionen, trotz geringerer Körpergrösse, nahezu ebensoviel Nervenelemente, wenigstens im Grosshirn, erfordert, das nicht direkt mit der Muskelmasse und den Sinnesflächen zusammenhängt. Ich verweise übrigens auf das im Kap. III S. 56 u. ff. über diese Frage Gesagte. B. glaubt ferner, das männliche Gehirn sei durch die Erziehung vergrössert worden (siehe oben). In Wirklichkeit aber war die Zuchtwahl resp. die mit derselben verbundenen oder unabhängig von ihr wirkenden engraphischen Evolutionsverfahren daran schuld. In seiner Auffassung des Darwinismus zeigt sich die Einseitigkeit Bebels, obwohl er recht hat, wenn er ihn demokratisch nennt. Die folgende Stelle enthält eine tiefe, von uns auch stets verteidigte Wahrheit:

„Glücklicherweise aber kommt, ob mit oder ohne Willen dieser Herren Gelehrten, die Menschheit zur Erkenntnis der Gesetze, die ihre Entwicklung bedingen, und sie hat also nur nötig, diese Erkenntnis auf ihre politischen, sozialen und religiösen Einrichtungen anzuwenden und diese umzuformen. Der Unterschied also zwischen dem Menschen und dem Tiere ist, dass der Mensch wohl ein denkendes Tier, das Tier aber kein denkender Mensch ist Das haben die Herren Darwinianer in ihrer Gelehrsamkeit übersehen. Daher der falsche Zirkel, den sie beschreiben.“...

B. tut freilich damit den Darwinianern schwer Unrecht, welchen er seine bezügliche Weisheit verdankt. Er sollte nicht die Irrtümer Einzelner in Bausch und Bogen als die Irrtümer der Gelehrten bezeichnen. Mit Recht verteidigt er dagegen das Frauenstudium und zitiert tüchtige Ärztinnen.

In seinem Kapitel über die Frauen und das Recht fordert er das Frauenstimmrecht, die Gleichberechtigung beider Geschlechter überhaupt. Er brandmarkt diejenigen, welche schwangere Frauen, die auf der Tribüne erscheinen, bespötteln, verteidigt überhaupt die Ehre der Schwangerschaft und verhöhnt daneben mit Recht die Schmerbäuche der Männer. Er vergleicht das Ehrenschlachtfeld der Gebärenden in seiner Gefährlichkeit mit dem Risiko der Männer im Kriege und spricht sich für die sexuelle Aufklärung der Kinder aus.

Immer wieder die Vererbungsgesetze verkennend, bildet sich B. ein, man könne durch gute soziale Erziehung alle Verbrecher in nützliche und brauchbare Glieder der Gesellschaft umwandeln. Hier gehen ihm das Verständnis für die jüngste Phylogenie und für die Blastophthorie (siehe Kapitel I, II und VIII, Teil I) total ab.

Bebels sozialistische Moral, die auch für die sexuellen Verhältnisse gilt, geht aus folgendem Absatz klar hervor:

„Sittlichkeit und Moral haben mit der Religion nichts zu tun; das Gegenteil behaupten Einfältige oder Heuchler. Sittlichkeit und Moral sind der Ausdruck für Begriffe, welche die Beziehungen der Menschen zu einander und ihre Handlungen gegenseitig regeln; die Religion regelt die Beziehungen der Menschen zu übersinnlichen Wesen. Aber wie die Religion, so entspringen auch die Begriffe über die Moral dem jeweiligen Sozialzustand der Menschen. Der Kannibale betrachtet Menschenfresserei als sehr moralisch; als moralisch sahen Griechen und Römer die Sklaverei an, der Feudalherr des Mittelalters die Leibeigenschaft und Hörigkeit, hochmoralisch erscheint dem modernen Kapitalisten das Lohnarbeitsverhältnis, die Schinderei der Frauen durch Nachtarbeit, die Demoralisation der Kinder durch Fabrikarbeit. Vier Gesellschaftsstufen und vier Moralbegriffe, einer höher als der andere, aber keiner der höchste. Der moralisch höchste Zustand ist unzweifelhaft, wo die Menschen sich als Freie, Gleiche gegenüberstehen, wo der höchste Moralgrundsatz: „Was Du nicht willst, das man Dir tu', das füg' auch keinem andern zu", durch den Zustand der Gesellschaft unverletzbare menschliche Beziehung ist. Im Mittelalter galt der Stammbaum des Menschen, in der Gegenwart entscheidet sein Besitz, in der Zukunft gilt der Mensch als Mensch. Und die Zukunft, das ist der verwirklichte Sozialismus."...

Er zitiert auch folgenden Passus aus Richard Wagner:

„(Kunst und Revolution): Ist unseren zukünftigen freien Menschen der Gewinn des Lebensunterhalts nicht mehr der Zweck des Lebens, sondern ist durch einen tätig gewordenen neuen Glauben, oder besser Wissen, der Gewinn des Lebensunterhalts gegen eine ihm entsprechende natürliche Tätigkeit uns ausser allen Zweifel gesetzt, kurz, ist die Industrie nicht mehr unsere Herrin, sondern unsere Dienerin, so werden wir den Zweck des Lebens in die Freude am Leben setzen und zu dem wirklichen Cenuss dieser Freude unsere Kinder durch Erziehung fähig und tüchtig zu machen streben. Die Erziehung, von der Übung der Kraft, von der Pflege der körperlichen Schönheit ausgehend, wird schon aus ungestörter Liebe zum Kinde und aus Freude am Gedeihen seiner Schönheit eine rein künstlerische werden und jeder Mensch wird in irgend einem Bezuge in Wahrheit Künstler sein. Die Verschiedenheit der natürlichen Neigungen wird die mannigfachsten Richtungen zu einem ungeahnten Reichtum ausbilden."...

B. fordert also für die Frau der Zukunft volle Freiheit und ihre Gleichheit mit dem Manne, mit Berücksichtigung natürlich der Geschlechtsunterschiede. Die Ehe soll ein Privatvertrag aus Neigung und die Befriedigung des Geschlechtstriebes Privatsache werden; bei Abneigung sei die Ehe zu lösen. Mit Bezug auf den Geschlechtstrieb fordert er für grosse Frauen die gleichen Rechte, wie für grosse Männer, also für Georges Sand oder Lucretia Floriana, dieselben wie zum Beispiel für Goethe. Die Zwangsehe sei die Bürgermoral, weil sie legitime Kinder als Erben fordere, also alles an Geld und Kapital anpasst. Hier vergisst B. vollständig die natürlichen Familiengefühle und- Instinkte des Menschen, sowie die Rechte der Kinder auf die Familie. Er denkt nicht an die Pflichten, die daraus den Erzeugern von Kindern erwachsen, sowie an die Zuchtwahl, die sich nicht ohne weiteres nach dem Geschlechtstrieb zu richten hat. Das ist eine sehr schwache Seite seiner ganzen Logik. Ich verweise hierfür auf das, was ich in den Kapiteln XII, XIII, XIV und XVI gesagt habe.

Mit Bezug auf die Übervölkerungsfrage macht B. seine berühmten Berechnungen über Menschenmangel. Er will fünfhundert Millionen Menschen in Kanada, tausend Millionen in den Vereinigten Staaten, Afrika, Brasilien etc. entstehen lassen und zeigt dabei eine bedenkliche Unkenntnis nicht nur der Klima- und Bodenverhältnisse jener Länder, sondern auch und vor allem der Sehnsucht des menschlichen Herzens und der Bedürfnisse des menschlichen Glückes. Es ist ihm nur um Arbeitsprodukte und Fütterung zu tun. Nach dieser Art Rechnung hätten wir das Ideal in China, wo möglichst viele Menschen auf einem möglichst kleinen Erdteil zusammengepfercht leben, d. h. vegetieren. Der kleine Erdball würde dann in lauter Kartoffel- und Getreidefelder umgewandelt. Welche Möglichkeit dann noch übrig bliebe, unseren geistigen Horizont durch Forschungen zu erweitern und was den Menschen hiezu noch anfeuern könnte, sagt uns B. nicht. Weshalb denn eine so kolossale Quantität Menschen nach dem Vorbild einer Kaninchenzucht erzeugen?! Für diesen Sozialismus bedanken wir uns. Zum Glück erweitern sich die Horizonte der Menschen, die cine Sozialreform wünschen, und wir werden noch zur Einsicht gelangen, dass es nicht auf die Erhöhung der Quantität, sondern der Qualität der Menschen ankommt. Mit Unrecht polemisiert somit B. gegen Malthus und Kautzky, wenn auch letztere ebenfalls mehr auf die Quantitäts– als auf die Qualitätsfrage bedacht waren. Einen richtigen Vorwurf macht dagegen B. denjenigen Darwinisten, die die tierischen Gesetze auf der Menschen anwenden, ohne zu berücksichtigen, „dass der Mensch ah höchst organisiertes Tier, die

Naturgesetze erkennend, sie auch zu lenken und zu benutzen vermag." Hier stimme ich B. völlig bei. Ich habe mich in meinen Ausführungen ganz nach diesem seinem Spruch gerichtet, obwohl ich denselben noch nicht kannte. Was wir mit dem Ausdruck „künstlich" belegen, ist nichts als die Frucht angehäufter Produkte der menschlichen Natur.

Ebenso muss man sich mit den zwei folgenden Schlusssprüchen Bebels durchaus einverstanden erklären:

„In allen bisherigen Epochen handelte die Menschheit in Bezug auf Produktion und Verteilung, wie auf Bevölkerungsvermehrung ohne Kenntnis ihrer Gesetze, also unbewusst; in der neuen Gesellschaft wird sie mit Kenntnis aller Gesetze bewusst und planmässig handeln."...

„Der Sozialismus ist mit klarem Bewusstsein und voller Erkenntnis auf alle Gebiete menschlicher Tätigkeit angewandte Wissenschaft."...

Wenn ich mich auch in der vorstehenden Analyse gegen die Punkte gewendet habe, wo B. nach meiner Ansicht im Unrecht ist, stehe ich dennoch nicht an zu erklären, dass ich in der Hauptsache nach seinen Standpunkt teile (was der Leser übrigens selbst gemerkt haben wird), und dass ich seinem Buche als einer bedeutenden Leistung hohe Anerkennung zolle.

II
Ellen Key: Über Liebe und Ehe

(Deutsch von F. Alaro, dritte Auflage, Berlin S. Fischer 1904).

Ein neues modernes Werk wird uns hier von einer Frau geliefert. Die Übereinstimmung ihrer Anschauungen mit den unsrigen wird niemandem entgehen und es freut mich dies um so mehr, als zur Beurteilung der sexuellen Frage die Gefühle und Ansichten der beiden Geschlechter nötig sind. Wir empfehlen jedem die Lektüre dieses genial gedachten und geschriebenen Werkes, und können die Verfasserin dazu nur beglückwünschen. Hier wollen wir eine kleine Analyse desselben geben.

Der Mensch ist ein je nach den Individuen ungeheuer verschiedenartiges Wesen. Es lässt sich beweisen, dass die Lebenskraft eines Volkes in erster Linie von der Fähigkeit und der frohen Willigkeit seiner Frauen abhängt, lebenstaugliche Kinder zu gebären und zu erziehen. E. K. stellt fest, dass der Protestantismus mit Bezug auf die Ehe eine Brücke zwischen dem Katholizismus und der monistischen Weltanschauung geschlagen hat. Sie verdammt den Zwang, die Lieblosigkeit in der Ehe. Die Liebe soll immer mehr zu einer Privatsache, die Kinder hingegen immer mehr zu einer Lebensfrage der Gesellschaft werden. Für denjenigen, der mehr als einmal liebt, kann es keinen anderen sittlichen Massstab geben, als für den, der nur einmal liebt, nämlich den Massstab der Lebenssteigerung. Wer also durch eine zweite Liebe höher wird und mehr wirkt, hat zu dieser Liebe das Recht; wer aber dadurch geringer oder gar schuftiger wird, handelt sittlich schlecht.

E. K. greift sehr energisch und mit vollem Recht die asketischen Anschauungen Tolstoi's an. Dagegen schwärmt sie in echt weiblicher Weise für den raschen Fortschritt; sie sieht zu viel Übermenschen und zu wenig Untermenschen in unserer Gesellschaft, glaubt irrtümlich (ähnlich wie Bebel) an eine rasche, evolutive Verbesserungsfähigkeit unserer Rasse und glaubt, unsere heutige Generation stehe innerlich viel höher, als die früheren, weil sie den Kulturfortschritt mit der Rassenverbesserung verwechselt. Sie möchte, wie auch wir, Einheitlichkeit zwischen Lieben und Sexualtrieb sehen. Sie übersieht aber dabei zu sehr den polygamischen Trieb des Mannes, der den Weibern den Kopf verdreht und dadurch die glückliche Ehe anderer Paare zerstört.

Die Liebe ist schon bei Tieren vorhanden und wurde nicht erst durch die menschliche Monogamie erzeugt. Sie ist nicht nur eine Sehnsucht nach Begattung, Fortpflanzung und Arbeitskameradschaft, sondern auch nach einer wahren mitfühlenden Seele mitten in der Einsamkeit des Lebens und der Kälte, die dem Individuum von der Gesellschaft aufgezwungen wird, nach einer mitfühlenden Seele, die den Schmerz lindert und die „unser Herz von den Fremdlingsgefühlen auf Erden erlöst." Wir suchen die Liebe „einer Seele, vor deren Wärme unsere eigene die Hülle fallen lässt, die die Kälte der Welt ihr aufgezwungen, um sonder Scham ihre Geheimnisse und Herrlichkeiten preiszugeben." E. K. zitiert die Verse Dehmels:

„Liebe ist die Freiheit der Gestalt
Vom Wahn der Welt, vom Bann der eigenen Seele."

E. K. kommt auf die Konflikte zwischen Sexualtrieb und höherer Liebe zu sprechen, sowie auf die Masken und Verkleidungen, die die Menschen zur Deckung ihrer Schwächen anwenden. „Darum wird eine gewisse Form des „Flirts" der Versuch der erwachenden Liebe zur Demaskierung, zur Ablistung der schlitzenden Verkleidung, eine Fechtkunst, die auf die Ritzen des dicht anschliessenden Panzers zielt." Die Liebe ist das Versenken in den Geist, in dem unser eigener seinen Halt findet ohne seine Freiheit zu verlieren; sie sucht die Nähe des Herzens, an dem die Unruhe unseres eigenen gestillt wird und bildet dadurch eine Synthese der Begierde mit der Freundschaft. E. K. vergleicht sie mit der Mischung der Luft aus Stickstoff und Sauerstoff. Wie hier die beiden Gase müssen in der Liebe Sinnlichkeit und Sympathie im richtigen. Verhältnis zu einander stehen. Sie bekämpft die Freundschaft als Ersatz der Liebe und glaubt, die grosse Liebe werde immer mehr Menschen zu teil werden. Sie erblickt einen Fortschritt darin, dass die Männer beginnen zu erfahren, dass sie erotisch Seele besitzen, sowie darin, dass die Weiber erfahren, dass sie erotisch Sinne haben. Dadurch wächst die Gegenseitigkeit in der persönlichen Liebe. Aus diesem Grunde suchen die heutigen jungen Männer, mehr wie zuvor, der Frau Individualität zu geben, statt sie zu unterjochen. Rodin verherrlicht die Liebe seiner Liebespaare dadurch, dass jeder Teil durch Einigung höher wird. Die Frauenliebe der Gegenwart unterscheidet sich von der älteren durch die Unermesslichkeit ihrer Ansprüche. Das moderne Weib will geliebkost und zugleich seelisch geliebt werden. E. K. gibt aber zu, dass daraus Enttäuschungen erwachsen, indem die Menschen die Liebe grösser träumen, als sie meistens sein kann. Das frühere Eheglück forderte jedoch Lüge und List, die beide Geschlechter erniedrigte.

„Die neuen Frauen verlangen vom Manne Reinheit. Ob sie aber wohl ahnen, wie ihre Behandlung des schüchternen, unsicheren Jünglings einerseits und des erfahrenen, sicheren Erobertypus anderer, seits auf den ersteren wirkt, der vielleicht um seine erotische Reinheit kämpft in der Hoffnung, dass der Lohn des Sieges das Glückslächeln eines Weibes sein wird, der aber sieht, wie dieses Weib ihn selbst mit hochfahrendem Mitleid behandelt, während es hingegen bewundernd die Flecken des Leoparden betrachtet? Ob wohl alle jungen Frauen, die ihren Abscheu vor der Unreinheit der geschlechtlichen Gewohnheiten des Mannes aussprechen, selbst nur von sanfter, edler Freude am Gefallen geleitet sind? Ob sie sich niemals die verächtlichste aller Falschspielereien erlauben: die der Liebe?"

E. K. geisselt dann das Gefallen an dem „Katzenspiel des Flirtes", an „dem Stiergefecht der Eifersucht", mit welchem die Frauen die Exzesse der Männer schüren und behauptet: „Es gibt mehr Männer, die von „reinen", als von „unreinen" Frauen verführt sind." „Von den sogenannten Frauenhassern kann die Frau am meisten über die Natur des Mannes lernen. Denn der Frauenhasser ist immer ein Mann, der in ausgesprochen männlicher Weise das Weib geliebt hat und in den Ausbrüchen seiner Enttäuschung die innersten Wünsche der Männer verrät." Hierbei analysiert E. K. Strindberg und Nietzsche sehr treffend als Frauenhasser und zeigt, welche Lehren die Frauen daraus zu ziehen haben. Nietzsche teilt die Frauen in Katzen, Kühe und Affen ein. Darauf erwidert E. K. mit Recht, das bedeute so viel, wie wenn man die Männer in Füchse, Büffel und Pfauen einteilen würde. Es fehlen nicht nur Nietzsches eigene Tiere, der Adler und die Schlange, sondern auch andere Arten, wie vor allem der Löwe und der Esel. Sie zeigt wie sehr Nietzsche irrt, wenn er alle Weiber über einen Leisten schlägt und nur beim Manne tief individuelle Eigenschaften anerkennt.

Moderne Frauen wollen entweder vom Manne weibliche Reinheit verlangen oder für die Frau männliche Freiheit fordern. Beides ist unrichtig. Die Literatur wimmelt jetzt von „Reinheitsschriften", männlichen wie weiblichen, schön- und nichtschönliterarischen.

E. K. möchte hier das Schlechte durch das Gute, durch die gegenseitige Erziehung beider Ehegatten erwirken. „Immerdar zärtlich keusche, feinfühlende und mildweise Gattinnen; das dürfte das Seligkeitsmittel für die von der Zersplitterung gequälten Männer sein. Schon eine solche Mutter oder Schwester oder Freundin bringt einem Manne Stärke. Aber siegesgewiss kann nur eine Geliebte bleibende Gattin sein." Lou Andreas-Salomé (der Mensch als Weib) sagt treffend, „dass gerade die grössere Sinnlichkeit der Frau sie weniger sinnlich macht als den Mann; auf Grund der Mutterschaft — und allem, was damit zusammenhängt — ist sie sozusagen vom Kopf bis zum Fuss das ganze Jahr hindurch sinnlich, der Mann hingegen nur akut und lokal."

Im weiteren schreibt E. K.: „Es ist ohne Zweifel eine weibliche Übertreibung, dass eine „reine“ Frau die Macht der Forderungen ihres Geschlechts nur dann fühlt, wenn sie liebt. Aber der ungeheure Unterschied zwischen ihr und dem Manne liegt darin, dass sie diesen Forderungen nicht willfahren kann, ohne zu lieben. Es ist allerdings wahr, dass eine Frau neben ihrer Liebe eine Lebensaufgabe haben kann. Aber der tiefgehende Unterschied zwischen ihr und dem Manne besteht vorderhand darin, dass er häufiger als Schaffender denn als Liebender sein Bestes gibt, während es bei ihr fast immer umgekehrt ist. Der Mann wertet sich nach seinen Werken, die Frau nach ihrer Liebe. Freilich will das Weib vom Manne auch sinnlich beglückt werden. Aber während diese Sehnsucht nicht selten bei ihr erst erwacht, lange nachdem sie einen Mann schon so liebt, dass sie ihr Leben für ihn opfern wollte, erwacht beim Manne oft das Verlangen, eine Frau zu besitzen, bevor er sie auch auch nur so liebt, dass er seinen kleinen Finger für sie hingeben würde. Dass die Liebe bei der Frau meistens von der Seele zu den Sinnen geht und manchmal gar nicht so weit kommt; dass sie beim Manne meistens von den Sinnen zur Seele geht und manchmal gar nicht ans Ziel gelangt — das ist von den jetzigen Verschiedenheiten zwischen Mann und Frau die für beide qualvollste.“

E. K. wähnt offenbar, diese tiefen Eigenschaften der menschlichen Natur würden sich bald andern. Von Schweden sprechend, wo im Volke die Liebe sehr frei ist, sagt E. K.: „Eines ist sicher, dass die eheliche Treue in den breiten Volksschichten ebenso gross ist, wie die Freiheit vor der Ehe unbegrenzt. Man braucht nur anderseits im Volke zu sehen, wie schwach und schlaff die Gefühle, wie grob und gierig die Sinne werden, wenn sie die Gewohnheit haben, ihren Hunger zu stillen, bevor der der Seele erwacht ist. Während die Mehrzahl der Arbeiter sich neben der Befriedigung des Triebes mit einem tüchtigen ergebenen Kameraden begnügt, der mit ihm ins gleiche Joch gespannt ist, hat der entwickelte moderne Mensch tiefe erotische Forderungen, die jedoch in der Jugend oft genug durch den Liebesrausch getäuscht werden.“

„Die Menschen verfluchen den Zufall, der die Liebenden trennt. Aber man sollte weniger die Zufälle verfluchen, die trennen, als jene, die zu früh vereinen. Das Glück verfehlen kann der Mensch dadurch, dass er zu spät das Wesentliche in sich selbst oder anderen findet; nicht dadurch, dass er sich vor der Entdekkung des Handelns enthält."

E. K. spricht gegen die antikonzeptionellen Mittel aus ästhetischen Gründen und weil sie glaubt, sie helfen nicht; wir sahen, dass sie sich darin irrt. Sie spricht sich gegen zu frühe Ehen (freie oder legitime) aus, weil zuviel Mühe und Lebenssorgen daraus erwachsen, weil die Kinder darunter leiden und weniger gut erzogen werden. Im Norden möchte sie die Frauen nicht vor 20, die Männer nicht vor 25 Jahren heiraten lassen und behauptet, dass kaum ein Weib, das unter 20 geheiratet habe, nicht vor 25 gefunden habe, es sei zu früh gewesen. Man darf nicht vergessen, dass die Autorin in Schweden lebt. „Ohne südländischen Bluteinschlag dauert es viele Jahre, sagt sie, bis die Sinne des nordischen Weibes bewusst erwachen; die Männer werden aber ungeduldig."

Nietzsche sagt, „die Sinnlichkeit übereile oft das Wachstum der Liebe, sodass die Wurzeln schwach bleiben und leicht auszureissen sind." E. K. gibt zu, dass das sich gebende junge Mädchen ethisch höher stehe, als die konventionelle Braut, welche wartet, bis ihr Bräutigam sich zu einer Stelle hinaufgearbeitet hat; aber höher noch stellt sie das Mädchen, das in der Lenzzeit der Liebe ihre Kühle zu bewahren wusste. Eros sei bisher leider von den Männern allein geleitet worden; die Frauen müssen die Leitung übernehmen und durch Trennungen die langen Verlobungen abkürzen. Nach den angegebenen Altersgrenzen möchte sie dagegen Liebe und Ehe freigeben. Je zärtlicher die Frau liebt, desto gewisser wird sie früher oder später ausrufen;

> Deine fordernde Sehnsucht wird wohl still,
> Wenn ihre Küsse mich herzen —
> Aber meine schweigt nicht, — du, ich will
> Mutterschmerzen! Marg. Beutler.

Die Frau sehnt sich, oft unbewusst, nach dem Kind. Der Mann missversteht sie leicht und glaubt sie befriedigt, wenn sie erst zu hungern beginnt. „Das Bedürfnis des Weibes für das Geschlecht zu leben und zu leiden, gibt ihrer Liebe eine reinere Glut, eine höhere Flamme, einen tieferen Ewigkeitswillen, eine unerschütterlichere Treue als der des Mannes. Von einer immer heisseren, immer opferwilligeren Zärtlichkeit für den Geliebten, wird die ungestillte Mütterlichkeitssehnsucht ausgelöst. Der Mann hingegen, der immer weniger Anlass hat zu geben, gelangt so dazu, immer weniger zu lieben."

E. K. verficht nicht jede „freie Liebe" und bekämpft den Missbrauch dieses Ausdruckes. Die Blüte der Liebe soll Eigentum der Liebenden und ihr Geheimnis bleiben, ihre Frucht dagegen eine Angelegenheit zwischen ihnen und der Gesellschaft. „Die Poesie hat selten das gesetzlich geweihte, fast immer nur das freie und geheime Liebesverhältnis besungen. Der Freier, der — im Frack — seine Gefühle für die Tochter zuerst dem Vater erklärt, ist bereits ein so veralteter Typus, dass man ihn kaum mehr lächerlich machen kann und der ganze Verlobungs- und Hochzeitsapparat beginnt lächerlich zu werden. „Immer weniger ertragen die Liebenden das Ausspionieren ihrer feinsten Gefühle; immer mehr retten sie sich vor der Zollvisitation der Gesellschaft, vor den Dietrichen der Familie und vor den Taschendiebsfingern des Bekanntenkreises."

„Eltern müssen den Kindern ihre eigenen Wege, sie ihre bitteren Erfahrungen machen lassen, aber ihnen Freunde sein und ihnen mit ihren Erfahrungen dienen. Wenn freilich die Kinder den Zufall für das Schicksal halten, wird alles vergebens sein."

„Es ist gut, Vater und Mutter zu ehren; wichtiger ist doch das Gebot, das Moses vergass: „Sohn und Tochter zu verehren, noch ehe sie geboren sind." Oft verdankt das Kind seinen Ahnen mehr als seinen Eltern. E. K. möchte sehen, dass die Männer ihr Heim mit 25 Jahren gründen und nach 30 bis 35 Jahren vom Staatsdienst pensioniert werden. „Solange die Staaten so stumpf ihre höchsten Werte hinopfern, wird jede andere Art der Gesellschaftsveränderung ein Penolopegewebe bleiben, wo die Nacht das aufreisst, was der Tag gewirkt hat."

E. K. meint, man sollte nicht mehr als 25 Jahre Altersunterschied zwischen Eheleuten gesetzlich zulassen. Sie möchte der Ehe eine ärztliche Untersuchung vorangehen lassen, ob die betreffenden Leute ehefähig seien. In ihrem Kapitel über Auswahl der Liebe spricht sie ganz gut über die Rassenzüchtung.

Als Erotoplastik bezeichnet E. K. „die Lehre der Liebe als bewusst formender Kunst", im Gegensatz zum blinden Geschlechtstrieb. Sie fordert auch eine freie Zuchtwahl durch Stammesgefühle und dergl. mehr. Sie möchte Freiheit in der

Auswahl der Liebe unter Bedingungen, die der Gattung günstig sind und umgekehrt Begrenzung, nicht der Freiheit der Liebe, wohl aber der Freiheit der Kindererzeugungen unter Bedingungen, die der Gattung ungünstig sind. Dies nennt sie „Lebenslinie“. Der Artveredelungswille soll den Liebenden nicht bewusst sein, so wenig wie dem im Sport siegenden die vorhergehende Trainierung; es genügt, dass die Gefühle von solchen unbewussten Motiven durchdrungen werden. Sie spricht sich für die Bigamie aus, im Falle, wo die Unfähigkeit des einen Gatten (z. B. Krankheit) die Kindererzeugung unmöglich macht. Wenn der Artveredelungsgesichtspunkt die ethischen Begriffe der Menschen durchdrungen haben wird, werden folgende Verhältnisse als unsittlich betrachtet:

„l. Jede Elternschaft ohne Liebe.

2. Jede unverantwortliche Elternschaft.

3. Jede Elternschaft unreifer oder entarteter Menschen.

4. Alle freiwillige Unfruchtbarkeit von Ehepaaren, welche für die geschlechtliche Aufgabe geeignet sind.

5. Alle Äusserungen des Geschlechtslebens, die Gewalt oder Verführung voraussetzen oder das Unvermögen, die geschlechtliche Aufgabe gut zu erfüllen, zeigen.“

E. K. muss hier die Gefahren der ersten Versuche zugeben. Sie gibt ebenfalls zu, dass es noch nicht bewiesen sei, dass die Liebe die besten Kinder hervorbringe, aber sie glaubt fest, dass man es einmal beweisen wird.

Man kann hier den Idealismus der Verfasserin zwar bewundern, leider aber kann ihr die objektive Wissenschaft nicht ohne weiteres zustimmen. Ich könnte ihr vielmehr eklatante Beweise des Gegenteils liefern.

E. K. kritisiert die Ansicht Schopenhauers, dass die Liebe durch natürliche Gegensätze angeregt wird. Sie glaubt, die Monogamie wird erst dann überall gut werden, wenn die Auswahl der Liebe jeden Mann und jedes Weib geeignet gemacht haben wird, die Art fortzusetzen.

Mit Bezug auf die grosse, vollkommene Liebe sagt E. K. treffend: „Die tiefste Tragik der Liebe ist, dass viele Menschen, erst nachdem Seele und Sinne aus ihren Irrtümern gelernt haben, für die grosse Liebe reif sind, die aus zwei Wesen ein vollkommeneres schaffen kann. Für die Mehrzahl gelten die Worte des sterbenden Hebbel: „entweder fehlt der Becher oder der Wein.“

„Dass so viel mehr unglückliche Ehen bestehen, als aufgelöst werden, dürfte weniger auf dem Plichtgefühl beruhen, als darauf, dass nur wenige den grossen Gefühlen gewachsen sind. Peer Gynts Symbol — die Zwiebel — versinnbildlicht das erotische Wesen der meisten. Sie blüht willig im Sande wie im Wasser, in der Erde wie im Topfe. Aber hat sich eine Eichel in einen solchen verirrt, dann wird es — infolge der Lebensbedingungen der Eiche — unvermeidlich sein, dass sie eines Tages ihr Gefängnis sprengt oder stirbt."

E. K. wagt es, denjenigen Frauen, die reif geworden und einer hohen Liebe fähig sind, zu raten, Mütter ohne Ehe zu werden. Dieses Wagestück muss mit Willen und Bewusstsein geschehen (nicht wie bei der Schwachen, die ein Kind kriegt), jedoch nur da, wo Ehehindernisse vorliegen. Die neue Frau, sagt sie, „braucht Mut für sich, Mitleid für andere". Wir können uns nicht enthalten, hier E. K., ohne ihr übrigens zu widersprechen, eine Novellette von Alex. L. Kielland (aus dem Norwegischen übersetzt von M. v. Borch), nämlich „Erotik und Idylle" zur Lektüre anzuraten: Aus Liebesbegeisterung empfehlen „ideale weibliche Seelen" zwei Verliebten zu heiraten, obwohl sie nicht die Mittel zur Familienerhaltung haben. Als dann jedes Jahr ein Kind kommt und die Frau infolge der Geldnot alles vernachlässigt, wird ihr dies von den gleichen Freundinnen zum Vorwurf gemacht, besonders von den von „höherer Liebe" schwärmenden Jungfrauen; ihre Liebe sei nicht „echt genug" und so weiter. Die Arme muss aber in der Prosa der Not und der Haussorgen erstikken. Alle wenden sich entrüstet von ihr ab; nur der Herrgott nicht, der ihr alle Jahre einen „goldlockigen Engel" schenkt. Die sich nun von ihr entfernenden unverheirateten Damen entrüsten sich jedoch weiter über sie und ihren Mann: „Und wären ihre Herzen erfüllt gewesen von der wahren, der echten, der rechten Liebe, so würden wir auch gesehen haben, dass ihr Lebensweg sich ganz anders gestaltet hätte." „Sie waren eben alle in ihrem schönen und unerschütterlichen Glauben bestärkt, sagt Kielland, denn sie waren alle unverheiratet." Ob verheiratet oder nicht, ist hier nicht wesentlich. Um die Mittel, die Mühe und Sorge für die Kinder handelt es sich! Wir kommen auf diesen Punkt am Schluss zurück.

E. K. geisselt die Liebe der Hetäre oder der Neugriechin, die nur Genuss, wie eine Zigarette sein will und die Kindererzeugung verschmäht. In ihrer Polyandrie darben solche sterilen Früchte, und lassen einen klagenden Unterton vernehmen, die Dunkelscheu davor, bei sich selbst, tief innen ein leeres schwarzes Loch, den Hass gegen das unruhige Leben der Grossstadt zu finden. E. K. betrauert den Verlust der Zeugungsfreudigkeit bei Frauen. Die allgemeine Menschenliebe als Ersatz nennt sie ein „Dünnbrot für aller Speisung“ Ihr Lösungswort ist die Wahl in der Liebe. Sie will nicht die Familie aufheben, sondern das Familienrecht umgestalten, nicht die elterliche Erziehung vermeiden, sondern die Erziehung der Eltern einführen, nicht das Heim abschaffen, sondern die Heimlosigkeit aufhören lassen. Bedingt gibt sie in Ausnahmefällen dem Weibe das Recht, sich der Mutterschaft zu entziehen, aber diese Tat sehe wie diejenige eines Kriegers aus, der sich die Adern öffnet, um sich auf die Schlacht vorzubereiten.

E. K. verhöhnt die Frauenrechtlerinnen, die in einem Kongress herausfanden, „dass die Menschheit unter der Herrschaft des Mannes im dunklen Verbrechen getappt habe und durch das Weib neu geboren werden müsse.“ Es sei lächerlich, die Kulturfortschritte und die Früchte des Wissenschaft zu verkennen, die die Männer zustande gebracht haben. Dem Weibe sei aber folgendes zu verdanken:

„Als die Natur den Geschlechtstrieb schuf, da wandelte ihn die Frau in Liebe um, und als die Notwendigkeit die Wohnstätte hervorrief, da schuf die Frau daraus ein Heim. Ihr Kultureinsatz war die Zärtlichkeit. Darin liegt ihr Gegenwert zu dem Werte des Mannes.“

Die Stärke der Frau ist ihre Liebesfähigkeit. E. K. spricht von den Gefahren der Wissenschaft, der Ämter und Bureaukratie für die Frauenseele, die dann ihre Intuition verliert, trocken, beweissüchtig wird und an Herzenswärme einbüsst. Mit Trauer weist sie auf die Tatsache hin, dass die Mehrzahl der Französinnen gegen Dreyfuss und der Engländerinnen gegen die Boeren waren und sieht darin den Beweis, dass die Mehrzahl der Frauen bezüglich öffentlicher Moral nicht höher als die Männer stehen. Hinter den Verbrechen des Mannes stehe oft das Weib. Sie geisselt unerbittlich die Eitelkeit der Frauenrechtlerinnen, die das Weib überschätzen.

E. K. will die Ehescheidung freigeben und nur von dem eine gewisse Zeit festgehaltenen Willen des einen Teiles oder beider

Teile abhängig machen. Sie wünscht, dass die allgemeine Meinung sich hinsichtlich gelöster Ehen zu jener weiteren Auffassung aufschwingt, die man schon mit Bezug auf die gelöste Verlobung erreicht hat. In der Liebe sei Eigentum Diebstahl.

Am Schluss stellt E. K. einen vollständigen Ehegesetzvorschlag auf, aus dem wir folgendes entnehmen; sie will die Ehe unter folgenden Voraussetzungen erlauben:

Erstens, dass Frau und Mann volljährig sind.

Zweitens, dass keiner der beiden Ehegatten mehr als 25 Jahre älter ist als der andere.

Drittens, dass keiner in auf- oder absteigender Linie mit dem anderen blutsverwandt ist. Sie will auch, wie nach heutigen Gesetzen, dass die Ehe den angeheirateten Verwandten (Schwägern, angeheirateten Onkeln) verboten werde.

Viertens, dass beide Teile bekräftigen können, dass sie nicht schon in anderer Ehe leben.

Fünftens, dass beide Teile ein ärztliches Zeugnis über ihre Ehefähigkeit vorbringen.

Sie will sowohl Doppelehen, wie homosexualen Verkehr gerichtlich bestrafen.

Anderseits will sie neben den gesetzlichen Ehen freie, aber doch gesetzlich anerkannte Konkubinate (freie Liebe) zulassen. Selbstverständlich tritt sie für vollständige Gütertrennung ein. Ansteckungen mit venerischen Krankheiten will sie ex officio gerichtlich bestraft wissen. Einer Ehescheidung will sie Versöhnungsversuche vorangehen lassen und ein Jahr Wartezeit fordern, bis eine neue Ehe gestattet wird. Sie verlangt Gleichstellung der unehelichen mit den ehelichen Kindern, sowie gleiche Alimentations- und Erziehungspflichten der Eltern den Kindern gegenüber in beiden Fällen.

Bezüglich Eheschliessung schreibt sie folgendes:

„Wer eine Ehe eingehen will, meldet dies bei dem „Heiratsvorsteher“ der Gemeinde an und fügt die erforderlichen Zeugnisse bei. Nachdem dieser einen Monat lang Gelegenheit gehabt hat, die Zeugnisse zu prüfen, und mitgeteilt hat, dass er sie in Ordnung gefunden, finden sich die künftigen Eheleute, jeder mit zwei Zeugen, ein. Ohne Rede oder andere Zeremonien werden sie in das Ehebuch als Eheleute eingeschrieben, was durch ihre eigenen und die Unterschriften der Zeugen bestätigt wird. Wenn sie — aus einem bei der Anmeldung der Ehe angegebenen und dann gutgeheissenem Grunde — dieselbe nicht veröffentlichen wollen, müssen der Heiratsvorsteher und die Zeugen Schweigen beobachten bis es sich herausstellt, dass dadurch das Recht eines anderen verletzt wird."

„Diese bürgerliche Trauung ist die gesetzliche; die religiöse ist hingegen freiwillig und entbehrt jeder rechtlichen Wirkung."

E. K. stellt einen vollständigen Ehe- und Familienkodex der Zukunft auf. Es würde uns zu weit führen, denselben hier im Detail wiederzugeben, und wir verweisen auf das Original. Wenn wir ihr auch in manchen Punkten beistimmen müssen, so müssen wir anderseits gestehen, dass hier vielfach das des Rechtes und der Wissenschaft unkundige, nach Gefühlen urteilende Weib sich verrät, was sie übrigens selbst in ihrem Vorwort sagt. In manchen Punkten ist sie viel zu scharf, wie z. B. in der Art, wie sie die Äusserungen des pathologischen Sexualtriebes auch da bestraft wissen will, wo sie niemandem schaden. In anderen Dingen ist sie vielleicht zu lax oder kopiert einfach ohne weitere Überlegung jetzige veraltete, willkürliche Gesetzesbestimmungen (z. B. in der Frage der Verwandtenheirat, des Wartens nach der Ehescheidung etc.). Ich kann diesem „Ehegesetz" den Vorwurf nicht ersparen, dass es durchaus verfrüht ist und viel zu weit ins Detail geht. Wie E. K. am anderen Orte sehr richtig bemerkt, muss die Praxis dem Gesetze und zwar längere Zeit hindurch vorausgehen.

Der Leser wird die Übereinstimmungen und die Divergenzen zwischen unseren Ausführungen und denjenigen E. K.'s selbst finden. Die Divergenzen beziehen sich mehr nur auf Detailpunkte, vor allem auf E. K.'s Ehekodex. Voll und ganz stimmen wir natürlich dem folgenden schönen Passus bei:

„Immer mehr wertvolles und entwicklungsfähiges Menschenmaterial, dies ist es, was wir in erster Linie schaffen müssen. Die Möglichkeit, es zu erhalten, kann unter festen Formen des Geschlechtslebens im Niedergang begriffen sein, unter freien aber im Aufsteigen, und umgekehrt. Nicht nur, weil die Gegenwart mehr Freiheit verlangt, sind ihre Forderungen verheissungsvoll, sondern weil die Forderungen sich immer mehr dem Mittelpunkt der Frage nähern — der Überzeugung, dass die Liebe die vornehmste Bedingung für die Lebenssteigerung der Menschheit und der Einzelnen ist."

„Daraus folgt, dass das neue Ehegesetz zur Freiheit erziehen muss, wenn es auch, um der Freiheit der Frau willen, dem Manne einige seiner jetzigen Rechte nehmen, und, um der Kinder willen, die jetzigen Freiheiten des Mannes wie die der Frau einschränken muss. Aber das eine wie das andere gereicht schliesslich der Liebe zum Gewinn."

E. K. schliesst mit dem Ehegesetz der französischen Revolution „die, die sich lieben, sind Mann und Frau" als Zukunftsideal.

Ich habe mir einige kritische Einwände gestattet. Einen muss ich noch machen. Man merkt der Verfasserin an, dass sie zu den gut situierten Unverheirateten gehört, die die Not und die Sorgen unbemittelter grosser Familien, die Härte des Kampfes ums Dasein nicht gekostet haben, und daher die Liebe mehr im warmen Sonnenschein eines heiteren Himmels, als in der Rauheit kalter harter Wintertage zu sehen gewöhnt sind. Trotzdem ist sie den Erfordernissen des praktischen Lebens keineswegs verschlossen, und dies muss anerkannt werden. Aber gleichwohl müssen ihre Anschauungen noch das Sieb strengerer Nüchternheit durchpassieren, wie sie dem Menschen nur die persönliche Vertrautheit mit der Härte des Lebenskampfes verschafft, sei es, dass er sie am eigenen Fleische erfährt oder wenigstens aus nächster Nähe lange Zeit beobachtet. Dann wird die Verfasserin ihre vortrefflichen Gedanken der rauhen Wirklichkeit noch vollständiger anpassen. Ist es aber wahr, dass der idealen Forderung der Erotoplastik (um mit E. K. zu sprechen) in den schweren Kämpfen und in den trüben Enttäuschungen des Lebens noch vielfach unüberwindliche Schranken entgegenstehen, die die höheren Gefühle des Menschen oft abstumpfen, so ist es nicht weniger wahr, dass derselbe der schönsten und lebendigsten Kraft seines Daseins entsagt, wenn er sein Liebesfeuer verlöschen lässt, statt es stets zu unterhalten.

Dass Ellen Key's Buch von den Anhängern des Alten die herbsten Kritiken erfährt, ist selbstverständlich. Seine Stärke liegt in den vorurteilsfreien, zugleich feinen und tiefen, echt weiblichen Gefühlstönen des Ganzen, sowie in der genialen psychologischen Analyse einzelner Verhältnisse und in der scharfen, klaren, lebendigen Art, wie dieselben zum Ausdruck kommen. Unsere Zitate dürften diese Qualitäten des Buches genügend zur Anschauung gebracht haben.

Von der gleichen Verfasserin erwähnen wir noch: „Das

Jahrhundert der Kindes“ und „Liebe und Ethik“.

III
Guy de Maupassant
(Romane und Novellen)

Wenn Goethe die Liebespsychologie nicht nur poetisch durchschaut und dargestellt, sondern noch mit philosophischem Geiste ergründet hat, so hat sie Maupassant zunächst einfach in ihrem Formenreichtum naturwissenschaftlich beobachtet, dann aber künstlerisch erfasst und dargestellt. Beide waren grosse Dichter, deren Liebesdichtungen in alle Tiefen der menschlichen Seele hinabsteigen und uns ewige Wahrheiten in vollendetster ergreifendster Kunstform zum Bewusstsein bringen.

M. war eine krankhaft überempfindliche, ziemlich pessimistische Natur. Er starb geisteskrank. Dadurch erklärt es sich, dass einzelne seiner Werke einen durchaus pathologischen, nur für den Irrenarzt verständlichen Charakter tragen. Ich nenne „Le Horla“, „Qu'est-ce“ und dergleichen mehr.

Neben den vielen frivolen Anwandlungen eines Malers des Eros und eines Priesters der Aphrodite verraten fast alle seine Schöpfungen, und zwar die bedeutendsten nicht am wenigsten, den Lebensschmerz des überempfindlichen Dichters, die Unruhe einer Seele, der die bittere Kehrseite jeden Genusses nie erspart bleibt. Nichtsdestoweniger hat M. mit einem fast erschreckenden Scharfsinn die feinsten und zartesten, wie die gröbsten und gemeinsten Seiten des Gefühllebens aller Menschensorten hell beleuchtet. Wie ein Naturforscher hat er alles durchwühlt, vom niedrigsten Hässlichen bis zum Höchsten und Edelsten im menschlichen Gemüte, von der Ärmlichkeit und dem Schmutz der Proletarier- und Bauernhöhle bis zur raffinierten Eleganz des aristokratischen Salons. Er weiss aber auch die feinste ethische oder ästhetische Faser so gut, wie die blödeste Roheit, unter den Lumpen des Bettlers, wie unter den Spitzen und Diamanten der Reichen, in der schlichten, einfachen Seele der Leute aus dem Volke wie in der komplizierten der gebildeten Weltmenschen aufzudecken, herauszugreifen und packend künstlerisch darzustellen. Wir wollen das Gesagte an einigen Beispielen illustrieren.

Den Ehebruch mit seinen Folgen in unserer heutigen Gesellschaft hat M. wohl am mannigfaltigsten und schärfsten geschildert. In dem Meisterwerk „Une Vie“ sieht man die naiv ideale Liebessehnsucht eines jungen Weibes in ihrer Ehe mit einem ehebrecherischen, egoistischen Roué, der sie in einem fort betrügt und lieblos behandelt, eine schmerzliche Enttäuschung nach der anderen erfahren. Sie ist schwach, kann nicht kämpfen und verfällt in bittere Resignation. Zu ihrem Entsetzen entdeckt sie noch nach dem Tode ihrer Mutter, in deren Briefen, dass dieselbe ihrem Vater untreu war. Ihre ganze Liebe wendet sich nun freilich wieder in der Form schwacher, ja ganz willenloser Nachgiebigkeit ihrem einzigen Sohne zu, einem Schwächling und Taugenichts, der sie ruiniert. Der Rest ihres Besitzes wird ihr (als letzter Hohn des Schicksals) durch ihre frühere Magd gerettet, die sie mit ihrem Manne betrogen und von ihm einen unehelichen Sohn gehabt hatte, der sich durch Tüchtigkeit und Fleiss zum braven Mann emporgearbeitet hat.

„Le Testament“ erzählt die Geschichte einer Frau, die von ihrem Manne stets tyrannisiert und roh behandelt wurde, und deren gequältes Herz Trost in der geheimen Liebe eines anderen Mannes suchte. Die Folge war ein Sohn, der beim Beginn der Geschichte bereits das Alter von 18 Jahren erreicht hat und als Sohn des Ehemannes gilt. Das Vermögen der Frau ist gesichert und ihre Rache enthält ihr Testament. Als dasselbe nach ihrem Tode eröffnet wird, findet sich darin die genaue Darstellung ihres Ehebruches und dessen Motive. Den ganzen Teil ihres Vermögens, über den sie verfügen konnte, überlässt sie ihrem Geliebten. Grosser Skandal bei dem Notar, wo das Testament verlesen wird, und dann Duell. Der Mann wird vom Geliebten getötet. Der uneheliche Sohn tritt aber für seine verstorbene Mutter und ihren Geliebten (seinen wahren Vater) ein, zieht mit diesem fort und nimmt dessen Namen an.

In „Les Bijoux“ verliebt sich ein kleiner Beamter in ein Mädchen und heiratet sie. Sie war ihm warm gelobt worden. Die Ehe ist überglücklich. Scheinbar mit nichts, d. h. mit seinem kleinen Gehalt, weiss die liebevolle Gattin den Haushalt brillant und reichlich zu führen. Sie hat nur zwei Schwächen, den „falschen“ Schmuck und das Theater. Das Ehepaar geniesst viele Jahre eines ungetrübten Eheglückes, als die Frau plötzlich an Lungenentzündung stirbt. Der untröstliche Mann kommt, seit er allein ist, mit seinem Gehalt nicht mehr aus. In seiner Not will er endlich den falschen Schmuck seiner Frau, den er bisher pietätvoll aufbewahrt hatte, bei einem Juwelier verkaufen, der ihm fünfzehntausend Francs für ein einziges Diadem bietet. Verblüfft geht er zu einem andern, der ihm achtzehntausend bietet. Nun geht ihm endlich ein Licht auf. Er verzweifelt zuerst über den Betrug seiner Frau. Dann aber tröstet er sich, verkauft den ganzen Schmuck für zweimalhunderttausend Francs, lebt zum erstenmal ausschweifend und.... heiratet nun in zweiter Ehe eine treue, aber böse Frau, die ihn unglücklich macht Dieser Fall schlägt gewiss der Moral ein Schnippchen. Nichtsdestoweniger ist er aus dem Leben gegriffen. Der Künstler malt nur und moralisiert nicht.

In „Nos Lettres" entdeckt man in dem Geheimfach eines Bureaus die alte ehebrecherische Liebeskorrespondenz einer verstorbenen Tante mit einem Geliebten. Darin fordert sie von demselben ihre Liebesbriefe zurück und erklärt ihm, es sei sehr gefährlich, wenn diese in seinen Händen blieben, da er sterben könne und die Sache dann ans Tageslicht käme. Bei ihr dagegen lägen die Briefe gut. Ein geliebtes Weib behalte immer die empfangenen Liebesbriefe und zwar sehr sicher. Wenn ihr Mann jedoch nach ihrem Tod dieselben entdecke, verbrenne er sie und schweige ganz gewiss, denn die betrogenen Ehemänner Hessen es zum Skandal und Zweikampf nur kommen, wenn der Betrug während des Lebens ihrer Frau zu Tage trete.

In tragischer Weise schildert M. die Folgen des Ehebruches, wenn er zur Vaterschaft oder Mutterschaft führt.

In „Un Fils" sprechen ein Senator und ein Akademiker über die unbewusste Vaterschaft der Männer, die mit vielleicht zwei- oder dreihundert Weibern in Bordellen, Wirtshäusern etc. verkehrt und ohne es zu wissen, Kinder erzeugt haben. Der eine erzählt, wie er selbst eine Wirtshausmagd in seiner Jugend verführt habe, und wie, als Jahre nachher der Zufall ihn an jenen Ort und in dasselbe Gasthaus brachte, er dort einen in Trunksucht verfallenen Stallknecht gefunden habe, der ihm als Sohn jenes bei der Entbindung gestorbenen Mädchens bezeichnet wurde und bei dem alle Umstände darauf hinwiesen, dass er sein Sohn sei. Doch war derselbe derart verblödet, stumpf und alkoholisiert, dass der Vater nicht einmal etwas zu tun vermochte, um seine Lage zu bessern und ihm so auch der Trost versagt blieb, sein leichtsinniges Jugendverbrechen wenigstens in etwas wieder gut zu machen.

„Le Champ d'oliviers" erzählt uns von einem Edelmann, dessen Maitresse ihn mit einem andern hintergeht und überhaupt einen niedrigen intriganten Charakter besitzt. Sie wird nun schwanger und, über ihre Untreue entrüstet, will der Betrogene sie mit dem Kinde töten. In ihrer Angst schwört sie ihm, das Kind sei von dem andern und nun verstösst er sie einfach. In seiner Verbitterung wird er katholischer Priester und altert später als jovialer, kräftiger, braver Abt. Eines Tages kommt ein verkommener, gemeiner Vagabund daher und stellt sich ihm als sein Sohn vor, indem er die Jugendphotographie des Abtes zeigt, die dem Vagabunden sehr ähnlich sind. Er galt jahrelang als Sohn des andern, bis die Ähnlichkeit mit seinem wahren Vater ihn verriet und die Mutter ihm auf dem Sterbebett die Wahrheit bekannte. Vom falschen Vater verstossen und gehasst, weil er den schlechten und elenden Charakter der Mutter geerbt hat, stahl er ihm Geld, lebte wie ein Verbrecher und kommt nun zu seinem wahren Vater, um auch von diesem Geld zu erpressen. Der Priester will zuerst Güte walten lassen, gibt seinem Sohn zu essen und zu trinken. Als dann die Gemeinheit des letztern gar zu gross wird, stürzt er sich wütend auf ihn. Die Lampe fällt und löscht aus. In der Dunkelheit verzweifelt der arme Priester und schneidet sich selbst die Kehle ab. Die Polizei schliesst auf Mord durch den Vagabunden und der Sohn wird ins Gefängnis abgeführt.

In „L'Enfant" verliebt sich ein ausschweifender Mann innig in ein braves Mädchen, das er heiratet, und bricht mit allen seinen früheren Gewohnheiten, speziell mit einer langjährigen Maitresse ab. Am Hochzeitsabend bekommt er von letzterer einen Brief, der ihm meldet, dass sie niederkommt und im Sterben liegt. Unter einem Vorwand rennt er hin, wohnt ihrem Todeskampfe bei und schwört ihr auf ihr Flehen hin, das Kind niemals zu verlassen. Toll vor Schmerz bringt er das Kind seiner eben vermählten Frau. Diese vergibt ihm und sagt: „Nun, wir werden den Kleinen zusammen erziehen".

In „Histoire vraie" erzählt ein zynischer alter Edelmann, wie er früher seine Magd geschwängert und dann verstossen, d. h. mit Gewalt und Geld an einen Bauer verheiratet habe, der sie so schlug und misshandelte, dass sie beständig wieder zu ihrem früheren Herrn lief und schliesslich mitsamt dem Kinde starb. Er ist

Jäger und erzählt lachend diese Begebenheit, die er sehr drollig findet. Er vergleicht die Geschichte seiner Magd scherzend mit derjenigen einer treuen Hündin, die er besass und später verkaufte. Aus Gram verendete das arme Tier bei den fremden Leuten an der Kette.

„Pierre et Jean" ist ein Meisterwerk. Ein dummer, ungebildeter Mann hat zwei Söhne. Seine viel intelligentere Frau und beide Söhne behandeln ihn wie eine Null. Der eine, Pierre, ist Arzt, der andere, Jean, ein Advokat, der einer jungen Witwe den Hof macht. Pierre ist finster, leidenschaftlich und argwöhnisch. Ein alter Familienfreund stirbt und hinterlässt sein ganzes Vermögen dem Jean. Infolge der Bemerkungen einer Bierkneipenkellnerin schöpft Pierre Verdacht, dass Jean die Frucht eines früheren Ehebruches der Mutter sei. Er will Gewissheit haben und er fordert ein altes Bild des Hausfreundes, das seit langer Zeit verschwunden war und das die Mutter versteckt hatte. Letztere muss das Bild bringen, das dem Jean ähnlich sieht. Mit unerbittlicher Bosheit verfolgt nun Pierre seine Mutter und quält sie wochenlang, indem er sie immer mehr merken lässt, dass er ihr Geheimnis durchschaut hat. Die Arme leidet Marterqualen. Jean hält die Sache für Neid und Eifersucht seines Bruders darüber, dass er geerbt habe und verlobt sei.

Obwohl von Natur gutmütig und lebenslustig, wird er schliesslich empört und schilt Pierre in seinem, an das Schlafgemach der Mutter grenzenden Zimmer, indem er ihm Neid und Roheit vorwirft. Pierre packt nun aus, sagt ihm die Wahrheit und geht in höchster Aufregung weg. Jean verzweifelt, kann aber nicht im Ungewissen bleiben, weiss, dass seine Mutter alles gehört haben muss, und eilt zu ihr. In ihren Bettüchern kauernd, schweigt diese erst, gesteht ihm aber dann die Wahrheit und will fliehen. Es gelingt ihm jedoch, sie zu beruhigen. Er verzeiht ihr alles und bringt dann Pierre dazu, dass er eine Stelle als Schiffsarzt annimmt und vom Hause weggeht. Die Mutter sagt aber noch dem Jean, sie könne an ihren Gefühlen nichts andern. Ihr wahrer Mann sei ihr Geliebter, sein Vater, gewesen, und sie könne nur dann ruhig werden, wenn er ihr verspreche, selber ihn innerlich als Vater anzuerkennen, ihn zu achten, und auch ihr gegenüber so von ihm zu reden, was er verspricht. Der Ehemann bleibt in Unkenntnis von allem in seiner gemütlichen, dummen Selbstgefälligkeit. Von Jean sprechend, sagt M.: „Er hatte in gewissen Augenblicken jenes zwingende Bedürfnis nach sofortiger Lösung der Situation, das die ganze Stärke der Schwachen ausmacht, welche unfähig sind, lange zu wollen.

In „Le Petit" vergöttert ein Mann seine Ehefrau, die insgeheim einen Nachbar und Hausfreund als Geliebten besitzt. Die Frau stirbt. Nach ihrem Tod wird das Kind vom Vater, wie vom Geliebten furchtbar gehätschelt und verzogen. In ihrem Ärger darüber verrät eines Tages die Magd dem Vater die Wahrheit, die alle Welt wisse, ausser ihm. Er erhängt sich, nachdem er dem Freund, der ihn hintergangen, geschrieben hat: „Ich verlasse Sie und vertraue Ihnen den Kleinen an".

„L'Abandonné". Während einer langen Abwesenheit ihres Gatten in Indien knüpft eine Frau mit einem anderen verheirateten Mann ein ehebrecherisches Verhältnis an. Die Frucht desselben ist ein Knabe, den der Geliebte bei Bauersleuten am andern Ende Frankreichs aufziehen lässt. Die Frau sah das Kind nur gleich nach ihrer Niederkunft. Ihren Gatten hat sie nie geliebt und nie ein anderes Kind gehabt. Beständig von Gedanken an das einzige Verlassene gequält, reist sie endlich nach Jahren und schon gealtert, mit dem früheren Geliebten, aus dem seither ein Hausfreund geworden, in aller Heimlichkeit zu jenen Bauern, um ihren Sohn zu sehen. Sie findet bei einem Stalle ein verblödetes Individuum mit einem rohen Weib und vernachlässigten Kindern. Es ist ihr Sohn. Die Leute, die keine Ahnung haben, wer sie ist, geben ihr zögernd gegen Geld etwas Milch. Tief enttäuscht und erschüttert geht sie mit dem alten Freund von dannen.

„Le Père" (in Contes du Jour et de la Nuit). Ein Mann verführt ein braves Mädchen, macht sie zur Mutter und verlässt sie feige. Sie heiratet dann einen braven Burschen. Ledig geblieben entdeckt später der Verführer die Sache und wird unglücklich, da er seinen Sohn von dem Ehemann seiner früheren Geliebten angenommen sieht. Er sucht ihn zu sehen, wird aber von der Frau mit Verachtung zurückgewiesen. Der Adoptivvater erlaubt ihm kühl, seinen Sohn einmal zu sehen und zu küssen.

In „Un Parricide" bekommt eine Ehefrau von ihrem Geliebten ein Kind, das sie gern beseitigt hätte, das aber von seiner Amme mütterlich gepflegt und erzogen wird. Der Junge wird Möbelschreiner und Sozialist, dabei ein tüchtiger Arbeiter. Unterdessen stirbt der rechtmässige Gatte und heiratet die Frau ihren früheren Geliebten. Nun entdecken die Eltern ihren Sohn, lassen ihm, ohne sich zu erkennen zu geben, reichliche Arbeit zukommen, sodass er schliesslich dem Geheimnis auf die Spur kommt. Er steht nicht an, es ihnen zu sagen, und verlangt, dass sie ihn anerkennen. Er erzürnt damit die Eltern, die zu leugnen suchen; namentlich der Vater, der eine angesehene Stellung einnimmt, entrüstet sich und droht, den Sohn zu schlagen, den die Bitterkeit über das Benehmen seiner Eltern so ausser sich bringt, dass er im Zorn die Notwehr überschreitet und beide Eltern den Abhang hinunter in den reissenden Strom wirft, wo sie ertrinken. Nun steht er vor dem Schwurgericht und erzählt alles kühl und nüchtern. Wie wird das Urteil werden? So endet die Erzählung.

Gehen wir zu anderen Themata über.

Polyandrie. In „Mouche“, einer reizenden, kleinen Erzählung, finden wir fünf lustige, gute Freunde, die auf der Seine den Schifferdienst besorgen und ein fröhliches, ehrliches Leben führen. Es fehlt ihnen aber eine Freundin, und nach manchen Versuchen mit rohen oder verlebten Weibern finden sie ein kleines, heiteres, lustiges, oberflächliches Geschöpf, das fortwährend schwätzt und scherzt und lacht. Diese wird nun als Schiffsmamsell engagiert und schmückt das Schiff mit ihrem roten Sonnenschirm. Sie wird Mouche genannt. Zunächst wird sie scheinbar die Maitresse des einen N., in Wirklichkeit aber ist sie diejenige sämtlicher fünf Gesellen, was eine gewisse Spannung unter ihnen zur Folge hat. N. besitzt sie am Samstag und Sonntag, und die andern je an einem der Wochentage. N. stellt sich erst, als merke er nichts, dann aber wird die Sache offen gestanden und alle sind wieder ein Herz und eine Seele, wie zuvor. Eines Tages wird Mouche zu ihrem Entsetzen schwanger und fürchtet sich, verlassen zu werden, beruhigt sich jedoch, als ihre fünf Freunde ihr versprechen, solidarisch als Väter zu funktionieren und das Kind zu adoptieren. Doch verletzt sie sich bei einem Sprung und kommt verfrüht mit einem toten Kinde nieder, wobei sie schwer erkrankt. Sie gesundet jedoch, Ihre Freunde haben sie alle lieb und behalten sie. Nun ist sie aber über den Tod des Kindes untröstlich und die fünf Freunde versuchen vergebens, sie zu beruhigen, bis N. auf die geniale Idee kommt: „Wir werden Dir wieder eins machen“. „Aber sicher?“ frägt Mouche. „Aber sicher“, antworten alle fünf.

Un Sage: Der Weise ist der Gemahl eines erotisch unersättlichen Weibes, die den jungen Mann durch ihre unstillbaren Liebesbedürfnisse fast umbringt, so dass er sich nicht anders zu helfen weiss, als einen Freund bei ihr einzuführen, den er stillschweigend zum Liebhaber avancieren lässt. Nun teilen sich die zwei in die Liebesarbeit und alle drei befinden sich trefflich bei dem Regime.

„Yvette" ist die Geschichte der schönen, lebenslustigen, ziemlich ordinären, immerhin bis dahin unverdorbenen Tochter einer High-life Prostituierten oder Courtisane. Die selber noch schöne Mutter war früher Köchin und hat sich durch ihre Schönheit als Maitresse aller möglichen reichen Herrschaften ein Vermögen erworben. Sie nennt sich Marquise und empfängt in ihrem Salon die ganze internationale Gesellschaft bereicherter Lebemänner zweifelhaften Ursprunges, die sich die falschen Titel eines Prinzen, Grafen oder Barons beilegen und nach Paris kommen, um sich zu amüsieren. Ein Pariser Roué, Serrigny, der Yvette zu seiner Maitresse machen will, führt seinen schönen Freund in den Salon der falschen Marquise ein. Dieser gewinnt sofort ihre Gunst, denn gelegentlich verliebt sie sich wirklich in schöne Männer. Unterdessen sucht Serrigny Yvette zu verführen, die sich zwar mit ihm alles erlaubt, aber zunächst mit ihm ihr Spiel treibt und stets die letzte Gunst verweigert.

An einem Abend jedoch merkt das bis jetzt noch rein gebliebene Mädchen, das vom Vorleben ihrer Mutter nichts wusste, dass letztere sehr verdächtig mit dem schönen Freund verkehrt. Sie will die Wahrheit wissen, versteckt sich im Garten und sieht, wie der Liebhaber in das Schlafzimmer ihrer Mutter eintritt und sie umarmt. Sie gerät in höchste Aufregung, verweigert die Nahrung und spricht sich dann ihrer Mutter gegenüber aus, indem sie ihr die herbsten Vorwürfe macht. Sie will fort und ihr Leben verdienen.

Kalt erklärt ihr die Mutter, dass ohne ihr Courtisanenleben sie beide arme Bettlerinnen wären. Daraufhin will sich Yvette töten, kauft in allen Apotheken Chloroform, geht eines Abends, Kopfschmerzen vorschützend, früh zu Bett, trinkt Chloroform und atmet auch davon ein. Man findet die Stille in ihrem Zimmer verdächtig; die Gäste dringen hinein und entdecken das Mädchen halb bewusstlos in Narkose. Serrigny ist verzweifelt, schickt alle weg und sucht sie zu beleben. Das Chloroform hat jedoch die strengen Vorsätze Yvettes und ihre ohnehin für sie schwer durchführbaren asketischen Pläne verscheucht. Langsam aus der Narkose erwachend, umarmt sie Serrigny und gibt sich ihm hin.

M. versteht aber auch die reine und schöne Liebe in den verschiedensten Varianten zu schildern.

In „Bonheur“ verliebt sich ein junges, edles und schönes Mädchen in einen Husarenoffizier, der sie entführt, und lebt als Bäuerin 50 Jahre lang mit ihm im tiefsten Glück in einem versteckten Tal Korsikas, wo ein früherer Bekannter sie später zufällig mit ihrem alten, schwerhörig gewordenen Manne findet. Gebildete Damen, die diese Geschichte hören, finden ein solches Weib dumm, weil sie zu wenig Bedürfnisse gehabt habe!

In „Une Veuve“ verliebt sich ein zwölfjähriger Knabe, der von pathologisch leidenschaftlichen und sentimentalen Ahnen stammt, in ein siebzehnjähriges Mädchen. Man lacht ihn aus und treibt Spass mit ihm. Er schwört ihr, dass er sich töten würde, wenn sie ihn verlässt und tut es auch, als sie sich mit einem anderen verlobt. Verzweifelt bricht das Mädchen ihre Verlobung, behält eine Haarlocke des Jungen, wird zur alten Jungfer und betrachtet sich als Witwe des kleinen Buben bis zu ihrem Tode. Pathologisch ist die Geschichte nur von Seiten des Knaben.

In „Histoire d'une Fille de Ferme“ hat ein braves kräftiges Bauernmädchen dem Liebesdrängen eines Lumpen nachgegeben, der sie mit einem Kind im Schosse sitzen lässt und sich davon macht, trotzdem er ihr die Ehe versprochen. Sie kommt heimlich nieder und gibt ihr Kind bei Leuten eines andern Dorfes in Pflege, während sie sich bei ihrem Bauern fast zu Tod arbeitet, um es zu ernähren. Da diesem ihr Fleiss gefällt, will er sie zur Ehefrau nehmen. In der Angst vor ihrer Schmach lehnt sie ab. Er aber macht sie sich mit Gewalt zu Willen und bringt sie schliesslich doch dazu, ihn zu heiraten. Die Ehe bleibt kinderlos und der Mann wird infolgedessen je länger je misslauniger und macht ihr über ihre Kinderlosigkeit rohe Vorwürfe. Endlich, als er droht, sie gar misshandelt, gibt sie in der Verzweiflung ihr Geheimnis preis und schleudert ihm die Worte entgegen: „Oh, ich habe ein Kind gehabt, ich!“ Der Mann, derartig abgeführt, wird, statt über das Geständnis in Zorn zu geraten, plötzlich ruhig, schreibt nun sich, statt der Frau, die Schuld an der Sterilität zu, küsst sie in hellem Glück und adoptiert das Kind des Anderen.

„Le Papa de Simon“. Ein unehelicher Knabe wird in der

Schule von den andern geneckt, verhöhnt und verachtet, weil sie gehört, er habe keinen Vater. Der verzweifelte Knabe sucht überall nach einem Vater, will sich umbringen, wird aber von einem braven Schmiedegesellen daran verhindert und heimgebracht. Er klagt ihm seine Not und bittet ihn, sein Vater sein zu wollen. Der Arbeiter bejaht es. Die Mutter ist ein braves, arbeitsames Mädchen, das mutig ihr Unglück trägt. Die Schulknaben fahren aber mit ihrer Neckerei fort und verhöhnen den armen Simon erst recht, als er nun behauptet, einen Vater zu besitzen und der heisse Philipp. „Was für einen Philipp?" fragen sie. Der Schmied hat unterdessen die Bekanntschaft der Mutter gemacht und sich entschlossen, sie zu heiraten und damit dem Jungen wirklich einen Vater zu geben. Letzterer triumphiert nun, als er seinen Mitschülern den vollen Namen seines Vaters und zugleich dessen Drohung mitteilen kann, er werde sie an den Ohren fassen, wenn sie seinen Sohn weiter quälen.

Ebenso rührend sind die Geschichten der „Rempailleuse", eines armen misshandelten Aschenbrödels, das sich als Kind in einen reichen, egoistischen Knaben verliebt, der ihre Liebe verschmäht. Obwohl sie immer schnöder von ihm abgewiesen wird, und er sich später mit einer andern verehelichte, bewahrt das arme Mädchen ihm treue Zuneigung, wird zur alten Jungfer und gibt ihm bis zu ihrem Tode alles, was sie erübrigt. Der gemeine egoistische Mann nimmt von ihr alles, sogar nach ihrem Tode ihre Erbschaft an. „Das ist die einzige, treue, lebenslängliche Liebe, die ich kenne" — sagt der Erzähler der Geschichte.

„Clochette" wird als Mädchen von einem Feigling verführt, wobei das Paar in Gefahr kommt, überrascht zu werden. Um ihren Verführer vor Entdeckung und dem Verlust seiner Stelle zu bewahren, springt Clochette aus dem Fenster und bricht sich das Bein. Sie schweigt und bleibt bis zu ihrem Tode eine fleissige, von allen Kindern geliebte Näherin.

In „L'Infirme" verzichtet ein Offizier, dem beide Beine durch eine Kanonenkugel weggerissen wurden, auf seine frühere Braut, weil er nicht will, dass sie einen Krüppel als Mann bekomme. Er wird, als die frühere Verlobte nachmals mit einem anderen sich vermählt, zum Freunde der Familie, auch ihres Mannes, und bringt ihren Kindern Geschenke.

„Fort comme la Mort" ist eine höchst feine psychologische Studie, die die lange Liebe zweier hochgebildeter Weltleute und die feine Intuition weiblicher Liebe und weiblicher Eifersucht behandelt. Die Handlung ist nebensächlich. Um so lehrreicher dagegen die Schilderung der durch künstlerische und formell gesellschaftliche Bildung bei feinen Anlagen bedingten Verfeinerung des Gefühllebens in der Liebe.

In „L'inutile Beauté" ist ein Ehemann auf seine schöne, ihm widerwillig angetraute Frau eifersüchtig und macht sie in 11 Jahren 7 mal zur Mutter, nur um sie daran zu hindern, andern zu gefallen. Schliesslich hasst sie ihn glühend, weil sie seine Absichten immer mehr durchschaut und lügt ihm vor, eines seiner Kinder gehöre nicht ihm, verweigert aber sowohl das betreffende Kind wie den Geliebten ihm zu nennen. Wütend reist der Mann zunächst fort und beginnt nach seiner Rückkehr ein ausschweifendes Leben. Er berührt seine Frau nicht mehr, hört aber auf, sie zu tyrannisieren. Das Leben voll Qual führt nun er, indem er stets herauszubringen sucht, welches seiner Kinder ihm nicht gehört. Doch bleibt die Frau 6 Jahre lang unerbittlich. Endlich gesteht sie ihm ihre Lüge und nun versöhnen sie sich beide. Bei Gelegenheit dieser Novelle offenbart M. eine geradezu krankhafte Abneigung gegen die Natur und das Natürliche. Er flucht über Gott, der die Erde nur für Tiere und tierische Triebe geschaffen habe. Der Mensch habe sich selbst über diese Gottesschöpfung erhoben, deren Brutalität im Geschlechtsakt und in der ganzen Fortpflanzung hervortrete. Sein Loblied gilt dem Künstlichen, „dem Übermenschen", derjenigen Frau, die im feinen Geist, Genuss und Glanz und nicht in der Fortpflanzung ihren wahren Beruf erkenne. Hier tritt der pathologische, pessimistische Dekadenzzug des Autors unverhüllt zu Tage, der in krankhafter Sensibilität nur in einer raffiniert künstlichen Überfeinerung des Lebens eine relative Befriedigung finden zu können glaubt, anstatt das Heil im Streben nach einer idealeren Gestaltung des Natürlichen zu suchen.

„Notre Coeur" ist der Roman einer reichen Kokette, die nach kurzer Ehe mit einem im Beginn der Erzählung bereits gestorbenen brutalen Menschen nicht mehr heiraten, sich auch keinem Manne mehr ganz hingeben will, ihr höchstes Gefallen aber darin findet, einen Hof verliebter Männer um sich zu haben und ihrer grenzenlosen Eitelkeit überall schmeicheln zu sehen. Einer tieferen Liebe ist sie unfähig. Bei einem ihrer Anbeter jedoch wird die Liebe so tief und innig, dass auch ihrerseits wärmere

Gefühle für ihn sich regen und sie sich ihm körperlich hingibt, ohne aber ihr Spiel mit den anderen zu lassen. Erfühlt sich darüber so unglücklich, dass er sich aufs Land flüchtet und dort bei einem schlichten Mädchen, dessen reine warme Zuneigung er gewinnt, Trost findet. Am Ende folgt er doch wieder dem Ruf der Circe, von der er sich nicht losmachen kann, nimmt immerhin das Mädchen mit nach Paris, da er sie nicht verstossen will. In offener und zugleich feiner Selbstanalyse gesteht die Kokette ihre Unfähigkeit eines tieferen Liebesgefühls, trotzdem sie ihren Leib ihrem Liebhaber hingibt.

Im geraden Gegensatz dazu lässt M. in „Clair de Lune" vor der Poesie und elementaren Macht der einfach natürlichen Liebe, wie sie in einem jungen Menschenpaar sich ihm darstellt, einen spröden, asketischen, sittenstrengen Priester die Waffen strekken.

„La Maison Tellier" ist die Schilderung eines öffentlichen Hauses in einer kleinen Ortschaft. Die Kupplerin, die Dirnen und die Stammgäste des Hauses sind in der Erzählung wunderbar charakterisiert. Den Gipfel der Satire und zugleich psychologischen Wahrheit erreicht M. in der Schilderung eines Ausfluges, den die Patronin mit ihren Mädchen in ein Dorf zu ländlichen Verwandten unternimmt, um der Firmelung von deren Töchterchen beizuwohnen. Während der Zeremonie in der Kirche wird die leichtsinnige Gesellschaft von plötzlicher Rührung derart übermannt, dass sie in Schluchzen ausbricht, die ganze übrige Kirchenversammlung mit ihrem Weinen ansteckt, und von dem alten Dorfpfarrer als erbauliches Exempel belobt und der Gemeinde als frommes Muster hingestellt wird. Sehr fein und wahr ist der Kontrast, wie, nachdem die momentane Rührung verflogen, sofort wieder die ordinäre Dirnennatur der Mädchen sich geltend macht, die, einmal heimgekehrt, die wildesten Orgien mit den meist verheirateten Klienten des Hauses feiern. Beim Übernachten im Dorfe fühlte wiederum eine der Dirnen das Bedürfnis, die junge Konfirmandin in ihr Bett zu nehmen und zu kosen. Die Novelle ist ein prachtvoller Beitrag zur Psychologie der Prostitution und der Kupplerinnen.

In „Les Tombales" schildert M. eine Spielart von Prostituierten, die auf Gräbern als unglückliche Witwen weinen, um derart Aufmerksamkeit und Mitleid zu erregen und einen Tröster herbeizulocken, den sie dann vollends in ihr Netz zu locken suchen.

Die Roheit und Tyrannei ungebildeter, primitiver Männer (Fischer, Bauern) den Frauen gegenüber, schildert M. sehr realistisch in „Le Noyé". und auch in „Les Sabots", obwohl in der letzteren Novelle die Gesinnung des bezüglichen Bauers keine illoyale ist.

„Ce cochon de M....." ist eine beissende Satire auf das Urteil der

Welt in sexuellen Dingen und auf den zweifelhaften Wert der sittlichen Entrüstung vieler Frauen, wenn ein Mann in taktloser Form ihrer Tugend zu nahe tritt. M., ein Biedermann aus der Provinz, verbringt 14 Tage in Paris. Den Kopf noch wirbelnd und die Sinne erregt von all den üppigen, verführerischen Weibern, die er nur aus der Ferne zu bewundern gewagt hatte, findet er sich bei der Heimreise allein im Coupé mit einem bildschönen jungen Mädchen, die sein Blut in Wallung bringt. Da ihm eine passende Art, mit ihr anzuknüpfen, trotz langer Überlegung nicht einfällt, stürzt er sich endlich, ein Lächeln von ihrer Seite als Entgegenkommen missdeutend, dumm und plump auf sie los, um sie zu küssen. Das erschrockene Mädchen ruft um Hülfe. M. wird verhaftet, zwar dann bald entlassen, aber gegen Bürgschaft mit Aussicht auf eine gerichtliche Klage. Von seiner Frau aufs übelste empfangen, wird er fortan von ihr schlecht behandelt, im ganzen Städtchen verhöhnt und nur noch als „Ce cochon de M." bezeichnet. Zwei Freunde des Unglücklichen nehmen sich insofern seiner an, als sie sich zu dem Versuch bereit erklären, die Familie des Mädchens, die nur noch aus Onkel und Tante besteht, zum Verzicht auf die gerichtliche Klage zu bewegen. Sie reisen hin. Die Tante ist abwesend. Der eine der Freunde bearbeitet nun den Onkel, der andere, ein junger Redakteur, bleibt in der Gesellschaft des Mädchens, die er so kokett und von leichten Grundsätzen findet, dass er — denn er ist hübsch und verwegen — sich alsbald ungestraft Freiheiten bei ihr herausnehmen darf und sie schon in der folgenden Nacht ganz besitzt. Während er ihr zuerst den Hof macht und zugleich für den armen M. plaidiert, frägt er sie: „Und wenn ich Sie jetzt küssen würde, Fräulein, was täten Sie?" — „Oh! bei Ihnen ist es nicht das gleiche". — „Warum?" — „Sie sind nicht so dumm...... und auch nicht so hässlich wie M.!" — Die Klage wird zurückgezogen, aber der arme M. bleibt der „Schweinepelz" und stirbt vor Gram über seine Schande und die schlechte Behandlung seiner Frau schon nach wenigen Jahren, während der Journalist wegen seiner „edlen Tat“ in dankbarem Ansehen bleibt. „Wenn zwei dasselbe tun, so ist es nicht dasselbe.“

„Madame Baptiste“ ist die Geschichte eines Mädchens aus guter Familie, das als Kind von einem Stallknecht missbraucht wurde und nun verfehmt und geächtet bleibt. Alle Eltern hüten ängstlich ihre Kinder vor der Berührung mit der armen Besudelten. Sie verbringt eine freudlose, einsame Kindheit und Jugend, wird aber dann die Frau eines braven Mannes, der dem allgemeinen Vorurteil Trotz bietet und an dessen Seite sie aufzuleben, an ein Glück zu glauben, auch rehabilitiert zu werden beginnt, als bei einem Musikfest, bei dem ihr Mann die Preismedaille zu verteilen hat, ein Mitwirkender, aus Verdruss, dass er die erwartete Auszeichnung nicht erhält, mitten in der grossen Festversammlung dem Mann, an der Seite seiner Frau, deren Schande von neuem ins Gesicht schleudert. Dies erträgt letztere nicht; sie geht hin und ertränkt sich.

L'Inconnu illustriert die Tatsache, wie ein körperlicher Fehler oder Makel einer Person (in der Novelle ein grosses Muttermal auf dem Rücken eines sonst bildschönen Mädchens), im kritischen Moment unvermutet von deren Liebhaber entdeckt, dessen Begierde plötzlich erkalten und das vorher heiss begehrte Wesen reizlos erscheinen lassen kann.

Mots d'Amour bildet eine Art Gegenstück zum Vorigen. Hier wird in typischer Weise gezeigt, wie auf einen feinfühlenden Liebhaber die banalen Koseworte und Liebesgemeinplätze eines hübschen, törichten Mädchens, wie es unter Grisetten namentlich viele gibt, in deren Briefen und mehr noch im zärtlichen tête-à-tête, abkühlend und ernüchternd wirken können.

Monsieur Parent ist ein von seiner Frau sehr schlecht behandelter und betrogener Gatte und bildet das Gras um ein Nebenmotiv aus dem Anfang der Erzählung.

Marocca ist eine nur äusserlich kultivierte, noch halb wilde Araberin, die in ihrer rein sinnlichen, bestialischen Liebe alsbald entschlossen ist, ihren legitimen Mann umzubringen, als bei einem tête-à-tête mit ihrem Liebhaber einen Moment die Gefahr der Überraschung durch denselben droht.

„Aux champs“. Eine reiche, kinderlose Dame wünscht von einer Arbeiterfamilie auf dem Lande ein kleines Kind zu adoptieren. Stolz verweigert es ihr die Mutter, die ihr Kind nicht verkaufen will. Bei der Nachbarsfamilie findet die Dame mehr Gehör; die Mutter tritt ihr ein Kind ab. Von den Nachbarn wird letztere deshalb verurteilt und verachtet, aber bald im Stillen beneidet, da sie von der Dame reichlich mit Geld unterstützt wird, während die andere Familie darben muss. So entsteht Verbitterung zwischen den einst befreundeten Nachbarn. Als nun gar der Adoptivsohn, nach erlangter Volljährigkeit seine Eltern auf dem Lande besucht, da erregt der gebildete, glückliche junge Mann ganz besonders den Neid des Sohnes der Nachbarfamilie, der selbst an jener Stelle hätte sein können, wenn seine Mutter nicht so stolz gewesen wäre, und der nun arm und ungebildet geblieben ist. Er macht seinen Eltern deshalb die bittersten Vorwürfe, dafür, dass sie ihn zu sehr geliebt haben, um sich von ihm zu trennen, und verlässt sie in ihrem Alter.

Bei ami (Roman) ist die Geschichte eines Emporkömmlings durch die Gunst der Frauen. Dieselben verlieben sich alle blindlings in den schöner Mann, der sie in kühler Berechnung zur Förderung seiner egoistischen Pläne ausnutzt, um sie fallen zu lassen, sobald sie ihm hiezu nicht mehr dienlich sind. Er endet seine Carrière, die er als Bettler beinahe auf dem Pariser Trottoir begann, als Millionenerbe und Schwiegersohn eines jüdischen Nabobs. In diesem Roman wird auch der französische Journalismus blutig gegeisselt.

Ausnahmsweise kann M. auch einfach und platt pornographisch sein, so in „Le Crime du Père Boniface“ und eigentlich auch in „Rose“.

Man darf, wie schon gesagt, nicht vergessen, dass M. ein später geisteskrank gewordener Psychopath war.

Die folgenden Fälle beziehen sich auf die Pathologie des Sexualtriebes.

„Fou?“ Ein ziemlich leidenschaftliches, etwas perverses Weib erkaltet in ihren Gefühlen ihrem Manne gegenüber, der noch immer glühend nach ihr verlangt, obwohl er sie im Grunde eher hasst. Sie macht nun täglich lange Ausritte und scheint in einer Art erotischen Zärtlichkeit für ihr Pferd Ersatz für die verlorene Zuneigung zu ihrem Mann gefunden zu haben. Dieser wird rasend eifersüchtig auf den Gaul, der seinerseits Zeichen von Eifersucht ihm gegenüber an den Tag legt. Schliesslich lauert er seinem Weib auf einem ihrer Ausritte auf, erschiesst das

Pferd und als sie ihn dafür mit der Reitpeitsche gezüchtigt, auch die Frau. „Sagen Sie mir, ob ich verrückt bin?“ fragt er am Schluss der Geschichte.

„Un fou“. Ein sadistischer Kriminalrichter begeht mehrere raffinierte Morde und gerät in Ekstase beim Anblick des Blutes seiner Opfer. Nach einem seiner Morde fällt der Verdacht auf den unschuldigen Neffen des Getöteten. Der Mörder selbst sitzt über ihn zu Gericht und veranlasst seine Verurteilung. Er wohnt mit Wollust der Hinrichtung durch die Guillotine bei und stirbt später in hohen Ehren. Sein Tagebuch, das nach dem Tode gefunden wird, enthält die Geschichte seines Seelenzustandes und seiner Verbrechen.

„La femme de Paul“ ist die Schilderung der homosexuellen Liebe einer Gruppe von Kokotten. Es entsteht daraus ein tragischer Konflikt, indem ein junger gebildeter Mann sich in ein solches, im übrigen dummes und rohes Mädchen ganz sinnlos verliebt. Über ihre Gefühllosigkeit, vor allem aber über ihr Verhältnis zu einer älteren dicken Tribade im höchsten Grade unglücklich, aber unfähig, sich loszureissen, folgt er seiner Maitresse nach, als sie zu ihrer Geliebten geht und schliesslich mit ihr verschwindet. Es gelingt ihm, die beiden im Gebüsch bei einer lesbischen Szene zu überraschen und in seiner Verzweiflung ertränkt er sich. Seine Maitresse jedoch wird über den

Unglücksfall durch ihre Freundin bald getröstet.

„Un Cas de Divorce“ schildert den Gerichtsfall eines jungen Psychopathen“ für den die Augen eines schönen Mädchens buchstäblich zum Fetisch werden, in den er sich verliebt. Er heiratet sie, vergöttert sie am Anfang, wird aber bald nachlässig und so grob, dass auf Ehescheidung geklagt wird. Man entdeckt sein Tagebuch, aus welchem sich seine fortschreitende geistig-sexuelle Entartung ergibt. Ein geringer Mundgeruch aus Anlass eines kurzen Fiebers hatte genügt, um ihm vor seiner Frau vollständig Ekel einzuflössen. Dafür verliebt er sich nun in Blumen und in deren Parfüm, die ihm jetzt die weiblichen Augen ersetzen, legt sich Treibhäuser an und bekommt allmählich einen förmlichen Sexualtrieb, besonders für Orchideen. Es handelt sich um einen Fall von mit Geistesstörung verbundenen sexuellen Fetischismus.

Ich habe bis jetzt in der reichhaltigen Sammlung sexueller Motive und Konflikte bei Maupassant einen Fall vermisst, nämlich denjenigen, wo ein Mann sich zu gleicher Zeit in zwei oder mehrere Frauen innig verliebt, ohne dass eine sein Herz allein ganz einnimmt. Der Fall kommt entschieden nicht selten vor, und es ist auch nicht ausgeschlossen, dass gewisse, besonders hysterische Frauen mehrere Männer zugleich lieben können.

Die vorstehende, trockene und mangelhafte Analyse einer Anzahl von M. künstlerisch behandelter Themata soll nur dazu dienen, die Mannigfaltigkeit der Gegenstände seiner sexuell-psychologischen Studien anzudeuten. Um die Wahrheit und Feinheit seiner Schilderungen zu erfassen, muss man sie selbstverständlich im Original lesen. Dieselben sind meist ebenso kurz, wie packend und von höchster Formvollendung. Im Vorwort (Le Roman) zu Pierre et Jean entwickelt M. in treffender Weise die Art, wie er die Kunst versteht. Hier kann man ihm nur zustimmen und ich empfehle Jedem dieses Buch.

Anderseits wollen wir uns wohl hüten, unsern Lesern zu empfehlen, die sexuelle Frage mit den Augen M.'s zu betrachten. Der unter dem oft frivolen Ton des Dichters sich versteckende bittere Weltschmerz soll für denjenigen, der zwischen den Zeilen zu lesen versteht, im Gegenteil eine warnende Stimme sein. Der Pessimismus M.'s, die Art, wie er die verstecktesten Winkel der menschlichen Seele und ihres Empfindens unbarmherzig durchleuchtet, sollte bei seinen Lesern die gesunde, wenn auch Übelkeit erregende Nachwirkung einer bittersüssen Arznei haben. Gewiss ist die Wirklichkeit im menschlichen Geschlechtsleben oft genug tragisch, bitter, roh oder gemein. Doch kann das für den aufgeklärten Optimisten nur ein Grund mehr sein, unermüdlich auch dessen Lichtseiten zu betonen und diesen in unverdrossenem Kampfe immer mehr zum Übergewicht zu verhelfen. Ferner soll man nicht vergessen, dass M., wie jeder Dichter, um stärker zu wirken und schärfer zu demonstrieren, Situationen bevorzugt, die zu einer besonderen Spannung und Zuspitzung sich eignen und darum nicht alltäglich sind, dass er ferner Seelenzustände zu schildern liebt, die wenigstens der Intensität nach, gleichfalls aus den Bahnen des Gewöhnlichen heraustreten und dass infolgedessen Konflikte bei ihm leicht zu Katastrophen werden, die im Alltagsleben der Wirklichkeit meist einen viel weniger stürmischen Verlauf durchmachen und oft eine ganz banale Lösung finden. Mit einem Wort, das gewöhnliche Liebes- und Eheleben spielt sich viel ruhiger, gleichmässiger und gleichgültiger ab. Doch kann man überall darin Anklänge an M.'s psychologische Schilderungen finden. Ein Detailzug kommt nach meiner Beobachtung viel öfter in der Wirklichkeit vor, als man nach den M.'schen Schilderungen vermuten möchte, nämlich die Roheit, mit der besonders der untreu gewordene egoistische Mann, aber auch das nicht mehr liebende, egoistische Weib seine betrogene Ehehälfte behandelt (s. Monsieur Parent). Wir haben dieses besprochen; es ist, wie wenn der schuldige Teil die Vorwürfe seines schlechten, wenn überhaupt vorhandenen Gewissens an dem störenden Unschuldigen rächen und ihm seine Abneigung und seinen Hass durch tägliche Qualen fühlen lassen müsste. Da der gewissen. lose und dazu reizbare krasse Egoist häufiger ist, als der gute Mensch, ist diese Reaktion die gewöhnlichste. Beim guten Menschen führen die Gewissensbisse zu guten Taten dem von ihm Betrogenen gegenüber, wie er auch sehr gewöhnlich, bei unerlaubter Verliebtheit den Geliebten glücklich zu verheiraten sucht. Beim reinen Egoisten wird das Gewissen durch die Furcht vor der Entdeckung, und durch den Ärger über das, was sich seiner Begierde entgegenstellt, ersetzt.

Soviel über die ethische Seite des Werkes M.'s. Wer bei ihm nur Erotismus oder gar Pornographie sieht, versteht ihn nicht und soll ihn besser nicht lesen. Dass in den Werken M.'s eine gewisse Frivolität nicht fehlt, haben wir übrigens betont.

IV
André Couvreur: La Graine

(Paris, Plon 1903)

Der Verfasser ist Arzt. Sein Buch ist eine soziale These, und zwar die These der menschlichen Zuchtwahl. Obwohl mit grossem Talent und sehr spannend geschrieben, hat dieses Buch, vom rein künstlerischen Standpunkt aus, den grossen Fehler aller solcher Tendenzwerke. Die absichtsvolle Häufung der Ereignisse und die didaktische Sprache der Personen lassen überall die Tendenz zu stark hervortreten. Doch für uns, die wir hier nicht in erster Linie nach Kunst verlangen, sondern auf Grund von Erkenntnissen ein soziales Ideal suchen, ist Couvreurs Werk eine kühne soziale Tat. In einem ereignisreichen Roman hat er das grosse sexuelle Problem der Verbesserung unserer Nachkommen durch die Zuchtwahl und die Hindernisse, denen sie in unserem heutigen Leben begegnet, in so packender, dramatisch wirksamer Weise geschildert, dass er Jeden zu tiefem Nachdenken anregen muss. Kommt auch in der Wirklichkeit in einer einzigen Familie und ihrem Bekanntenkreis eine solche Häufung von Dramen, die auf unglückliche Vererbung u. dergl. beruhen, in so kurzer Zeit kaum vor, so genügt es, dieselben auf etwas mehr Raum und Zeit zu verteilen, um durchaus wahre Bilder von Zuständen zu erkennen, die unser heutiges Geschlecht überall infizieren und unglücklich beeinflussen. Der Held des Buches „Claude" ist ein unglücklicher, ethisch hochstehender Schwindsüchtiger, der in der Erkenntnis seiner Unfähigkeit, eine gesunde Familie zu erzeugen, seine Braut, sein Leben und sein Vermögen seinem besten Freunde und der Menschheit opfert. Daneben aber werden bei anderen Personen die mannigfaltigsten verhängnisvollen Folgen der Vererbung, der Blastophthorie, der Ausschweifungen, der Syphilis, der sexuellen Psychopathie, und, nicht zu vergessen, des Schwindels und der Dummheit auf sexuellem Gebiet geschildert. Spritzenkind und Tribade fehlen nicht. Eine kinderlose, durch Kastration ohne ihren Willen völlig steril gewordene Ehefrau veranlasst selbst ihren Mann, mit einem gesunden Bauernmädchen ein Kind zu erzeugen.

Eine Detailanalyse würde uns zu weit führen. Wir empfehlen aber dringend dieses Buch der Lektüre und dem Nachdenken; es ist ein ethisch hochstehendes Werk und die für uns unwesentlichen Fehler seiner Kunstform werden dadurch mehr als wett gemacht.

Der gleiche Autor hat in „La Source Fatale" in ebenso dramatischer Weise die sozialen Verheerungen des Alkohols geschildert. Seine Werke haben überhaupt eine ethische soziale Tendenz, bei welcher freilich der erotische Zug, wie bei Maupassant, wohl etwas zu stark, und noch mehr als bei ihm hervortritt.

V
Brieux: Les Avariés

(Drama in 3 Akten, Paris, Stock.)

Wir haben dieses Werk im Kapitel VIII bei Anlass der venerischen Krankheiten erwähnt. Auch hier handelt es sich um eine soziale These, nämlich um die Gefahren und Folgen der venerischen Krankheiten in der Familie und in der Gesellschaft. Nichts kann die Beschränktheit der Behörden und die blöde Macht des Vorurteils besser illustrieren, als die Tatsache, dass in Frankreich die Aufführung dieses Dramas verboten wurde. Glücklicherweise hat gerade das Verbot zu seiner Verbreitung beigetragen. Man erlaubt alle möglichen unsittlichen, schlüpfrigen Stücke, die das Laster begehrenswert erscheinen lassen und die Menschen zu Tausenden ins Verderben locken. Wenn aber einmal ein Werk erscheint, das unverblümt vor den grössten sozialen Gefahren warnt und dieselben in ihrer abscheulichen Nacktheit schildert, kommen Polizei und Regierung und verbieten es — „aus sittlicher Entrüstung" !

Es handelt sich um einen Syphilitiker, der dem Arzt nicht gehorchen will und heiratet. Hier sieht man den Kampf zwischen Pflicht einerseits und Geldsucht, Standesvorurteil und Erotismus anderseits in einer Weise geschildert, die leider nur zu sehr der täglichen Wirklichkeit entspricht. Auch dieses Werk sei bestens empfohlen.

Als Illustration zu Brieux' „Avariés" möchte ich folgenden Fall aus Schallmayer (Zeitschrift für Bekämpfung der Geschlechtskrankheiten, Band II, No. 10, Leipzig 1904 bei J. Ambrosius Barth) erwähnen:

„Ich behandelte einen jungen Mann an Syphilis, gleichzeitig mit seiner Maitresse, die er syphilitisch infiziert hatte. Noch während er in meiner erstmaligen Behandlung stand, eröffnete er mir eines Tages, dass er sich verlobt habe und schon sehr bald heiraten werde. Ich hielt ihm entgegen, was er ohnehin wusste, dass er dann mit Sicherheit seine Frau ebenso infizieren werde, wie zuvor seine Maitresse. Seine Erwiderung lautete, er könne mit Rücksicht auf seine finanziellen Verhältnisse auf diese Heirat nicht verzichten und sie auch nicht verschieben. Ich wies ihm schliesslich die Türe. Das hielt ihn aber nicht ab, seinen Vorsatz auszuführen, und ein halbes Jahr später, als bei seiner Frau syphilitische Erscheinungen auftraten, meine ärztliche Hilfe wieder zu verlangen. — Bei solchen Personen wird jede Aufklärung offenbar unwirksam sein."

Man kann die sonstigen Ausführungen Schallmayers nur begrüssen. Trotzdem wird hier, wie wir ausführten, Belehrung mehr als Gesetze nützen. Immerhin sollte jeder vernünftige Mensch, bevor er sich mit einem anderen ehelich oder ausserehelich geschlechtlich einlässt, eine ärztliche Untersuchung beider Teile, wenigstens auf venerische Krankheiten, fordern. Dieses ist zwar, wie wir sahen, bei der Bordellpromiskuität eine unmögliche Forderung. Umso dringender zu empfehlen und auch durchführbar ist sie dagegen bei einer auf bestimmte längere Zeit geschlossenen geschlechtlichen Verbindung, möge sie Ehe, Konkubinat oder freie Liebe heissen. Einer solchen Forderung kann sich kein intakter vernünftiger Mensch widersetzen, denn eine Weigerung kommt einem Geständnis ausserordentlich nahe. Man braucht nur durch den Usus diese Mode zum selbstverständlichen Ehrengesetz sexueller Verbindungen zu machen; ein solcher Ehrenkodex hätte sicher mehr Existenzberechtigung, als das Duell.

VI
Tagebuch einer Verlorenen von einer Toten

Überarbeitet und herausgegeben von Margarethe Böhme
Berlin, Fontane 1905.

Das Buch kommt gerade recht als Beleg für unsere Anschauungen. Es ist dieses Mal kein Roman der Prostitution, sondern das Tagebuch einer hochbegabten Prostituierten. Man wird also die Ächtheit nicht bestreiten können. Und doch liefert das Tagebuch, wie die Schreiberin selbst sagt, den Stoff zu fünf Romanen und ist in seiner derben Ächtheit viel ergreifender, als alle diese Romane hätten werden können. Man muss ein Herz aus Pergament, ein Formalisten- und Bureaukratenherz haben, um die arme Thymian, so heisst die Schreiberin, trotz ihrer Fehler und Schwächen nicht lieb zu gewinnen und um sie nicht sogar zu achten. Hochintelligent, gebildet, von Natur aufrichtig, uneigennützig und liebreich ist sie das Opfer unserer heuchlerischen sexuellen Sitten. Nur so konnte sie zur Dirne herabsinken.

Tochter eines leichtsinnigen, gutmütigen Apothekers, hatte sie auch eine kokette Ahnfrau aus Paris gehabt, die ihrem Manne durchgebrannt war. Nach dem Tode ihrer braven Mutter führte sich ihr Vater mit verschiedenen Frauen schlecht auf und sie selber wurde mit 16½ Jahren von einem geriebenen Schurken verführt und geschwängert. Um die „Schande“ zu verdecken, führte man sie aus dem kleinen Nest nach Hamburg zu einer Frau, die die Geburt besorgte. Neben ihr war dort die Maitresse eines reichen Herrn, die L, die ebenfalls ihre Niederkunft erwartete, und mit der sie sich befreundete. Als sie ein Mädchen gebar, wurde ihr dieses von ihren Angehörigen weggenommen, die das Kind, trotz des Protestes der Mutter, an reiche kinderlose Eheleute als Adoptivkind gaben. Thymian wurde dann zwangsmässig einer sogenannten Besserungsanstalt, d. h. einer formell streng religiösen, in Wirklichkeit herzlosen, rohen, heuchlerischen Pfarrersfamilie übergeben. Hier wurde sie unglücklich, verbittert, und revoltierte immer mehr gegen die sogenannten Sitten dieser Welt. Es gelang ihr zu entfliehen und sich zur Frau L. zu flüchten, die sie freundlich aufnahm. Dort lernte sie das Maitressenwesen, aber auch eine geriebene Kupplerin Frau K. kennen, die dazumal eine noblere Kundschaft versorgte. Zuerst widerstand sie und blieb als Kindsfrau der L. brav. Doch wurde sie schliesslich von der K. zum Nachgeben verführt und wurde Maitresse. Dann gelang es der L. einen reichen Mann abzufangen und zu heiraten. So zog Thymian zur K. und wurde bereits zur höheren Kokotte, bis die K. erwischt und gerichtlich verurteilt wurde. Da kam die Not. Thymian mietete sich dann in Berlin bei einer minderwertigeren Vermieterin (Kupplerin) ein, und infolge ihrer Geldnoth fiel sie allmählig immer mehr der gewöhnlichen Prostitution anheim. Doch gelang es ihr immer die polizeiliche Einschreibung zu vermeiden, obwohl sie nahe daran kam, und nur durch den Meineid von Zuhältern davor gerettet wurde.

Später jedoch angelte sie etwas bessere Leute. Ihr gutes Herz raubte ihr aber immer wieder ihr Geld, und sie liess aus Amerika, aus reiner Liebe, einen verlumpten jungen Grafen kommen, den sie als Kind in ihrer Heimat kannte, und den sie nun als eine Art Zuhälter unterhielt. Sie heiratete ihn später. Er wurde aber dann Alkoholiker, holte sich bei anderen Weibern die Syphilis, wurde noch als Päderast gerichtlich verurteilt, und starb. Dann blieb Thymian, die nebenbei eine einzige ächte Liebe (einen verheirateten Arzt) hatte, an einem älteren reichen Herrn hängen, dessen Maitresse sie wurde. Nun war sie ausser Sorge. Sie wurde zur Wohltäterin vieler. Schliesslich starb sie an Lungenschwindsucht. Vorher noch traf sie mit der Herausgeberin des Tagebuches zusammen, die sie in Hamburg früher kennen gelernt hatte, ohne ihr ihr Leben ganz zu beichten, und mit der sie sich dort befreundet hatte. Da diese Schriftstellerin war, übergab sie ihr noch vor ihrem Tode ihr liebes Tagebuch als Stoff für (5!) Romane. Letztere zog aber mit Recht vor, dasselbe nur mit einigen berarbeitungen zu veröffentlichen.

Fügen wir noch hinzu, dass Thymian ihre ursprüngliche mangelhafte Bildung in Hamburg durch Lektüre sehr vervollständigt hatte. Sie las Gottfried Keller, Nietzsche etc. viel lieber als Romane. An ihr ist ein grosses Talent, eine tief psychologisch denkende Frau „verloren“ und doch sicher nicht ganz verloren gegangen. Man möge z. B. aus folgendem Passus aus ihrer bösen Berliner (Dirnen) Zeit urteilen:

„Das Verhältnis der Männer und Mädchen zueinander denken sich die Leute, die keinen tieferen Einblick in diese Kreise haben, auch meist anders, wie es in Wirklichkeit ist. Ich hatte mir unter einem Louis auch nur einen Menschen vorgestellt, der den Mädeln die Kunden zuführt, sie beschützt, rabiate oder zahlungsfaule Klienten mit sanfter Gewalt auf ihre Berappungspflicht aufmerksam macht und im übrigen im Verhältnis eines Sklavenhalters zu den Mädchen steht. Das alles kommt ja auch gewiss vor, aber meistens ist das Verhältnis der Mädchen zu diesen sogenannten Zuhältern das natürliche eines Mädels zu seinem Liebhaber. Es ist ja auch erklärlich. In jedem Mädchen steckt doch das Weib mit seinem Anlehnungsbedürfnis, seiner Liebessehnsucht, die in der rein gewerbsmässigen Handhabung des geschlechtlichen Verkehrs keine Befriedigung findet. Mir selber geht es so: Was würde ich darum geben, wenn ich einen, nur einen einzigen Menschen in der Welt hätte, der zu mir gehörte, an den ich mich anschliessen könnte, von dem ich wüsste: Er ist für mich da und ich für ihn. Aber wiederum könnte ich mich nicht entschliessen, einen beliebigen Menschen an mich heranzuziehen; die meisten dieser Kerle sind ja qualitativ unter aller Kanone.“

„Man könnte manchmal Studien machen. Diese Leute rekrutieren sich aus allen Ständen. Heruntergekommene Subjekte sind’s natürlich alle. Was Anständiges wird sich nicht von nem Mädel unterhalten lassen. Die wenigsten haben eine Beschäftigung. Wohl aber haben sie Klubs untereinander. haben Turn- und Athletenvereine und rekeln sich die ganzen Tage in den Wirtschaften herum.“

„Ein paar mal versuchte solch ein Kerl sich an mich heranzuschlängeln, aber ich dankte ergebenst. Natürlich in aller Freundschaft und Höflichkeit‘ Im Zorn ist mit den Herren nicht gut Kirschen essen. Da ist besonders der schache Friedrich, warum er so heisst, weiss ich nicht — die Mädel wie die Männer haben die komischesten Spitznamen, — der sich immer im Cafe Keck zu mir setzt. Er ist eigentlich Doktor juris — hat mir seine Papiere gezeigt! — hat sein Staatsexamen gemacht und ist als Assessor abgedankt. Weil ihn ein Weib zugrunde gerichtet hat, sagte er, ich glaube aber eher wegen seiner Versoffenheit, denn er säuft scheusslich und ist regelmässig um Mitternacht voll wie ein Schwein. Bis er aber diesen Grad des Besoffenseins erreicht hat und damit in das Stadium vollständiger Bewusstlosigkeit gelangt ist, lässt sich ganz gut mit ihm schwatzen; man merkt, dass er ein studierter Mann und ein gebildeter Mensch ist. Deshalb wundert es mich eigentlich, dass seine Schikse eine Person unter Null, eine ganz ordinäre Sechserkalle ist: ich meine so, er könnte was besseres haben, wenn er wollte. Ich freilich bedanke mich für einen solchen Schnapsschlauch.“

„In der halben Welt gibt’s genau soviel Kasten und Kreise wie in der ganzen. Die oberen Vierhundert sind diejenigen, die einen reichen Freund haben, der sie aushält. Zu denen sollte ich eigentlich gehören. Also von denen, die einen Freund haben und nur für diesen da sind (nach so etwas halte ich Ausschau) führen eine Menge Stufen und Stüfchen hinab zu den Ärmsten der Armen, die sich für eine Mark und noch weniger verkaufen..... Schön ist’s nirgends, „da unten aber ists fürchterlich“.....

Ach Gott, überhaupt die Welt..... Wenn ich das alles so ansehe, da geht mir immer ein Zitat durch den Sinn, das nirgends so angebracht ist wie hier: Der Menschheit ganzer Jammer packt mich an.“

„Schliesslich und am Ende liegt doch über jeder, die einmal auf diese Weide geraten ist, eine schwere, trübe Dunstwolke von Tragik und Unglück — Gewiss, es sind auch Mädchen darunter, die ganz und nur durch Leichtsinn und Schuld dazu gekommen sind, aber ich behaupte, dass keine einzige mit vollem Wissen und Bewusstsein sich in diese Tinte hineingeritten hat. Ich kenne jetzt unendlich viele, die nur von der Preisgabe ihres Körpers leben, aber ich weiss ganz sicher und bestimmt, dass sich unter hundert keine fünf befinden, die nicht mit beiden Händen Zugriffen, wenn sich ihnen eine Gelegenheit zur Rückkehr in geordnete Verhältnisse böte. Es giebt so viel Wohltätigkeit und Humanität in der Welt, es giebt Kinderkrippen und Altersversorgungen, Fürsorge für Sträflinge und Gott weiss was sonst noch für nützliche Institute, es wird so viel basart, gemimt, getanzt zum Wohl der leidenden Mitwelt, aber in die Welt des tiefsten Elends, der äussersten Finsternis dringt selten ein Strahl barmherziger, werktätiger Nächstenliebe hinab. Wie manche würde sich gern „retten" lassen. Freilich nicht durch Besserungsanstalten und Stadtmissionen, nimmer von oben herab, von dem Kothurn der überlegenen Moral:

... „Ich danke dir Gott, dass ich nicht bin wie andere — — "und so weiter." _„ — — Nee, auf den Schwindel fällt keine herein. — — Nein, um hier zu ändern und zu bessern, müsste schon eine neue Weltordnung, eine vollständige Umkremplung der Begriffe und Verhältnisse vorangehen. Die Menschen müssten ihren alten Adam ausziehen und ihre Vorurteile wie einen Haufen verlauster Wäsche verbrennen. Die Schranken müssten fallen. Die alten Griechen feierten ja sogar ihre Hetären und die Phönizier verehrten sie als Priesterinnen. Damals waren es die Besten, Schönsten, Klügsten, Gebildetsten ihres Geschlechts, die der Venus dienten, und diese antiken Völker standen wahrhaftig auf keiner niedrigeren Kulturstufe, als die heutige Zeit. Es sollte doch wahrhaftig jeder unbenommen sein, mit ihrem eigenen Körper zu machen, was sie will. MUSS denn da notwendig noch die heilige Fehme der öffentlichen Meinung sich aufspielen und den Betreffenden, der es anders macht als die andern, in einer Stinkflut von Verachtung und Schmähung ersäufen?! Wenn das Gewerbe der Hingabe aufhörte, ein verächtliches Gewerbe zu sein, würde sich das Heer „der Gewerbetreibenden" um vier Fünftel, ja, ich möchte kühn behaupten, um neun Zehntel vermindern. Ich würde zum Beispiel gern eine Stelle als Gesellschafterin oder Erzieherin annehmen, und ich will verflucht und verdammt sein, wenn ich nicht alles aufbieten würde, meinen Pflichten nachzukommen, wenn ich es mir jemals wieder einfallen liesse, mich mit einem Mann einzulassen. Aber abgesehen davon, dass es ja wie ein Märchenwunder wäre, wenn unsereins solche Stellung kriegte, hing doch immer das Messer über einem, und sobald die Vergangenheit bekannt würde, flöge man mit einem Fusstritt hinaus und noch tiefer in den Dreck als vorher. Wenn unser Hetärendasein keine Schande wäre und die Rückkehr zu bürgerlichen Berufen uns jederzeit ungehindert freistände, würden die meisten, die nur kurze Zeit das Elend dieses Lebens gekostet hätten, wieder umkehren. So aber sind die Pforten hinter uns abgeschlossen. „Ihr, die ihr hier eintretet, lasset alle Hoffnung draussen."

„Am meisten bringt es mich immer auf, wenn diese Philister ihre Weiber mit in die Nachtcafés nehmen, und sie sitzen da und tuscheln und lachen und mokieren sich und wissen gar nicht, wie sie sich haben sollen, um so recht den Unterschied zwischen ihrer geilfetten Moralität und ihrer bürgerlich behäbigen, unantastbaren Erhabenheit uns armen Sumpfhühnern gegenüber zu betonen. Ich möchte ihnen gerade ins Gesicht spucken, den Gänsen. Als ob eine von ihnen wüsste, was Leben und Leiden heisst. Was wissen die von den Nachtgängen des Lebens, in deren Schatten unsere armen Existenzen verkümmern. Ich möchte ihnen gerade zurufen: Seht euch nur vor, ihr seid auch noch nicht zu Ende, vielleicht habt ihr Töchter, von denen euch der Tod abruft und die hier auch einmal sitzen und von scheelen Augen höhnisch gespiesst werden...."

„Ich möchte mal eine von den vielen Frauen, die in christlicher Barmherzigkeit, Wohltun und Nächstenliebe machen, sehen, wenn man ihr zumutete, eine Besucherin des Nationalcafés als Stütze oder Bonne zu engagieren. O Gott, was würde sie sich schütteln und grausen und gegen solche Zumutung protestieren."

„Ich pfeif' auf alle christliche Liebe und allen Wohltätigkeitsramsch. Die Menschen sind alle Bestien, Hyänen, ob sie so ein oder solch ein Fell um ihren Corpus haben."

Ich will nur noch einen Passus erwähnen, nämlich die folgende Selbstbetrachtung der Thymian, als sie auf den grünen Zweig gekommen und des alten Herrn Maitresse geworden war:

„Ich weiss genau, dass er, als er mich für sich gewann, fest entschlossen war, auf seiner Hut zu sein und mir keinen Einfluss auf sich einzuräumen aber so stark und stolz und hart solch ein Manneswille auch sein mag, der kluge, elastische Wille eines Weibes ist zäher und bringt ihn unter. Ich habe Einfluss auf ihn; ohne dass er selber es merkt, beuge ich seinen Willen und ordne ihn meinen Wünschen unter. Ich könnte heute von ihm verlangen und haben, was ich wollte. Dazu muss man freilich auf sich acht geben, sich nie gehen lassen, nie selber Stimmungen zeigen, sich immer der Stimmung des anderen anpassen; in dieser Kunst habe ich mich früher nie trainiert, weil ich es nicht nötig hatte, aber es ist mir doch nicht allzuschwer geworden."

Thymian hat also auch erkannt, dass des Weibes Willen dem männlichen überlegen ist.

VII
Verschiedenes

In den ersten Auflagen dieses Buches habe ich noch verschiedene Bücher analysiert, die ich nun fortlasse, da eine Fortsetzung der Sache mich zu weit führen würde. Ich erwähne hier nur einige Titel mit kurzer Inhaltsangabe:

1. Charles Secrétan. *Le droit de la femme.* IV. Aufl. Paris Alcan 1888. In diesem Werk hat der rühmlich bekannte schweizerische Philosoph damals schon mit Wucht und strenger Logik die ungerechte soziale Stellung der Frau gerügt, und für sie gleiche Rechte, wie für den Mann gefordert.

2. Mutterschutz. *Zeitschrift zur Reform der sexuellen Ethik,* herausgegeben von Dr. phil. Helene Stöcker, Berlin Wilmersdorf (Sauerländers Verlag, Frankfurt a. M.), l. Jahrgang 1905. Diese Zeitschrift steht in Verbindung mit dem „Bund für Mutterschutz", der sich vornimmt, den in Not und Elend befindlichen Müttern (ehelichen wie unehelichen) Heime und Schutz zu verschaffen.

3. a) Ruth Bré. *Ecce mater* 1905. Soziale Romane. Gleiche Tendenz.

b) Die Gleiche. *Staatskinder oder Mutterrecht.* Leipzig 1904. W. Malende.

4. W. Bölsche. Das *Liebesleben in der Natur.* 3 Bände. Leipzig. Diederichs 1903 — 1904. Humoristische Schilderung des Gegenstandes in der ganzen Welt der Lebewesen, inkl. Mensch.

5. Dr. Otto Weininger. *Geschlecht und Charakter.* Wien und Leipzig. W. Braumüller. Werk eines frühreifen, blutjungen, eminent talentvollen Geisteskranken und entsprechend verschroben. Selbstmord des Verfassers kurz nach Erscheinen des Buches.

6 Charles Albert. *Die freie Liebe.* Aus dem Französischen von Therese Schlesinger-Eckstein. Leipzig, Max Spohr, 1901.

Neue Reformgedanken in der sexuellen Frage. Das Gleiche gilt von:

7. Dr. Queyrat. *La démoralisation de l'Idée sexuelle.* Paris, G. Rueff, 1902.

8. G. Vacher de Lapouge. *Les sélections sociales.* Paris, Fontemoing, 1896. Der Autor studiert die Zuchtwahl der Menschen diverser Rassen und ihre Beeinflussung durch die Kultur. Er sieht sehr pessimistisch in die Zukunft.

9 Archiv für Rassen- und Gesellschaftsbiologie. Redigiert von D r. A. Ploetz, Viktoriastr. 41, Schlachtensee bei Berlin. Verlag der Archiv-Gesellschaft Berlin S. W. 12. Diese verdienstvolle Zeitschrift behandelt das Problem der Rassenverbesserung in allen Beziehungen und steht somit mit der Aufgabe unseres Buches in intimen Konnex.

Ich empfehle dieselbe dringend und nenne die Aufsätze von Ploetz, Schallmayer, Thurnwald, Rüdin etc. in den Jahrgängen 1904/05. — Ebenso:

10. Dr. Wilhelm Schallmayer. *Vererbung und Auslese im Lebenslauf der Völker.* Jena. G. Fischer 1903.

11. Die Politisch-anthropologische Revue (Dr. Volkmann-Hildburghausen) verfolgt zum Teil ähnliche Zwecke.

12. Dr. Max Thai. *Sexuelle Moral.* Breslau. W. Koebner 1904. Kommt mit Bezug auf Ehe und Kinder zu ähnlichen Schlüssen wie wir.

13. Philipp Frey. *Der Kampf der Geschlechter.* Wiener Verlag 1904. Dieses etwas lose und snobistisch geschriebene Werkchen enthält doch ernste und beherzigenswerte Gedanken, die auch mit unseren Ansichten in Einklang stehen.

14. Caspar Wirz. V. D. M. *Der Uranier vor Kirche und Schrift.* Leipzig. Max Spohr 1905, 2. Auflage. — Wir sehen hier einen orthodoxen Gelehrten, Pfarrer und Historiker, der unseren Standpunkt vertritt und speziell mit grosser Sachkenntnis die Sexuell-Perversen vor der ungerechten Strenge der Gesetze in Schutz nimmt. Wir freuen uns über den weitherzigen und toleranten Standpunkt des Verfassers und empfehlen sehr dieses Büchlein.

15. A. Forel. *Human Perfectibility* in The Light of Evolution, in „*The International Monthly*". (Burlington Vermont; Leipzig, Stechert, August 1901). In dieser Arbeit habe ich betont, wie nötig es ist, die evolutive Vervollkommnungsfähigkeit des Men-

schen von der traditionellen oder enzyklopädischen (d. h. mittelst der Kulturprodukte individuell erworbenen) zu unterscheiden.

16. Mantegazza, Paolo. *Die Physiologie der Liebe.* Übers, v. E. Engel 1888. Jena, Costenoble. Nach einer Apologie der Liebe macht sich Verf. zum Anwalt der Prostitution.

17. Ploetz, Dr. Alfred: *Die Tüchtigkeit unserer Rasse und der Schutz der Schwachen.* Berlin S. Fischer 1905. — In dieser sehr wertvollen Arbeit sucht Ploetz die Erhaltungs- und Entwicklungsbedingungen unserer Rasse prinzipiell zu bekunden. Er definiert dabei den Begriff der Rasse freilich etwas anders als es die Zoologie und die Anthropologie tun (als eine Gesamtheit von Menschen). Ploetz kommt bereits zu vielen unserer Schlüsse.

18. Hirschfeld, Magnus: *Jahrbuch für sexuelle Zwischenstufen.* Leipzig. Max Spohr 1899 — 1904. Reiche Sammlung von Fällen von Homosexualität und Hermaphroditismus etc. Derselbe: Geschlechtsübergänge mit 83 hübschen Abbildungen, Leipzig W., Malende 1905; recht lehrreich. (Hermaphroditismus).

19. Ellen Key. *Liebe und Ethik.* Pan-Verlag Berlin SW., 1905.

20. Walcker, Dr. Karl. *Der Schutz der Frauen und Kinder gegen Misshandlungen,* Leipzig, Rossberg'sche Hofbuchhandlung 1900. Enthält gutes Material aus den Vereinigten Staaten.

21. Ferdy H. *Sittliche Selbstbeschränkung.* Hildesheim, Kommissionsverlag Julius Gude 1904. Neomalthusisches Werk; originelle Plauderei mit vielen wertvollen Angaben.

Ich begnüge mich mit diesen wenigen Andeutungen. Im Buch Ellen Key's (Über Liebe und Ehe) kann man am Schluss (Anmerkungen) eine grosse Zahl kurzer Literaturangaben finden, auf welche ich hier, der Kürze wegen, hinweise. Über die Nummern l, 3b, 4, 5, 6, 7, 8 und 10 habe ich in den ersten Auflagen dieses Buches kurze Referate gegeben.

Made in United States
Troutdale, OR
11/03/2026

56844512R00193